Le guide de l'entente sexuelle

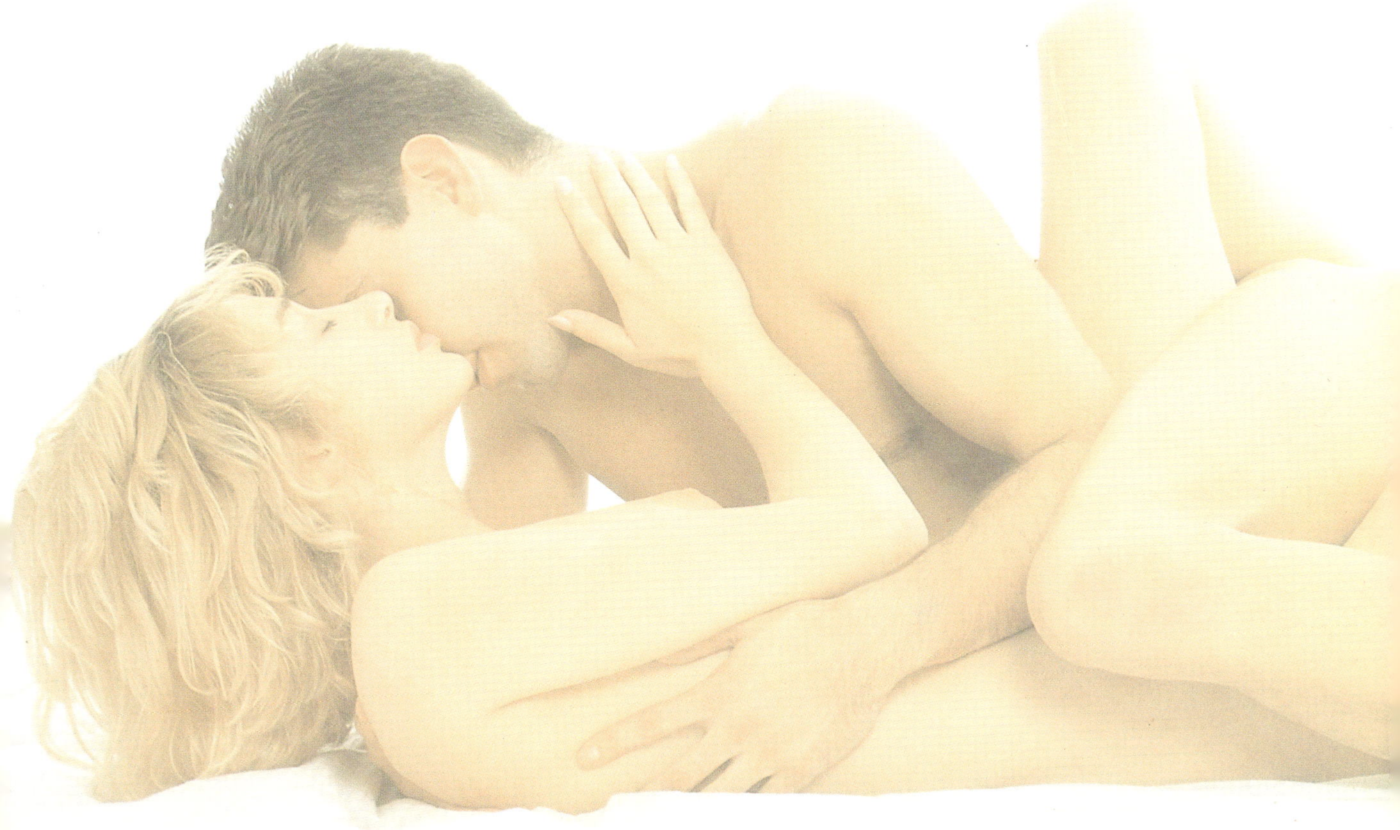

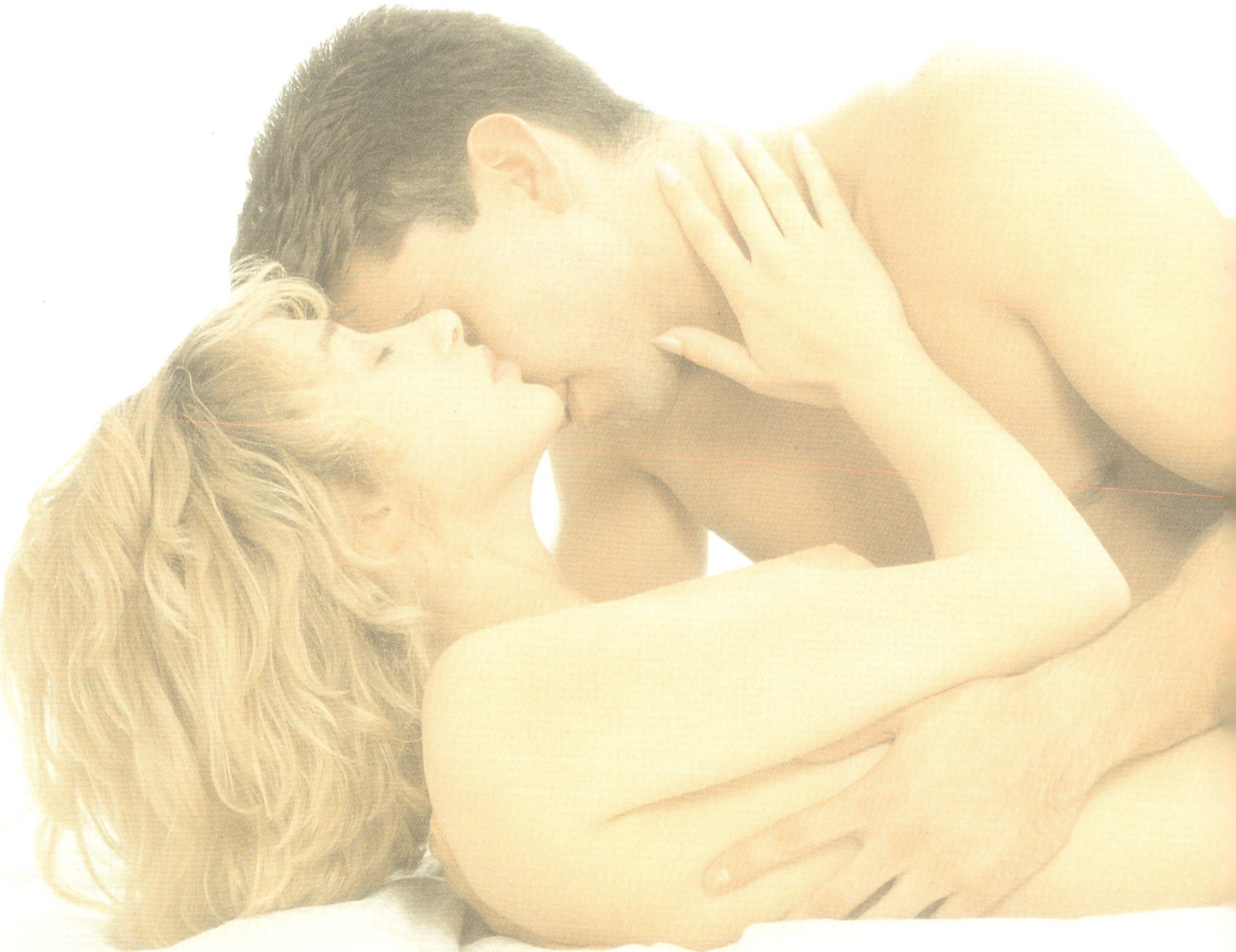

Le guide de l'entente sexuelle

Dr Miriam Stoppard

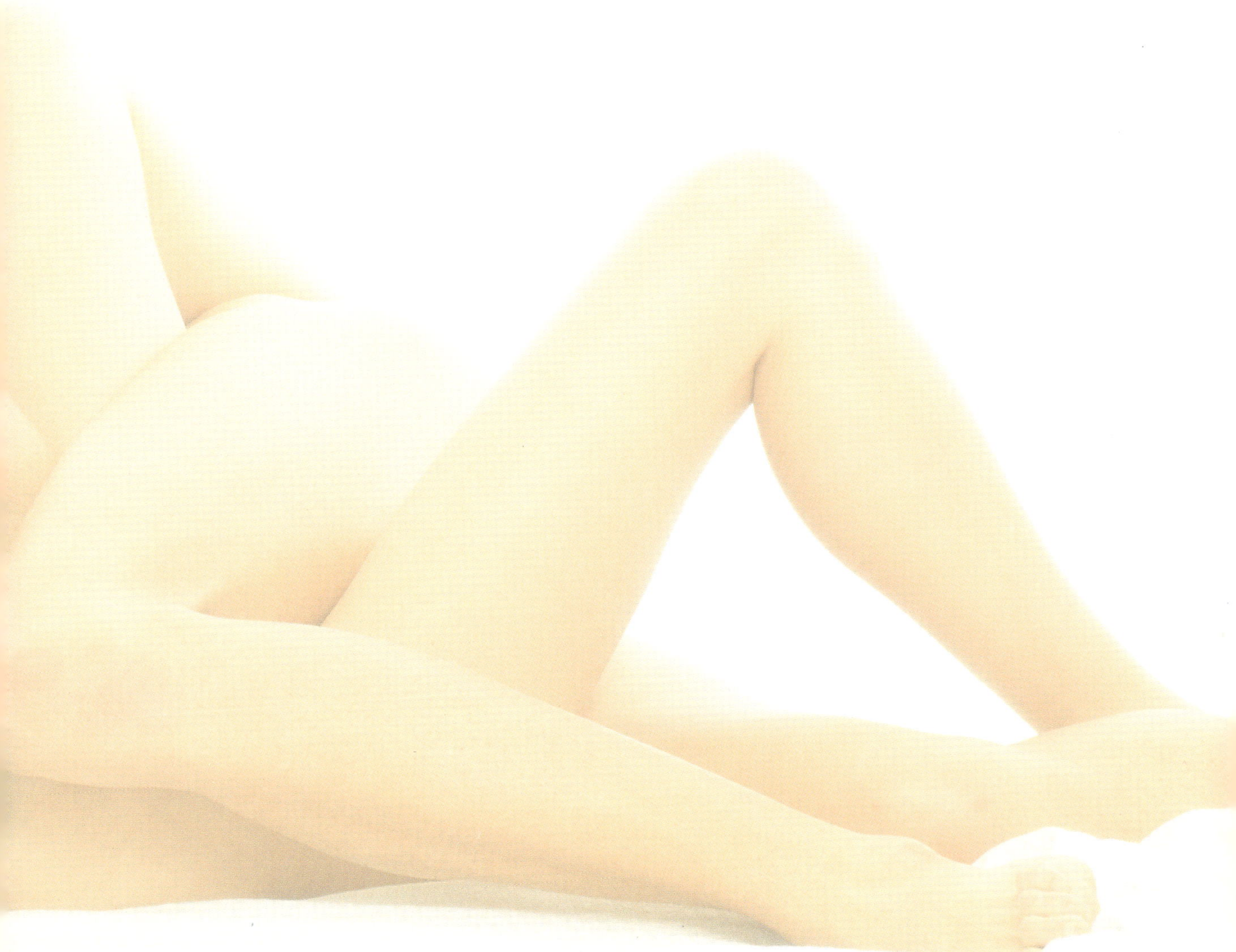

HACHETTE

A DORLING KINDERSLEY
BOOK

PRÉFACE

Pour être magique, la sexualité requiert la participation égale des deux partenaires. Mais dans ce jeu, chacun des deux a des capacités, des désirs et des réactions différents. L'expérience sexuelle de l'homme est autre que celle de la femme, et les désirs et besoins de la femme ne reflètent pas nécessairement ceux de l'homme.

Pour que chacun puisse se retrouver dans cet ouvrage, j'ai donc abordé à chaque fois, pour chaque thème, le point de vue de l'homme et celui de la femme. Les symboles mâle et femelle guident le lecteur qui trouvera les informations propres à l'homme ou à la femme. Il découvrira les réactions de chacun, les pratiques sexuelles qu'il ou elle préfère, comment il ou elle désire être stimulé, quelles sensations il ou elle éprouve, etc.

J'ai eu recours à des diagrammes colorés pour montrer la réaction sexuelle, la diversité des expériences, et certains cas qui abordent des problèmes sexuels courants car il est difficile de rendre compte autrement des effets que la sexualité provoque dans le corps.
En comparaison avec une réaction sexuelle normale, j'ai exposé les expériences qui s'écartent de cette norme, qu'elles soient meilleures – par exemple, l'orgasme multiple et prolongé – ou pires – comme l'éjaculation précoce.

Les problèmes sexuels sont particuliers à chaque couple : pour tirer le meilleur parti de votre vie sexuelle, vous devrez, avec votre partenaire, affirmer vos préférences et vos désirs. Les questions des différents questionnaires et les indications proposées au chapitre concerné vous y aideront.

La magie du sexe est à la porté de chaque couple. Au fil des pages de ce livre, vous irez plus loin dans la découverte de vous-même et de votre partenaire, afin, j'en suis convaincue, de faire naître la magie ou de la retrouver si elle s'est enfuie.

SOMMAIRE

INTRODUCTION : LA SEXUALITÉ PEUT ÊTRE MAGIQUE 8

L'HOMME ET LA FEMME : PARTENAIRES SEXUELS

• LES DEUX SEXES 12 • L'ANATOMIE SEXUELLE 17 •
• LE COÏT 26 • L'ACTIVITÉ SEXUELLE 28 •
• L'ORGASME 32 • DIAGRAMME DE L'ACTIVITÉ SEXUELLE 34 •
• LE POINT « G » 36 •

SÉDUIRE, STIMULER, ENGAGER UNE RELATION

• VOTRE APPARENCE 40 • SÉDUIRE UN PARTENAIRE 42 •
• FAIRE DES AVANCES 44 • LE LANGAGE DU CORPS 48 •
• L'EXCITATION 50 • LE DÉBUT DES RAPPORTS 52 •
• VOTRE PROFIL SEXUEL 54 • LE RÉPERTOIRE SEXUEL 56 •

LES DIVERS PRÉLIMINAIRES

• LES PRÉLUDES 58 • LE DÉSHABILLAGE 59 • LE BAISER 60 •
• LES ZONES ÉROGÈNES 62 • LE FLIRT POUSSÉ 66 • LE MASSAGE 67 •
• LA MASTURBATION 74 • STIMULER VOTRE PARTENAIRE 78 •
• LES CARESSES BUCCO-GÉNITALES 80 • LA STIMULATION ANALE 83 •
• LES ACCESSOIRES SEXUELS 84 •

FAIRE L'AMOUR

• ÊTRE UN BON AMANT 92 • VARIER LES EXPÉRIENCES 96 •
• LES POSTURES DE L'AMOUR 104 •
• POSITIONS PLUS SOPHISTIQUÉES 142 •
• LA PÉNÉTRATION ANALE 145 •
• APRÈS L'AMOUR 146 • LE PREMIER RAPPORT 148 •

Une Sexualité Heureuse la Vie Durant

• Adapter sa Sexualité 150 • La Sexualité Pendant la Grossesse 151 •
• Après l'Accouchement 155 • Durant la Maladie 155 •
• La Sexualité des Personnes Âgées 162 • Faire Vivre l'Amour 168 •

Une Vie Sexuelle Épanouie

• Mieux Faire l'Amour 170 • Avez-Vous Un Problème ? 172 •
• À quoi Ressemble ma Vie Sexuelle ? 174 •
• Qu'Attendre de ma Vie Sexuelle ? 176 •
• Qu'est-ce que J'Éprouve pour l'Autre ? 178 •
• Ce qui m'Angoisse ? 180 •
• Exprimez vos Désirs 184 •
• Décider des Changements 186 •
• Le Contrat 189 • Tableau des Résultats 190 •

Résoudre vos Problèmes Sexuels

• Les Problèmes Sexuels 192 • Les Problèmes Féminins 193 •
• L'absence de Réaction 194 • La Concentration Sensuelle 196 •
• Les Problèmes Masculins 202 • L'Absence d'Éjaculation 204 •
• L'Éjaculation Trop Rapide 205 •
• L'Éjaculation Précoce 206 • Facteurs Émotionnels 212 •

Reproduction, Contraception Maladies Sexuellement Transmissibles

• Introduction 214 • Reproduction 215 •
• Fécondation 218 • Les Hormones Sexuelles 222 •
• La Contraception 224 •
• Les Maladies Sexuellement Transmissibles 235 •
• La Sexualité Sans Risques 245 •

• Adresses Utiles 246 • Glossaire 247 • Index 253 •

La Sexualité Peut Être Magique

La sexualité exprime ce que rien d'autre ne peut dire, elle est la manifestation la plus évidente de l'amour. Elle tient dans notre vie une place aussi importante, sinon plus, que n'importe quelle autre relation, quelle que soit sa durée. Au-delà du divertissement et de la procréation, la sexualité est le moment, le lieu, le mode et le langage qui permettent de connaître l'autre sur un plan radicalement différent.

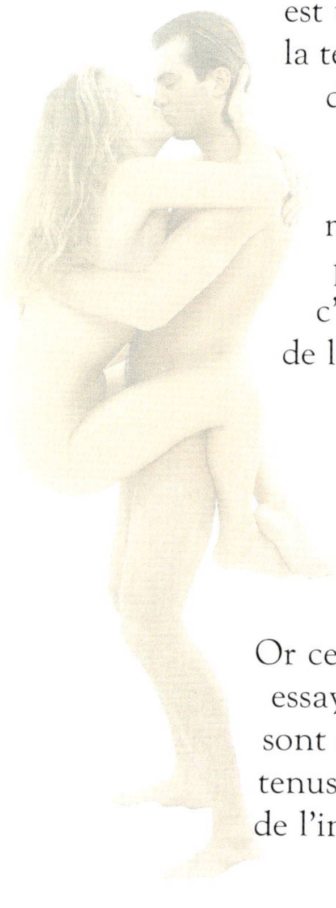

Ce qui compte avant tout, c'est la relation profonde qui unit l'homme et la femme, et que beaucoup ont perdue de vue. La vie amoureuse est un point d'appui incomparable, bien souvent le seul port dans la tempête. Ce soutien émotionnel nous fait nous sentir riches, utiles, désirables. Avoir un partenaire amoureux donne un sentiment de maturité, de complétude, qui ouvre sur le bonheur.
Dans ce contexte, la sexualité est d'une importance sans commune mesure, elle est un don que seul un partenaire amoureux peut faire. Chacun est responsable de sa réalisation, c'est l'assurance de ne pas perdre l'être aimé, ni les bienfaits de la relation amoureuse.

Mais une vie sexuelle épanouie ne dépend ni de performances athlétiques, ni de la souplesse, ni d'un certain nombre de techniques qu'il suffirait d'apprendre. De nombreux manuels de sexologie mettent l'accent sur la technique du rapport sexuel plutôt que sur les partenaires impliqués dans la relation. Or ce ne sont pas les multiples positions et techniques que vous pouvez essayer qui feront de vous un amant raffiné. Les meilleurs amants sont ceux qui devinent les désirs de leurs partenaires, sans se croire tenus à des performances sexuelles. Un bon amant sait l'importance de l'intimité et de la tendresse : ce qu'il désire, c'est donner de l'amour et du plaisir.

Connaître la Sexualité

Certaines personnes explorent avec succès la sexualité, en compagnie de partenaires attentionnés et aimants, ouverts à leurs besoins, prêts à les initier ou à tenter de nouvelles expériences, et qui connaissent leurs désirs, savent en parler, et les réaliser dans un échange mutuel.
Ces personnes comblées n'ont pas besoin de manuel.

Mais un livre comme celui-ci peut en aider beaucoup d'autres, qui n'ont pas cette chance.
Il peut sauver un couple dont les erreurs passées ont inhibé le désir d'entreprendre, où l'un des partenaires n'est pas assez attentionné, ou trop angoissé, ou trop émotif.
L'éducation que vous avez reçue peut aussi vous avoir inculqué l'idée que certaines pratiques sexuelles sont interdites ou mauvaises.
Grâce à cet autre point de vue différent, vous donnerez un nouvel éclairage à votre vie sexuelle.

Vous allez faire des découvertes. Ces informations vous rendront conscient si vous étiez ignorant, attentionné si vous étiez distrait, passionné si vous étiez dégoûté.
Cela en vaut la peine : une sexualité épanouie est une chose belle et merveilleuse, un don, et bien tristes sont ceux qui ne savent ni le recevoir ni en jouir pleinement.

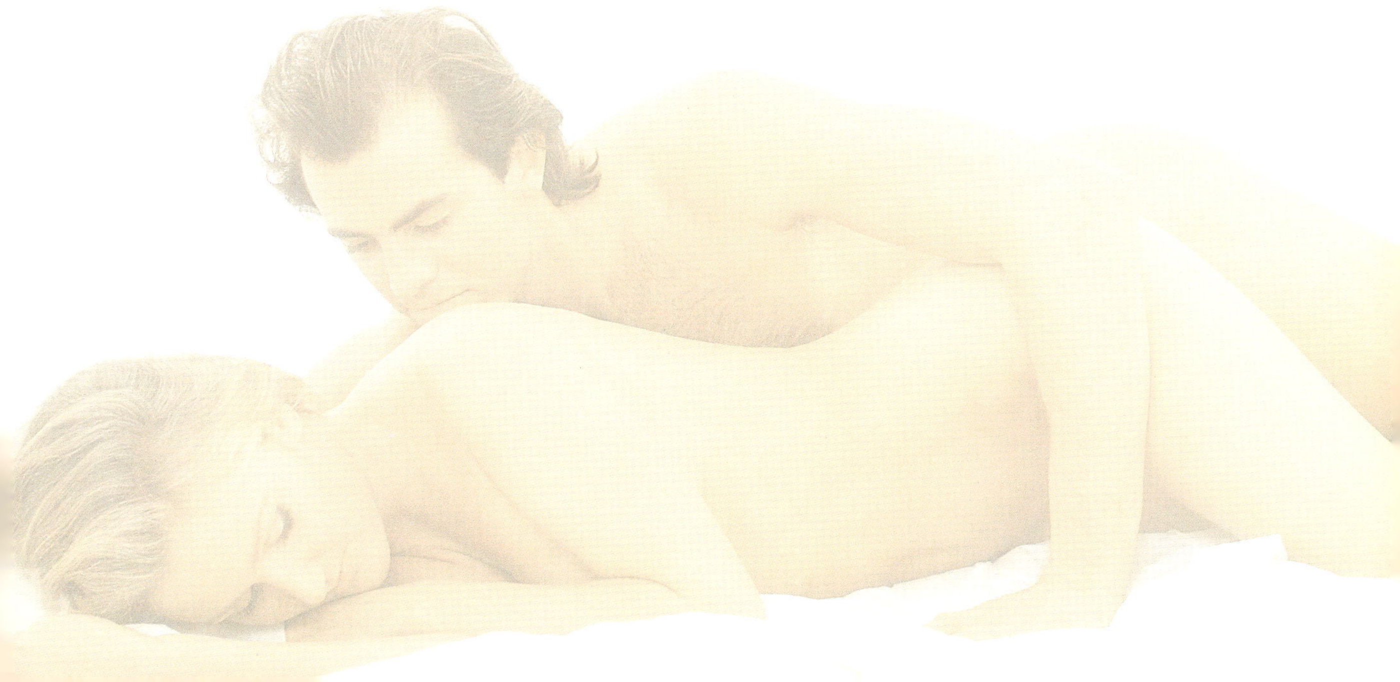

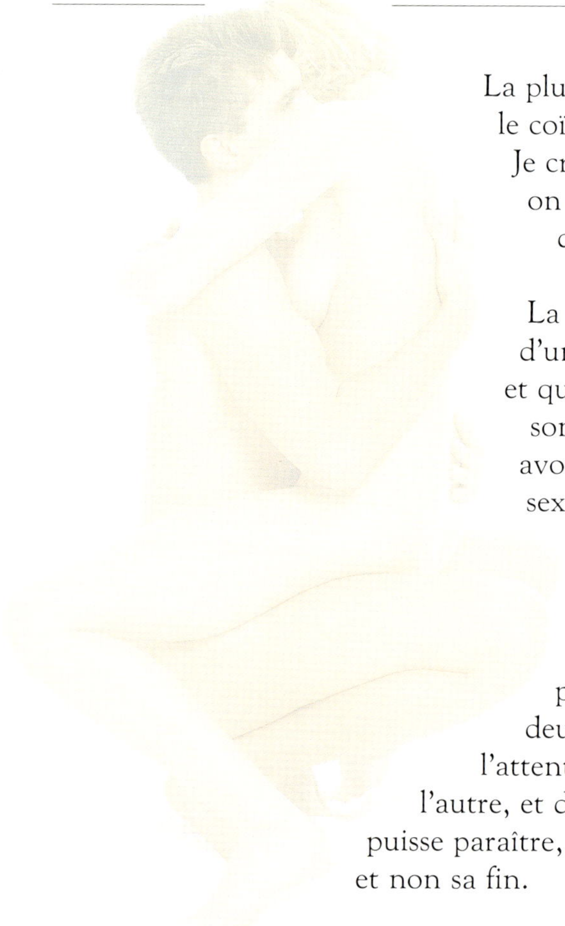

La plupart d'entre nous ont été élevés dans l'idée que le coït est le sommet, l'apogée des relations sexuelles. Je crois que cette idée cède peu à peu du terrain, on s'aperçoit que le coït n'est qu'une des possibilités de l'accomplissement amoureux.

La véritable sexualité ne s'accomplit qu'au sein d'une relation d'amour, à laquelle chacun participe, et qui dure. Une relation où les deux partenaires sont interdépendants et non indépendants. Nous avons été tellement pris par le côté physique de la sexualité, la performance, que nous en avons oublié les joies immenses qu'apporte la sexualité « conjugale » – alors qu'il s'agit de don, don d'amour et don de soi à l'être aimé, pour longtemps. Cet amour-là n'est pas statique : il croît, évolue, mûrit entre les deux partenaires. C'est lui qui permet la franchise, l'attention, la compréhension du comportement de l'autre, et du sien propre. Aussi étonnant que cela puisse paraître, là se trouve la source du désir et de l'érotisme et non sa fin.

La Vraie Magie du Sexe

Mon livre veut refléter cette nouvelle attitude, celle qui considère qu'une sexualité ne s'épanouit vraiment que dans une relation durable, stable. À cet égard, c'est un ouvrage très démodé. Il est parfaitement irréaliste d'espérer trouver l'accomplissement sexuel dans des rencontres brèves et multiples. Celui-ci ne peut naître que d'une relation amoureuse durable avec la même personne. La sexualité heureuse s'améliore en se répétant ; on peut éprouver de grandes joies dans ce rythme renouvelé de la même expérience.

Vous trouverez également de nombreuses informations pratiques sur l'anatomie et la physiologie sexuelles de l'homme et de la femme, sur les préférences de chacun, sur la variété des préliminaires et les nombreuses façons de faire l'amour, ainsi que des conseils pour atteindre le maximum de plaisir dans la sexualité. Mais ce livre traite surtout du renouveau de l'amour entre les partenaires, dans l'espoir d'y contribuer, afin que votre vie sexuelle soit pleine et vous apporte chaque jour plus de plaisir.

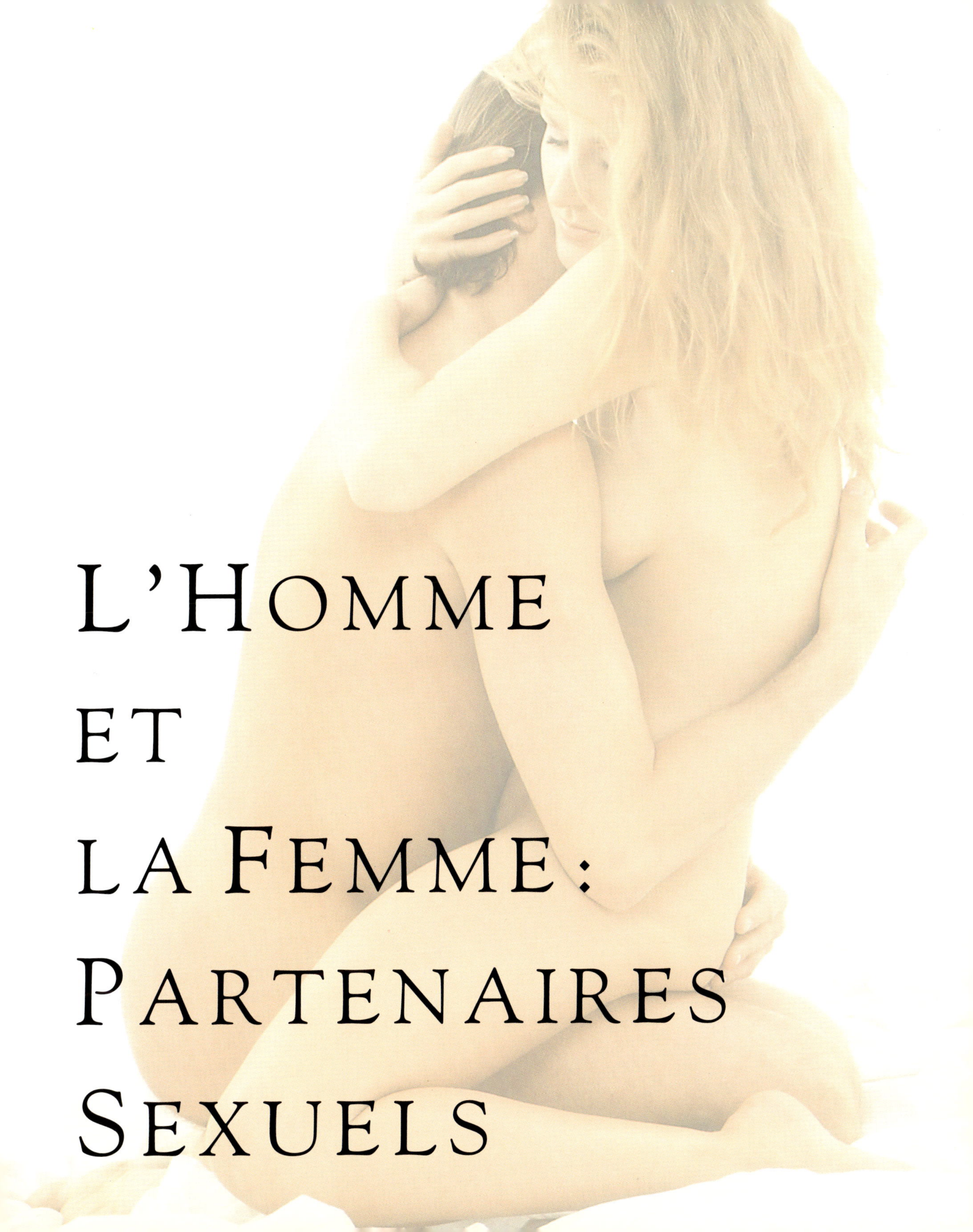

L'Homme et la Femme : Partenaires Sexuels

LES DEUX SEXES

Les recherches que j'ai pu faire et mes observations personnelles m'ont amenée à penser que l'homme et la femme sont plus proches, sur le plan anatomique et physique, que le sont les mâles et femelles de la plupart des espèces. Dans un couple sur deux, vous pouvez rencontrer des différences de taille, de stature, de silhouette beaucoup plus importantes que la moyenne. La différence essentielle entre l'homme et la femme tient à leurs organes reproducteurs et aux modifications dues à l'action des hormones sexuelles au moment de la puberté.

DU GARÇON À L'HOMME

Les modifications qui affectent le développement physique du garçon et qui vont faire de lui un homme, capable de se reproduire, débutent environ à l'âge de 10 ans et s'achèvent entre 14 et 18 ans. Elles sont dues à la puberté : le garçon grandit, se muscle ; ses épaules s'élargissent, ses organes génitaux se développent, se couvrent de poils ; ceux-ci apparaissent aussi aux aisselles, sur le visage, la poitrine, les bras et les jambes. Ces changements s'effectuent sous l'action d'hormones, particulièrement de l'hormone mâle, la testostérone. Le mâle adulte, outre les caractères mentionnés, a « mué », que son larynx s'est élargi, ses cordes vocales se sont allongées et épaissies, rendant le timbre de sa voix plus grave, et ses glandes sudoripares et sébacées ont une activité accrue.

Les testicules entrent en activité à la puberté, et vont continuer à fonctionner jusqu'à la fin de la vie, avec une légère baisse dans les dernières années. Chez les hommes âgés, la production de spermatozoïdes et d'androgènes est un peu réduite, un phénomène qui va de pair avec une légère dégénérescence des testicules, mais il n'y a pas de baisse d'activité des testicules comparable à la ménopause des femmes.

L'homme « moyen » mesure 173 cm, pèse 74 kg ; ses mensurations (tour de poitrine, taille et hanches) sont 98, 80 et 93 cm.

DE LA FILLETTE À LA FEMME

À la fin de l'adolescence, souvent bien après les premières règles, le corps de la jeune fille prend des formes de femme. (Avant la puberté, garçons et filles, excepté leurs organes génitaux externes, sont assez semblables). Ces modifications sont dues à l'action des hormones femelles, œstrogènes et progestérone. La fille grandit, ses hanches et ses cuisses s'épaississent, et elle acquiert des rondeurs. Ses seins se gonflent et des poils lui poussent aux aisselles et entre les jambes. Ses organes génitaux internes et externes se développent et la paroi vaginale commence à s'épaissir. Des sécrétions vaginales peuvent apparaître.

La silhouette de la femme, qu'elle soit en rondeurs ou plutôt androgyne, dépend de deux facteurs : d'une part de la quantité d'hormones qu'elle produit, d'autre part de la sensibilité de son corps à ces hormones.

Vers 45 ans, la fonction ovarienne décline peu à peu, les quantités d'œstrogènes et de progestérone diminuent, entraînant de nouveaux changements dans le corps : la femme n'a plus de règles, elle n'est plus fertile, les parois de son vagin s'amincissent, souvent ses os deviennent plus fragiles, et elle se tasse.

La femme « moyenne » mesure 158 cm, pèse environ 61 kg, et ses mensurations (tour de poitrine, taille, hanches) sont respectivement 90, 75 et 95 cm.

Le Corps de l'Homme

Squelette

De l'âge de 2 ans à 13 ou 14 ans, moment où les organes génitaux commencent à se développer, les garçons grandissent d'environ 5 cm par an. L'adolescence est marquée par une brusque poussée de croissance, le garçon s'élargit et devient plus fort.

Cette poussée qui accompagne la puberté peut durer plusieurs années, au cours desquelles les garçons prennent une dizaine de centimètres par an. Leurs os sont alors plus solides et les proportions du corps ont changé : certaines parties se développent plus que d'autres. Caractéristique du mâle adulte : lorsque les épaules se sont élargies, les hanches paraissent plus étroites.

Pilosité

Au début de la puberté apparaissent les poils pubiens à la base du pénis, puis sur le scrotum et jusqu'à la zone anale. La toison pubienne forme en général un triangle inversé au bas du ventre, mais elle peut atteindre le nombril ou déborder vers l'intérieur des cuisses. Un ou deux ans plus tard, les poils vont apparaître aux aisselles et au dessus de la lèvre supérieure. Les poils pubiens sont plus longs, plus gros et plus frisés que les autres. Ils peuvent être plus clairs ou plus foncés que les cheveux. Avec l'âge, ils peuvent blanchir.

Des poils apparaissent aussi sur les bras, les cuisses et les jambes, parfois sur la poitrine, les épaules et le dos, ainsi que sur le dessus des mains. Ceux du visage deviennent de plus en plus épais et foncés à mesure que l'homme mûrit. Barbe et moustache peuvent être de la même couleur que les cheveux ou différentes.

La densité de la pilosité dépend de l'hérédité raciale et familiale. Les types caucasiens ont en général une pilosité plus développée que les Orientaux ou les Noirs, et il y a des familles plus ou moins poilues.

Le Corps de la Femme

Squelette

De 2 à 10 ans, la fillette grandit d'environ 5 cm par an. Elle connaît alors une brusque poussée de croissance, qui peut lui faire prendre plus de 10 cm dans une seule année, puis la croissance se ralentit. Sa taille définitive est atteinte généralement de un à trois ans après les premières règles. Ses os s'allongent, mais pas tous au même rythme ; les bras, les jambes, les pieds grandissent plus vite que les os du dos, et le bassin prend sa forme élargie caractéristique.

La femme a le bassin plus large que l'homme, pour accueillir le bébé, et les os de ses cuisses sont donc plus écartés. Ce qui explique que de très nombreuses femmes aient les genoux légèrement tournés en dedans. Les cuisses sont obligées de se resserrer vers l'intérieur pour que les genoux soient au niveau du centre de gravité.

Pilosité

La pilosité se développe aux environs de la onzième ou douzième année, juste après que les seins ont commencé à pousser. Les poils pubiens sont plus longs, plus gros, plus sombres et plus bouclés que le duvet de l'enfance. Ils apparaissent d'abord sur la vulve et s'étendent ensuite aux grandes et petites lèvres, formant un triangle dont la pointe est dirigée vers le bas. Chez certaines femmes, les poils pubiens peuvent atteindre le nombril et déborder sur les cuisses.

Les femmes n'ont pas toutes la même toison pubienne, qui peut être plus ou moins fournie, et dont la couleur n'est pas nécessairement celle des cheveux. Quand la femme vieillit, sa toison pubienne peut blanchir.

Les poils des aisselles apparaissent environ deux ans après les poils pubiens.

L'Homme et la Femme

Les organes génitaux
Les organes génitaux de l'homme, sont externes et faciles à reconnaître comme symboles de la sexualité masculine. Les organes génitaux de la femme sont plutôt internes, cachés par la toison pubienne, et plus difficiles à discerner.

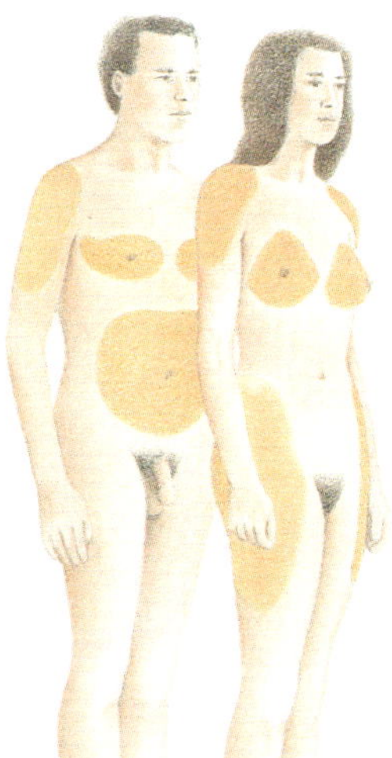

La répartition de la graisse
Le corps féminin comprend 20 à 25 % de graisse, répartie surtout sur les seins, les hanches et les cuisses. Le corps masculin comprend 10 à 20 % de graisse, répartie surtout en haut du corps et sur l'abdomen.

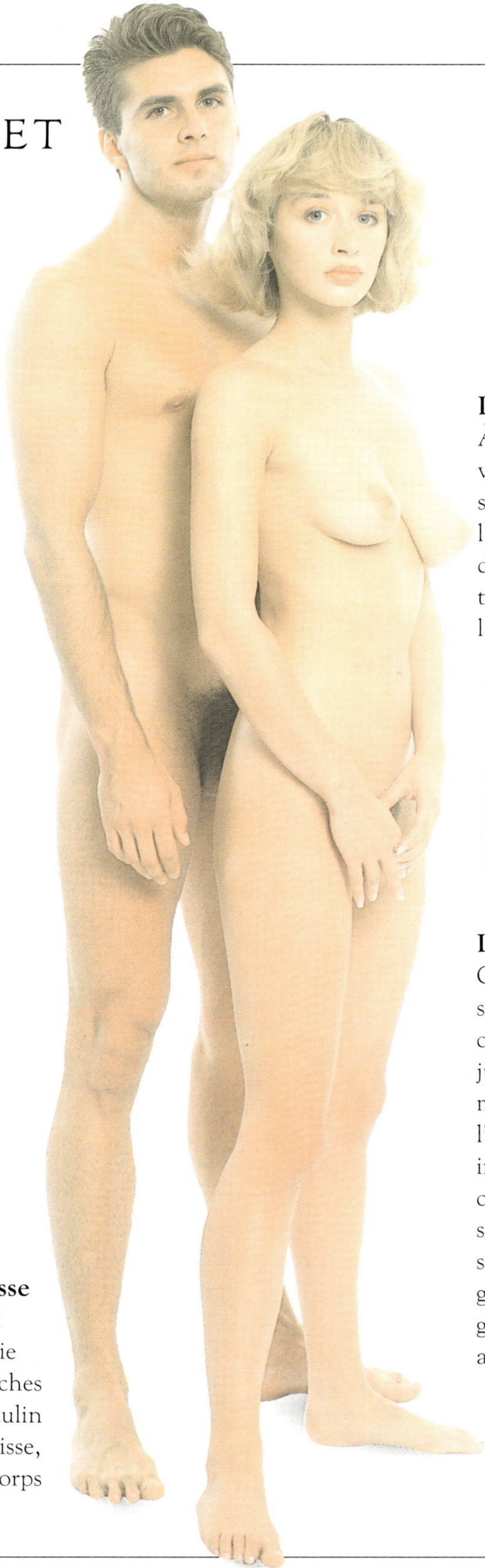

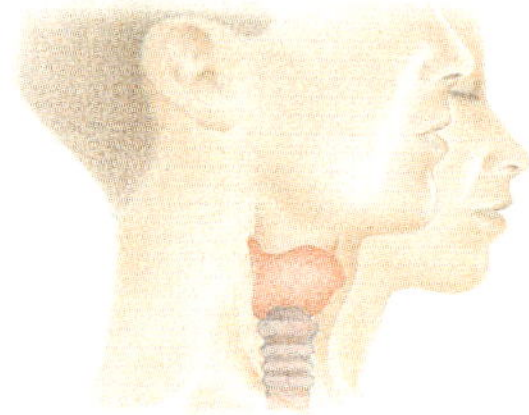

La voix
À la puberté, les cordes vocales de l'homme s'allongent et s'épaississent ; la voix « mue » et s'abaisse de plusieurs tons. Le cartilage thyroïde grossit et forme la « pomme d'Adam ».

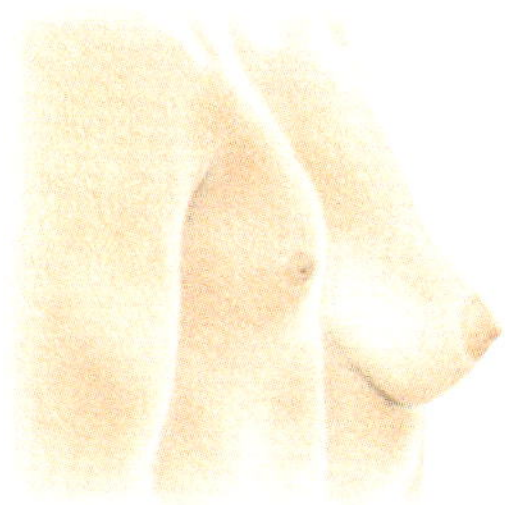

Les seins
Ces organes sexuels secondaires sont semblables chez l'homme et la femme jusqu'à la puberté. À ce moment-là, les seins de l'homme vont rester immatures tandis que ceux de la femme vont se développer – les aréoles se gonflent, les tétons grossissent, le volume des glandes et de la graisse augmente.

La pilosité
Au début de la puberté, le corps du garçon et celui de la fille se couvrent de poils. Les filles constatent l'apparition des poils pubiens, qui forment un triangle renversé au niveau de leurs organes génitaux, ainsi que ceux des aisselles. Le corps des garçons se couvre presque entièrement de poils. Le pénis, le scrotum et l'anus sont en général les premières régions où se développe la pilosité, suivis par les aisselles et la lèvre supérieure. Enfin les poils viennent aussi sur les bras, les cuisses et les jambes.

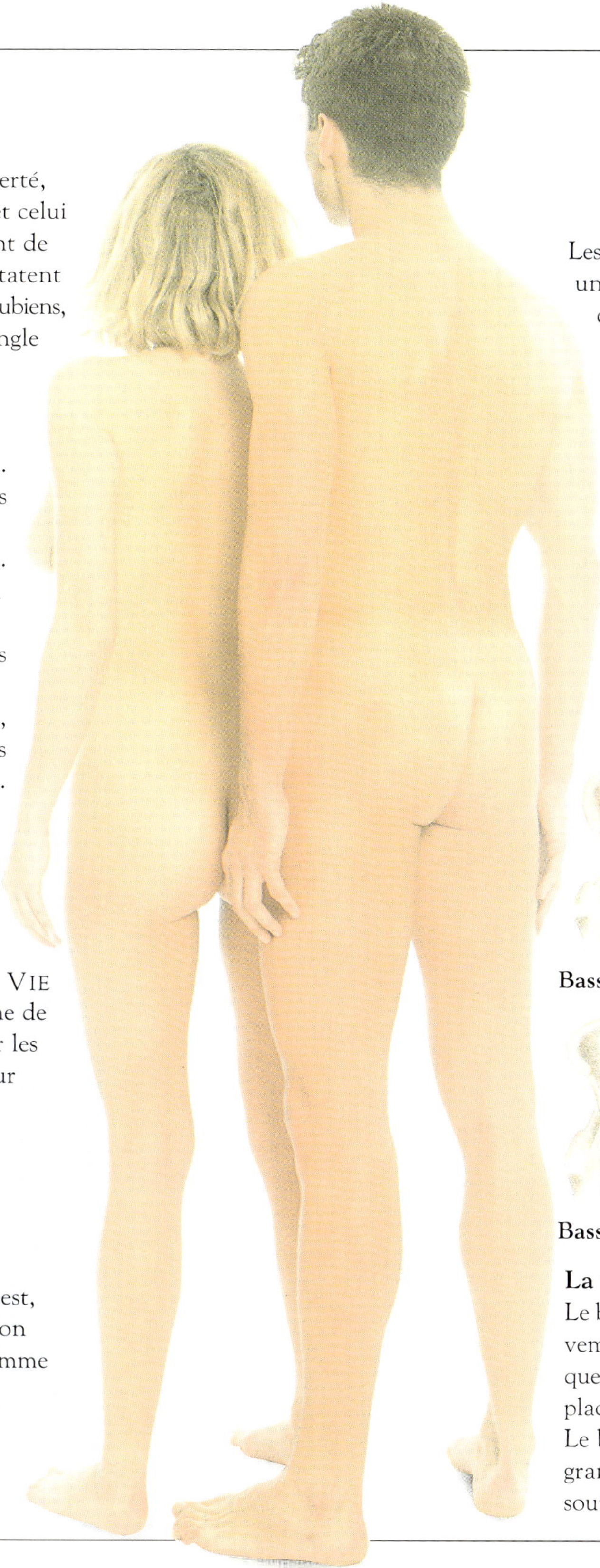

ESPÉRANCE DE VIE
L'espérance moyenne de vie a augmenté pour les hommes comme pour les femmes dans les dernières décennies, grâce à la baisse de la mortalité liée à la maladie. L'espérance de vie d'une femme est, aujourd'hui, d'environ 80 ans, celle d'un homme d'environ 72 ans.

FORCE ET RÉSISTANCE
Les hommes ont en général un squelette plus lourd que les femmes et une masse musculaire plus importante, qui fait environ 40 à 45 % du poids total. Mais malgré des poumons et un cœur plus développés, la résistance des hommes n'est pas toujours supérieure à celle des femmes.

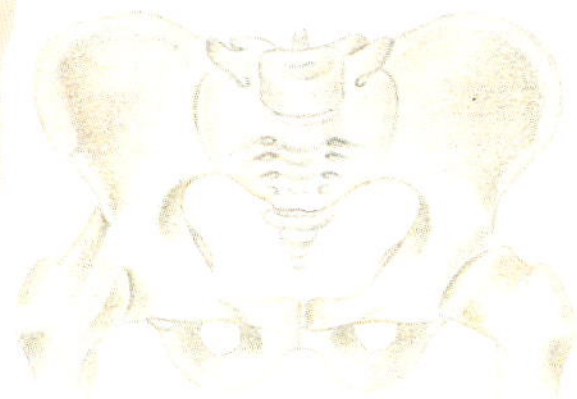

Bassin masculin

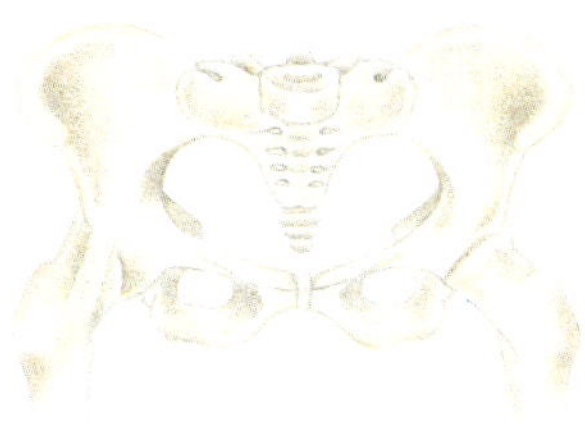

Bassin féminin

La taille du bassin
Le bassin féminin est relativement large et évasé pour que le fœtus puisse y trouver place pendant la grossesse. Le bassin masculin, plus grand et plus lourd, doit soutenir le poids du corps.

Le Corps de l'Homme

Les Muscles

Les cuisses, les jambes, les épaules et le haut des bras commencent à se développer à l'adolescence, et la force augmente également. La musculature de l'homme adulte est 40 fois celle qu'il avait à la naissance. La taille du corps détermine la force physique, et la musculature elle-même représente 40 % du poids total.

Les Organes Génitaux

Les testicules se développent très lentement jusqu'à l'âge de 10 ou 11 ans. À ce moment-là, la croissance des organes génitaux externes s'accélère. Chez l'homme adulte, les testicules mesurent en moyenne 3,8 cm de long, 16 à 27 mm de large et sont d'une couleur un peu plus sombre. L'un des testicules, le plus souvent celui de gauche, est plus bas que l'autre, ce qui évite qu'ils s'écrasent l'un contre l'autre quand l'homme marche. Chez la plupart des hommes, la taille des deux testicules est la même, mais elle peut aussi être différente.

Les modifications du pénis surviennent plus tardivement que celles des testicules. Il y a une poussée de croissance au cours de laquelle le pénis grossit et s'allonge, et le gland – le bout du pénis – se développe. Le pénis d'un homme adulte mesure en général de 7,5 à 10 cm au repos.

Dans certaines circonstances,au contact de l'eau froide, dehors par temps froid, ou si l'homme est effrayé ou fatigué, son pénis peut se rétracter momentanément. Il devient plus petit avec la vieillesse.

Le Corps de la Femme

Muscles et Graisse

La graisse commence à se déposer sur les seins, les hanches, les cuisses et les fesses quand la fillette a 9 ou 10 ans. Par la suite, vers 15 ou 17 ans, une nouvelle couche de graisse apparaît dans ces régions. Tandis que ses hanches s'arrondissent, la taille se creuse et se marque. Certaines femmes ont des vergetures, lignes pourpres ou blanches sur la peau, par suite d'un étirement trop rapide de la peau pendant la croissance.

Les Organes Génitaux

Les organes génitaux de l'homme sont à la surface du corps, faciles à voir et à toucher. Ceux de la femme sont relativement peu accessibles, plus nombreux et complexes. Comme pour les autres zones du corps, chaque femme a des organes génitaux originaux : leurs formes, tailles, couleurs et textures sont très variables. Vous trouverez de plus amples détails sur les organes génitaux féminins à la page 24.

Les Seins

Symbole de la féminité, ils font partie de l'image du corps féminin. Destinés à l'origine à nourrir les enfants, ils jouent un rôle bien plus grand : source d'érotisme, symbole de féminité, élément de mode et canon de beauté.

Les seins, ou glandes mammaires, sont des glandes sudoripares modifiées. Il n'y a pas deux femmes qui ont les mêmes seins ; leur taille, leur forme, leur aspect varient d'une femme à l'autre, mais également pour une même femme, en fonction des périodes de sa vie, par exemple durant les règles, la grossesse et l'allaitement. Très souvent, l'un des seins est plus volumineux que l'autre.

Au centre du sein se trouve un anneau de peau, appelé aréole, au milieu duquel se trouve le mamelon. L'aréole et le mamelon sont colorés, du rose pâle au brun très foncé.

L'ANATOMIE SEXUELLE

Il est certain que les connaissances et la familiarité que vous pouvez avoir de l'anatomie sexuelle peuvent faire de vous un meilleur amant. Si vous savez où se trouvent les zones les plus sensibles du corps de votre partenaire, comment elles réagissent à la caresse, et ce qui se produit alors, vous saurez lui donner le maximum de plaisir. Et si vous réalisez que votre partenaire réagit à certaines caresses d'une façon qui lui est propre, votre sexualité en sera elle aussi plus épanouie.

VOS ORGANES GÉNITAUX SONT UNIQUES

Les hommes trouvent leur propre anatomie génitale plus facile à comprendre puisque leurs organes sont externes et clairement visibles. Hommes et femmes sont tous deux moins familiers de l'anatomie génitale féminine dont la plus grande part sont internes.

Comme pour le reste du corps, les organes génitaux sont différents selon chaque homme ou chaque femme. Toutes les variétés de forme et de taille existent. Les variations normales font que certaines femmes ont un vagin particulièrement grand ou petit, ou des hommes un pénis exceptionnellement long ou court. Les femmes se plaignent rarement de la taille ou de la forme de leurs organes génitaux externes, peut être parce que (bienheureuse ignorance !) il est difficile de faire des comparaisons. En revanche la plupart des hommes ne sont pas satisfaits de leurs organes génitaux, et nombreux sont ceux qui pensent qu'un pénis petit ou moyen est une atteinte à leur virilité.

Par chance, beaucoup de femmes n'attachent aucune importance à la taille du pénis de leur partenaire. Cependant, certaines sont gênées physiquement par des pénis grands. Les pénis plus petits rendent la fellation plus facile. La plupart des sensations féminines durant le coït provenant du clitoris et des terminaisons nerveuses qui se trouvent dans les premiers centimètres du vagin, la taille du pénis est de peu d'importance. Ce sont l'adresse de l'homme et sa patience d'amant, et non la taille de son pénis, qui lui permettent de procurer à sa partenaire une satisfaction sexuelle.

Beaucoup de femmes, en revanche, sont mécontentes de leurs seins ; peut-être une part de l'insatisfaction qu'éprouve chaque sexe quant à sa propre anatomie vient-elle d'une vue trop courte – le pénis et les seins sont vus d'en haut par leurs propriétaires. En fait, ce qui importe, c'est que vous soyez fier de votre corps et y preniez plaisir, (sans être obnubilé par ce que les autres peuvent penser de vos organes génitaux) et que tout fonctionne bien.

Organes Génitaux Masculins

L'anatomie sexuelle masculine comporte plusieurs organes, dont certains sont visibles et d'autres cachés. La partie visible comprend le pénis et le scrotum, où se trouvent les testicules et l'épididyme. Les parties cachées sont la prostate, les vésicules séminales et le canal déférent.

La Structure du Pénis

Le gland
Il a une peau très fine, riche en terminaisons nerveuses et est très sensible au toucher.

Le frein
Le petit morceau de peau en dessous, à la base du gland, est chez certains hommes la zone la plus sensible.

La verge
Plus la verge est grosse, plus elle stimulera les petites lèvres de la femme, l'amenant ainsi à l'orgasme.

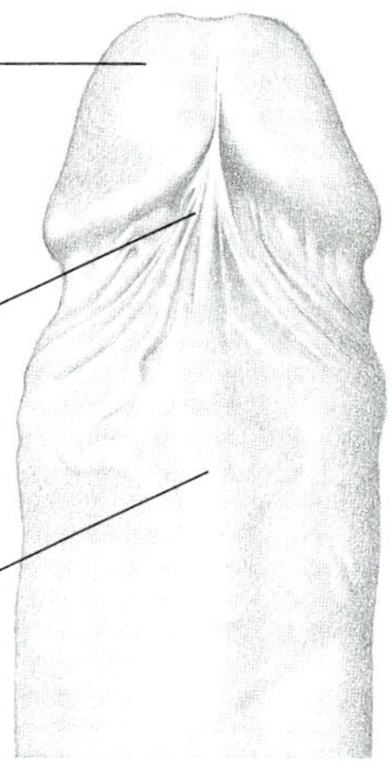

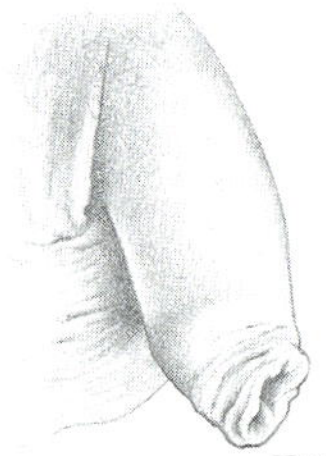

Pénis non circoncis

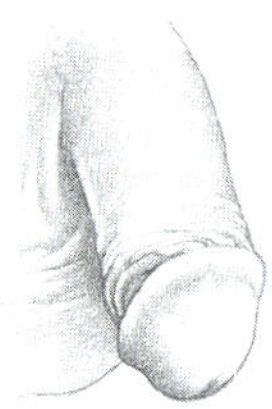

Pénis circoncis

Le pénis

Quels que soient les mythes à son sujet, il n'y a qu'une seule vérité : chaque pénis est unique. Bien qu'il s'agisse toujours d'un même processus biologique, les pénis en érection ont des formes, des couleurs, des tailles, des longueurs, des angles d'érection et des formes de gland très différents. Ces variations sont de peu d'effet sur la sensation ou la performance sexuelle. L'apparence du pénis au repos change aussi considérablement, notamment s'il y a la présence ou non du prépuce.

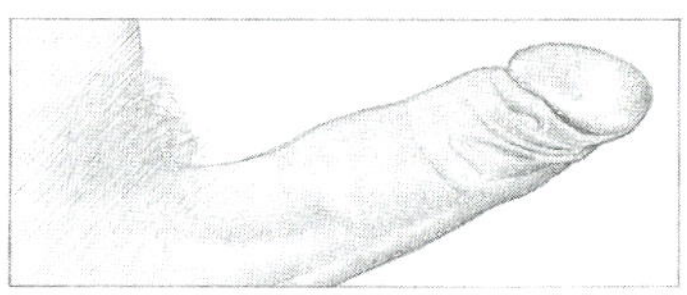

Arrondi

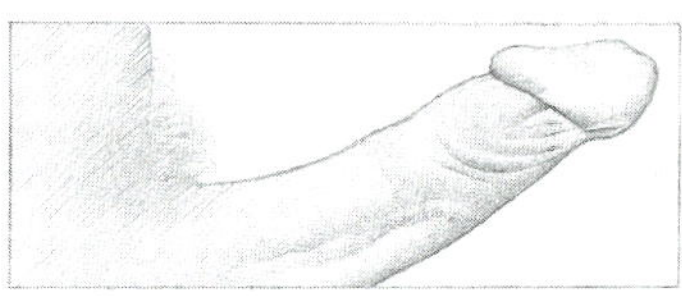

En forme de bouteille

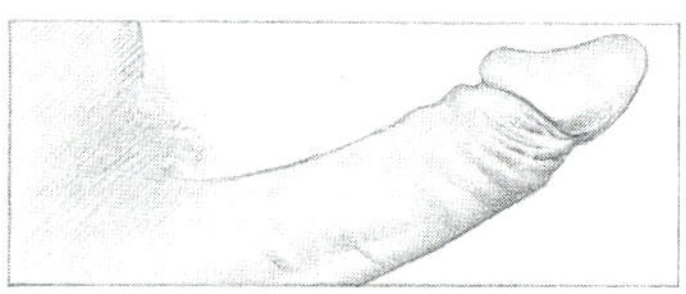

En forme de proue

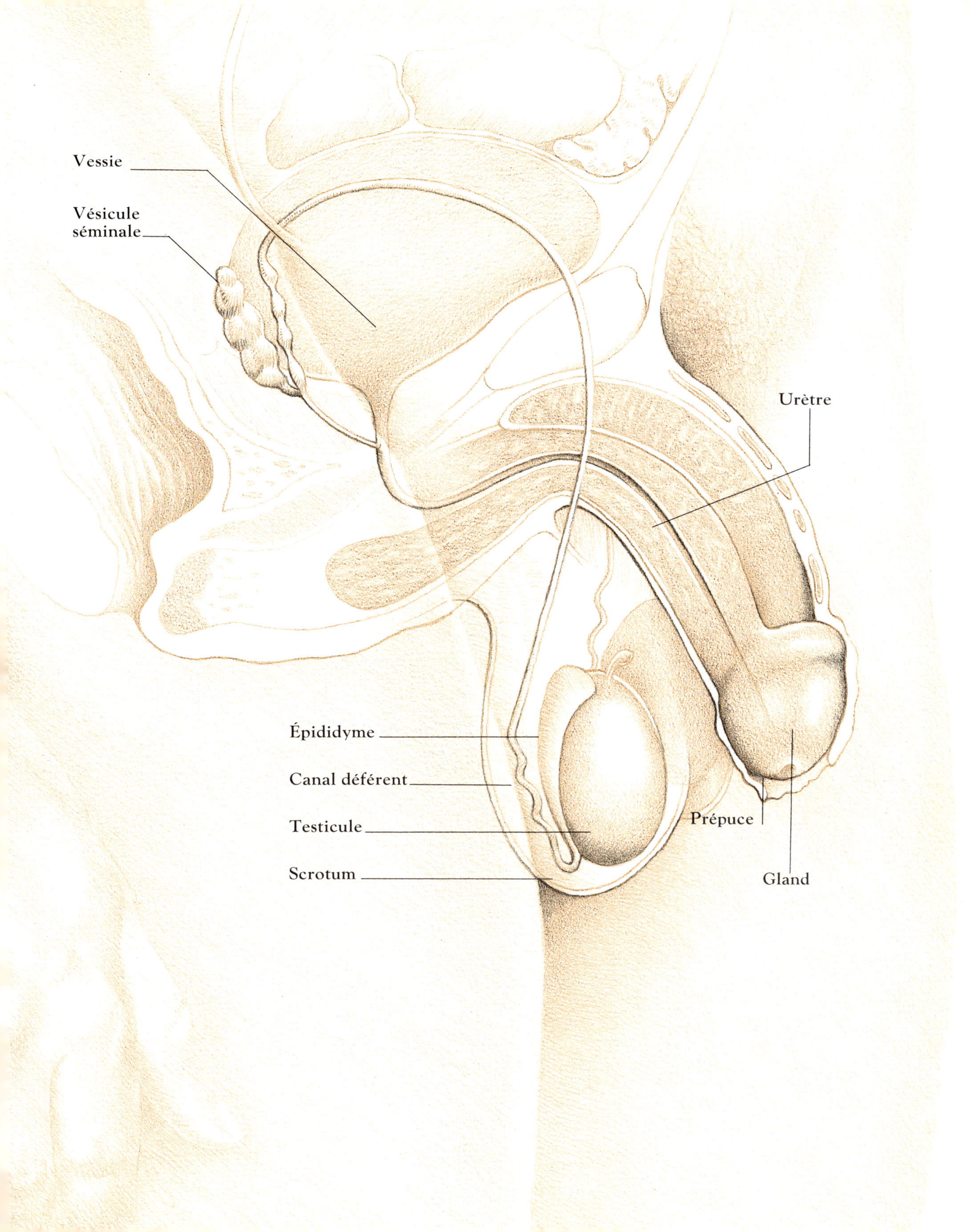
Vessie
Vésicule séminale
Urètre
Épididyme
Canal déférent
Testicule
Scrotum
Prépuce
Gland

Les Organes Génitaux Masculins

Le Pénis

Aucun organe n'est à la source d'autant de mythes que le pénis. On l'a adulé, insulté, représenté à tort et à travers dans les arts, la littérature et les légendes depuis des temps immémoriaux. Notre propre culture est responsable de nombreuses conceptions erronées quant à ses capacités et sa fonction. Si ces phallus fallacieux ont envahi notre art, ils ont aussi marqué toute notre culture et influencé ainsi nos mœurs et nos comportements.

Le pénis a deux fonctions physiologiques et indiscutables : l'émission d'urine et le dépôt de la semence dans le vagin. Mais c'est son rôle dans l'atteinte ou non de l'orgasme chez l'homme et la femme qui est à l'origine de son statut particulier.

Le pénis est de taille variable, la moyenne se situant autour de 9,5 cm au repos. Il est formé de tissus érectiles organisés en trois colonnes cylindriques : deux à l'arrière, les corps caverneux, et un seul à l'avant, le corps spongieux, plus abondant vers le bout du pénis où il forme le gland. Le corps spongieux est parcouru par l'urètre, un canal étroit par où s'écoulent le sperme et l'urine jusqu'à l'orifice externe, le méat, situé au bout du gland. Quand un homme est en érection, et durant les quelques minutes qui suivent, l'urètre est comprimée de telle sorte que l'urine ne peut pas s'écouler, alors que le sperme peut passer.

Tous ces organes sont recouverts de muscles. Les corps caverneux et spongieux sont irrigués par un riche réseau de vaisseaux sanguins et de logettes, qui sont vides quand le pénis est au repos, mais qui ont la capacité de s'emplir de sang et de prendre du volume au moment de l'érection.

Le gland est séparé du reste de la verge par un bord dentelé, le sulcus, qui court tout autour de sa base et la peau de la verge forme un pli, le prépuce, qui recouvre le sulcus et le gland. Le prépuce est relié à la base du gland par le frein. Cette membrane de peau très sensible est souvent la zone la plus sensible de l'homme, et sa stimulation provoque rapidement l'érection.

À la naissance du garçon, le prépuce est attaché au gland mais s'en sépare peu à peu à mesure que l'enfant grandit. Il est parfois ôté, pour des raisons de religion ou d'hygiène, au cours d'une opération que l'on appelle circoncision. Il est inexact qu'un homme non circoncis contrôle mieux son éjaculation qu'un homme circoncis. Cette idée repose sur une erreur répandue selon laquelle un pénis circoncis est plus sensible à la masturbation qu'un gland recouvert la plupart du temps par le prépuce. Au cours du coït, le prépuce se rétracte et expose le gland comme si le pénis était circoncis.

La peau du pénis est mince, élastique, absolument dépourvue de graisse et peu adhérente aux tissus qu'elle recouvre. Le pénis est riche en terminaisons nerveuses sensorielles et motrices qui dépendent du système nerveux autonome de la région pelvienne.

Modifications du Pénis

En principe, le pénis augmente de 7 à 8 cm et devient rigide quand l'homme est excité. L'érection peut se produire en quelques secondes : elle est provoquée par le sang qui afflue brutalement. Les logettes des corps caverneux et spongieux s'emplissent de sang, qui ne peut refluer vers les veines parce que les artères gonflées les compriment, et l'érection se maintient ainsi jusqu'à l'éjaculation.

On croit généralement que les meilleurs amants sont ceux qui possèdent les plus gros pénis. Cette illusion, car c'en est une, que la virilité d'un homme dépend de la taille de son pénis, se fonde sur l'idée erronée qu'au moment de l'érection un gros pénis deviendrait plus gros qu'un petit. C'est faux. Dans le laboratoire de Masters et Johnson, les hommes dont le pénis mesurait 7,5 à 9 cm au repos ont gagné 7,5 à 8 cm au moment de l'érection, soit le double de la longueur de leur pénis au repos ; en revanche, les hommes dont l'organe au repos était déjà plus grand – 10 à 11,5 cm – ne gagnaient que 7 à 7,5 cm en érection.

Le Scrotum

Ce sac de peau situé à la base du pénis contient les testicules. Il est divisé par une cloison fibreuse visible à l'extérieur, que l'on appelle le raphe. La peau du scrotum est fine et foncée et contient de nombreuses glandes sébacées et comporte quelques poils. Sous la peau se trouve un muscle souple, le dartos. Il se contracte sous l'effet du froid ou de l'exercice faisant paraître alors le scrotum plus petit et ridé.

Les Testicules

Ce sont des corps souples et ovoïdes pressés l'un contre l'autre comme les cotylédons d'une graine ; le testicule gauche est parfois un peu plus bas que le droit. Chaque testicule est enfermé dans un sac, la bourse, et possède quatre enveloppes qui correspondent aux quatre couches de la paroi abdominale (car les testicules ont migré juste avant la naissance du sac scrotal qui se trouvait dans l'abdomen). De petits muscles, les crémasters, contrôlent la hauteur des testicules.

La position des testicules se modifie avec le niveau d'excitation sexuelle de l'homme, selon ses émotions, ou avec la température du scrotum. Pour assurer la production des spermatozoïdes, les testicules doivent être à une température inférieure de deux ou trois degrés à celle du corps. C'est pourquoi ils sont toujours à l'extérieur.

Les testicules ont deux fonctions : produire des spermatozoïdes et des hormones mâles ou androgènes, en particulier la testostérone. L'épididyme est un organe en forme de virgule accolé à la face postérieure du testicule et aboutissant dans le canal épididymaire. Ce fin canal amène les spermatozoïdes des testicules, où ils sont produits, dans l'épididyme, où ils sont stockés. L'épididyme est en fait un conduit complètement replié sur lui-même qui, étendu, mesurerait de 5 à 7 m de long.

Le canal déférent amène les spermatozoïdes jusqu'à la vessie et à la vésicule séminale qui se trouvent dans le pelvis. Le canal urétral, le canal déférent et le canal séminal se rejoignent pour former le canal éjaculateur qui traverse la prostate et débouche dans l'urètre à l'intérieur de la prostate. Chaque vésicule séminale contient 2 à 3 ml d'un liquide visqueux dans lequel nagent les spermatozoïdes et dont ils se nourrissent, et qui formera l'éjaculat.

La Prostate

C'est un organe fibreux, musculaire et glandulaire en forme de marron. Ses sécrétions forment une partie du liquide séminal au moment de l'éjaculation. Elle se trouve dans une capsule fibreuse juste au-dessous du col de la vessie. L'urètre la traverse par le milieu : si la prostate se dilate, le méat urétral peut être étranglé, ce qui peut provoquer l'incontinence ou au contraire des difficultés à uriner, situation assez répandue chez les hommes de plus de 55 ans. Sous la prostate se trouvent les glandes de Cowper qui lubrifient la sécrétion séminale avant l'éjaculation.

ORGANES GÉNITAUX FÉMININS

Les organes génitaux féminins sont très complexes et semblent terriblement mystérieux à de nombreuses personnes : ils sont en effet moins accessibles au regard que ceux de l'homme puisqu'ils se trouvent beaucoup plus à l'intérieur du corps.

Les organes externes, l'ouverture du vagin et la zone qui l'entoure constituent la vulve. Cette zone très sensible et érogène est délimitée par le pubis vers l'avant, le périnée vers l'arrière, et les grandes et petites lèvres sur les côtés.

LA STRUCTURE DE LA VULVE

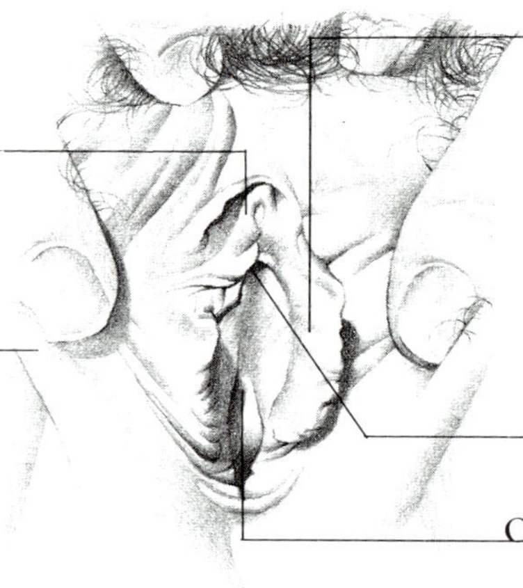

Le clitoris
Il contient des terminaisons nerveuses qui en font la zone érogène la plus sensible.

Les grandes lèvres
Couvertes par la toison pubienne, elles contiennent des glandes sébacées et endocrines.

Les petites lèvres
Elles contiennent une grande quantité de glandes sébacées dont les sécrétions lubrifient le vagin.

Urètre

Ouverture du vagin

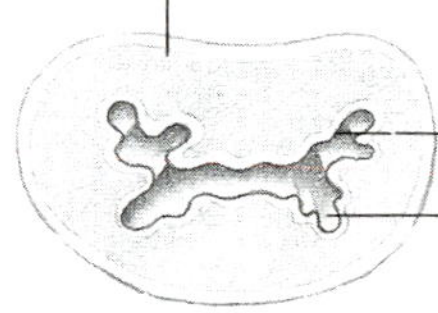

Coupe transversale du vagin
C'est une cavité en forme de H qui a une grande capacité d'extension

Paroi avant

Paroi arrière

La vulve

Il n'y en a pas deux semblables, chacune est originale d'aspect et de sensibilité. La différence la plus évidente est le rapport entre les grandes et les petites lèvres.

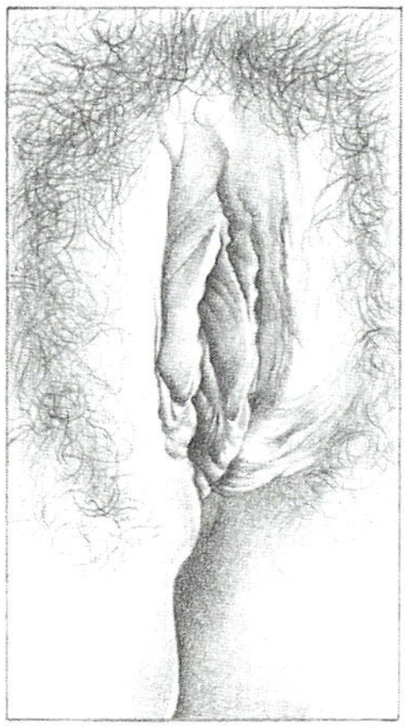

Lèvres charnues

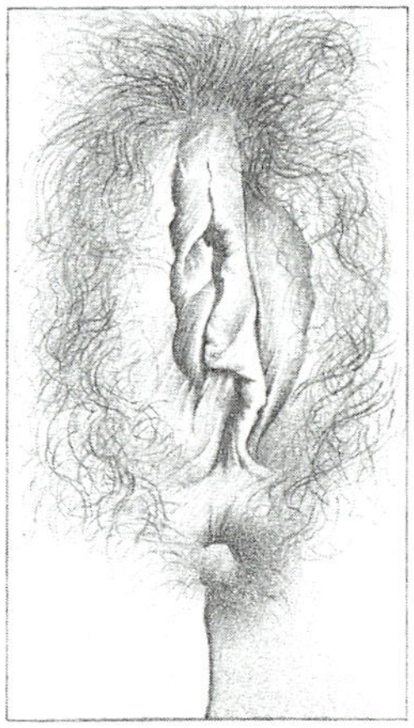

Lèvres minces

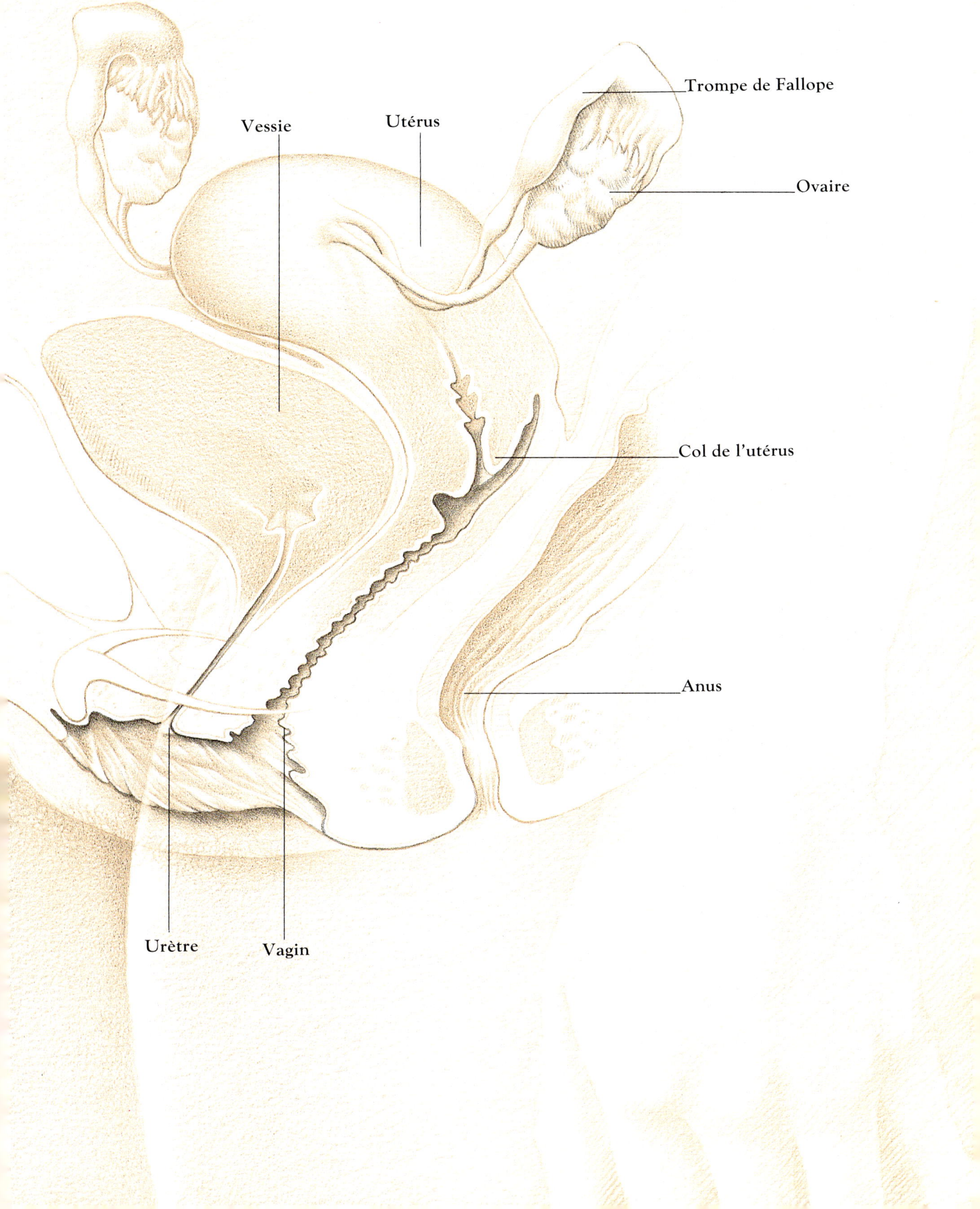
Trompe de Fallope
Vessie
Utérus
Ovaire
Col de l'utérus
Anus
Urètre
Vagin

LES ORGANES GÉNITAUX FÉMININS

LA VULVE

C'est la partie visible des organes génitaux féminins. C'est une zone très érogène, très sensible au toucher, qui protège l'ouverture du vagin et de l'urètre. Les tissus adipeux et la peau qui se trouvent devant la vulve forment le pubis, appelé mont de Vénus. Il couvre la jonction des os du bassin (la symphise pubienne) et forme un coussin protecteur au moment du coït. Chez la femme adulte, le pubis est couvert d'une toison triangulaire.

La partie la plus externe de la vulve, les grandes lèvres, s'étend de l'anus au devant du pubis. Ces lèvres forment chacune deux plis et se rejoignent en général pour recouvrir les autres organes externes. Elles sont faites de tissus fibreux et adipeux et sont couvertes de follicules capillaires, de glandes sébacées et apocrines, dont les sécrétions ont une odeur particulière à la fois attirante et excitante pour la plupart des hommes. On les considère parfois comme l'équivalent féminin du scrotum masculin, la gauche étant légèrement plus épaisse que la droite.

Les petites lèvres sont des replis de peau situés sous les grandes lèvres. Au contraire de ces dernières, elles n'ont pas de follicules capillaires ou adipeux, mais possède une grande quantité de glandes sébacées dont les sécrétions lubrifient le vagin et, associées à celles du vagin et des glandes sudoripares, forment une couche protectrice imperméable à l'urine, aux bactéries et au sang menstruel.

Elles sont de tailles et de formes très diverses et, comme pour les grandes lèvres, l'une est souvent plus grande que l'autre. Elles peuvent être soit cachées sous les grandes lèvres, soit proéminentes. Quand la femme est excitée sexuellement, elles s'engorgent, changent de couleur et peuvent atteindre deux à trois fois leur volume au repos.

LE CLITORIS

Le clitoris (« clé » en grec) est l'organe le plus sensible de la vulve. C'est l'équivalent féminin du pénis puisqu'il est formé des mêmes parties, mais très réduites. Du point de vue anatomique et physiologique, il est unique. Aucun organe, chez l'homme, n'est ainsi exclusivement destiné à recevoir et à transmettre des sensations dans le seul but d'élever le niveau de la tension sexuelle.

Le corps du clitoris mesure 2 à 3 cm et se replie sur lui-même vers l'arrière. Le bout du clitoris est couvert d'une membrane sensible très riche en terminaisons nerveuses. Au cours du coït, le clitoris se dresse et double de volume – exactement comme un pénis. Sa longueur varie beaucoup en fonction de l'imprégnation hormonale de la puberté.

L'HYMEN

Durant l'enfance, une fine membrane, l'hymen (d'après le nom que les Grecs donnaient au mariage) ferme l'ouverture du vagin. L'hymen est naturellement percée afin de permettre au sang menstruel de s'écouler. Son épaisseur et sa solidité varient selon les femmes ; dans certains cas, il est si résistant qu'il ne cède pas au coït et qu'il faut l'ôter sous anesthésie locale. Mais souvent il se déchire au cours de l'enfance lorsque la fillette fait de la gymnastique, du vélo, de l'équitation, ou avec l'utilisation des premiers tampons. Même s'il est intact, il est rare que la première pénétration soit aussi douloureuse que la littérature veut le faire croire.

LE VAGIN

Il est la source de nombreux mythes, sans parler des plaisanteries. Le vagin est un espace potentiel plutôt qu'actuel. C'est un conduit fibromusculaire qui mesure environ 8 cm de long, mais sa taille peut varier considérablement et n'importe quel vagin peut recevoir n'importe quel pénis. Si la pénétration se produit avant que le vagin se soit dilaté en longueur et en largeur, la femme aura du mal à supporter le pénis en érection. Mais la dilatation du vagin se poursuit rapidement et un pénis, même très gros, trouvera sa place rapidement.

À mesure que croît l'excitation, le vagin continue de se dilater en longueur et en largeur, provoquant une diminution des sensations chez les deux partenaires, et la femme a souvent l'impression que le pénis de son partenaire est perdu au fond de son vagin.

L'Intérieur du Vagin

L'avancée du col de l'utérus permet de diviser le vagin en culs-de-sac antérieur, postérieur et latéraux. Le col pénètre dans la cavité vaginale au niveau de la paroi avant du vagin, qui se trouve ainsi plus courte que la paroi arrière, et le cul-de-sac postérieur est beaucoup plus profond que l'antérieur. Cette disposition favorise la montée des spermatozoïdes dans le col de l'utérus au moment du coït : quand la femme est étendue sur le dos, l'ouverture du col est directement exposée à la semence de son partenaire et reste baignée par l'éjaculat qui stagne dans le cul-de-sac postérieur. Celui-ci, lors du coït, reçoit les coups de boutoir du pénis et protège le col de l'utérus.

La muqueuse vaginale est épaisse et forme des plis importants appelés *rugae* dont certains sont longitudinaux, les autres transversaux. Les cellules de la muqueuse vaginale sécrètent du glycogène, une sorte d'amidon. La fermentation du glycogène sous l'action des bactéries qui se trouvent naturellement dans le vagin produit de l'acide lactique qui acidifie les sécrétions vaginales. Cet environnement acide est nécessaire à la santé du vagin et prévient la prolifération des bactéries. Toute perturbation de ce fragile équilibre, par exemple les douches vaginales, peut causer irritation, inflammation, pertes et réactions allergiques.

La muqueuse vaginale est dépourvue de glandes, bien que le vagin se lubrifie lui-même quand la femme est excitée. Normalement, ces sécrétions sont constituées des cellules mortes de la muqueuse vaginale, de mucus sécrété par le col, de sécrétions vaginales qui sont d'ordinaire incolores et inodores. Le vagin possède une couche musculaire longitudinale riche en vaisseaux sanguins. Sous son action, l'ouverture du vagin s'ouvre ou se ferme. La paroi antérieure du vagin, située directement à l'arrière de l'os pubien, serait une zone de tissu érectile dont la stimulation produit une autre sorte d'orgasme. Cette zone, appelée « point G », sera étudiée plus en détails page 36.

Les Glandes Vestibulaires et l'Urètre

Les glandes vestibulaires (glandes de Bartholin) se trouvent en arrière du vagin, légèrement sur le côté. Les canaux excréteurs de ces glandes s'ouvrent à l'angle formé par les petites lèvres et l'anneau de l'hymen et lubrifient l'ouverture du vagin et l'intérieur de la vulve.

L'urètre circule directement à l'intérieur de la paroi avant du vagin, de sorte que la rupture de cette paroi peut occasionner l'inflammation de l'urètre et l'infection de la vessie (cystite). Le tiers moyen de la paroi vaginale postérieure sépare le vagin du rectum, et les muscles qui forment le plancher pelvien rejoignent les côtés du vagin pour former la partie la plus importante qui soutient toute la structure vaginale.

Le Coït

Pour que le coït soit une expérience agréable, il faut que les deux partenaires aient franchi les étapes nécessaires : érection suffisante pour la pénétration, lubrification adéquate pour permettre celle-ci, stimulation du pénis et du vagin jusqu'à l'orgasme, orgasme, et relâchement graduel de l'excitation jusqu'au retour à la normale.

Ce qui se passe chez l'homme

Excitation
En réponse à une stimulation physique et mentale, les tissus érectiles se gorgent de sang, le pénis devient rigide et se dresse.

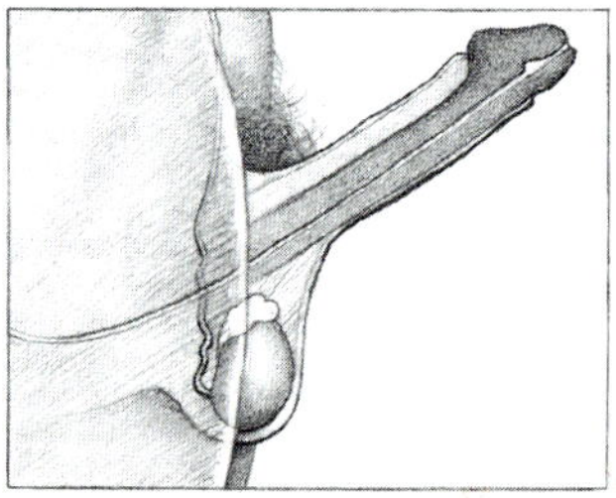

Phase en plateau
Quand son pénis a pénétré à l'intérieur du vagin, l'homme fait des mouvements rythmiques. Le pénis a atteint sa taille maximale et les testicules sont relevés.

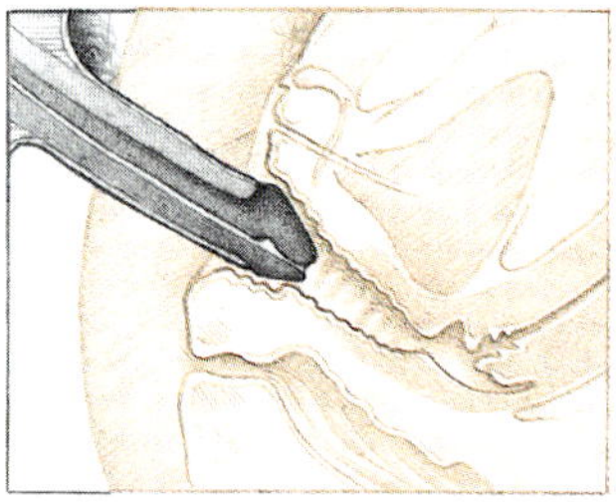

Orgasme
Une contraction musculaire projette le sperme hors du pénis, c'est l'éjaculation, qui provoque des sensations de plaisir intense.

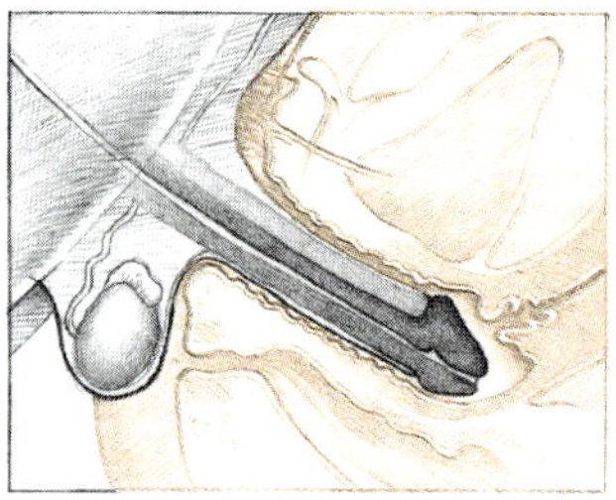

Résolution
Le pénis retrouve son état flasque, les testicules retournent à leur position normale. Un certain temps est nécessaire avant une nouvelle érection.

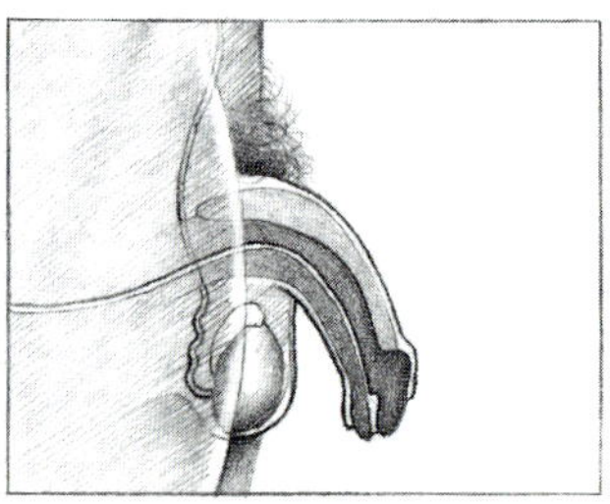

Ce qui se passe chez la femme

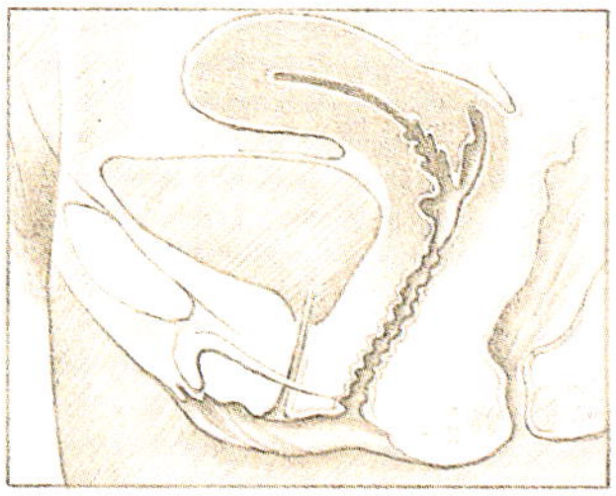

Excitation
Sous l'effet des préliminaires et autres stimulations se produit une lubrification, le clitoris s'allonge et le vagin s'élargit.

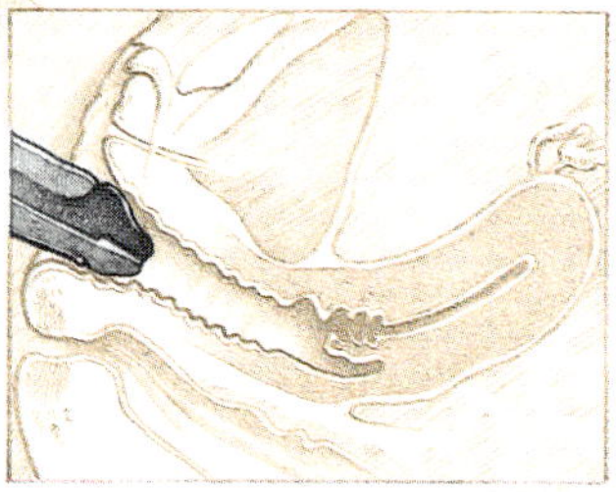

Phase en plateau
Au moment de la pénétration, les muscles du vagin se contractent et se resserrent sur le pénis. L'utérus bascule et le clitoris se rétracte sous le capuchon.

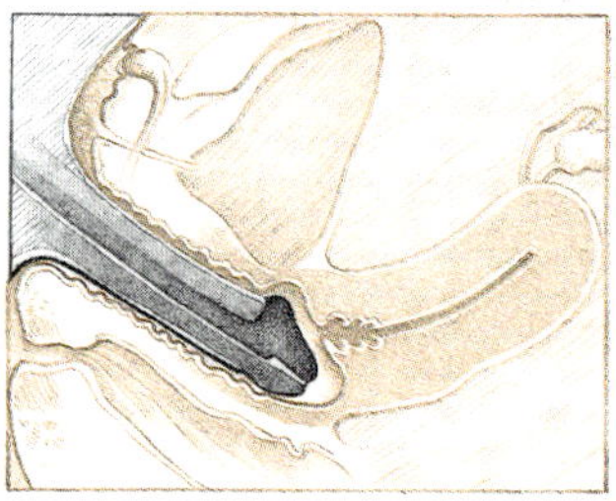

Orgasme
Les parois du vagin se contractent plusieurs fois sur un rythme rapide et une sensation intense se propage dans tout le corps.

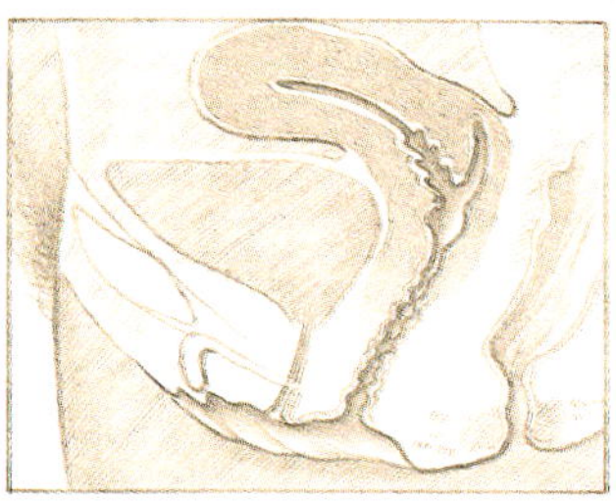

Résolution
Peu à peu le gonflement des lèvres et du clitoris diminue, la vulve et le vagin retrouvent leur taille et leur couleur normales.

La position du missionnaire

C'est la position la plus courante lors du coït ; la femme est étendue sur le dos et l'homme la pénètre par-devant.

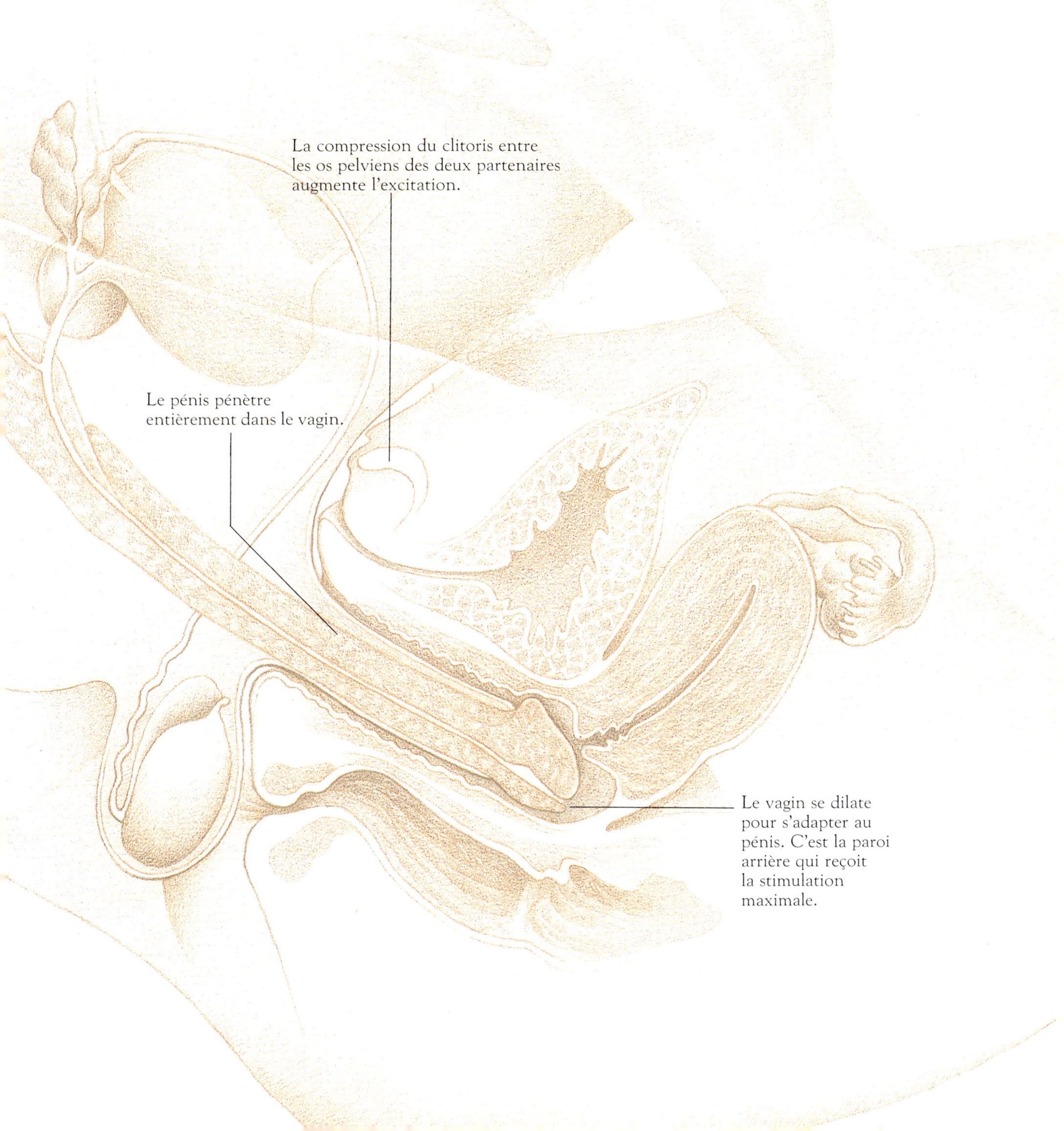

L'Activité Sexuelle

Si nous connaissons bien notre corps, nous savons que l'activité sexuelle suit des étapes identifiables : désir, excitation, acmée et résolution, et que ces étapes s'accompagnent de modifications corporelles. On sait moins que, si ces étapes suivent chez l'homme et chez la femme le même ordre, il y a entre les deux des différences importantes.

L'Activité Sexuelle Féminine

Quand une femme est excitée, son corps entier est modifié. À mesure que croît l'excitation, sa respiration s'accélère ainsi que les battements de son cœur. Ses lèvres rosissent, ses pupilles se dilatent et ses mamelons se dressent. Ensuite toute sa peau rosit et rougit ; transpire et ses seins se gonflent car ils se gorgent de sang.

Le Vagin se Lubrifie

Mais la première réaction féminine à l'excitation sexuelle, qui doit être tactile, c'est la lubrification du vagin, qui peut apparaître de 10 à 30 secondes après le début de l'excitation. Des gouttelettes apparaissent entre les plis de la muqueuse vaginale comme si elle transpirait. Si le clitoris est le lieu principal de la réaction sexuelle féminine, son érection apparaît plus lentement, sans commune mesure avec l'érection masculine.

À mesure que croît l'excitation, les gouttelettes forment peu à peu une couche lubrifiante douce et brillante sur toute la paroi vaginale, ce qui rend la pénétration du pénis très facile. Ce mucus lubrifiant peut être très abondant malgré l'absence de glandes dans la muqueuse vaginale : on suppose qu'il est consécutif à un afflux considérable de sang qui se produit presque en même temps que l'excitation sexuelle. Jusqu'à présent, aucune autre hypothèse n'a été avancée. Cette réaction n'est sûrement pas hormonale puisqu'elle se produit aussi chez les femmes ayant subi une hystérectomie totale.

La Réaction du Clitoris

La vitesse de réponse du clitoris dépend surtout du fait qu'il est ou non directement stimulé. Il répondra plus vite à une stimulation directe du corps clitoridien et de la zone qui l'entoure. La stimulation indirecte, qui comprend la manipulation d'autres zones érogènes telles que les seins et le vagin, sans contact direct avec le clitoris, provoquera une réaction plus lente.

La seule forme de stimulation directe est le toucher – par les doigts, la bouche ou le pénis en érection –, et la plupart des femmes en ont besoin, associée à la pénétration, pour atteindre l'orgasme. À cause de sa position, le clitoris n'est pas directement stimulé durant le coït, de sorte que les seuls mouvements du pénis sont insuffisants pour le stimuler jusqu'à l'orgasme. Il est cependant excité indirectement par ces mouvements rythmiques du pénis dans le vagin, qui abaissent le corps du clitoris et relèvent le capuchon. Cette stimulation, associée à celle des seins et du vagin, devrait pouvoir s'effectuer dans n'importe quelle position.

Les Modifications du Vagin

À mesure que croît l'excitation, la forme du vagin se modifie rendant la pénétration possi-

Chez les femmes, les modifications sont causées par diverses stimulations ; si elles durent longtemps, elles peuvent se répéter. Ces changements sont réversibles si l'un ou l'autre des partenaires est distrait.

Le désir, la reconnaissance que nos sentiments et nos sensations prennent un tour sexuel, naissent dans le cerveau. Il envoie des messages au corps qui provoquent l'excitation. Celle-ci, si elle se prolonge suffisamment, amène à l'acmé, et, avec l'orgasme, la tension musculaire se relâche, le sang reflue de la région pelvienne.

ble. Il s'allonge et se distend, avec parfois un mouvement de dilatation. Chez les femmes très excitées, cette distension est très marquée. (Cette dilatation est involontaire, et le relâchement des parois est irrégulier et variable). Le col et l'utérus basculent vers l'arrière et vers le haut de la région pelvienne accentuant l'extension du vagin.

En même temps, la couleur de la paroi vaginale change. Habituellement rose foncée, elle devient pourpre à mesure que le sang afflue.

Juste avant l'orgasme, le vagin est si distendu que tous les plis de la paroi sont étirés et aplatis, et la muqueuse est toute mince. À la phase en plateau, le premier tiers du vagin se gorge de sang pouvant provoquer une réduction d'un tiers du reste du vagin. L'afflux de sang fait également gonfler les grandes et petites lèvres qui se séparent, se lèvent et s'ouvrent vers l'extérieur.

L'Orgasme

On n'a jamais pu observer les modifications que subit le clitoris au moment de l'orgasme puisqu'il se rétracte derrière le capuchon que forment les petites lèvres. Mais on connaît celles du vagin. Le premier tiers se contracte régulièrement de trois à cinq fois, à dix ou quinze fois, à des intervalles de 0,8 seconde. Après les trois à six premières contractions, la durée qui les sépare augmente. Chaque contraction est source d'un plaisir intense, et ces sensations disparaissent lorsque cessent les contractions.

La durée des contractions de l'orgasme, leur intensité et le temps qui les sépare varie d'une femme à l'autre et d'un orgasme à l'autre chez la même femme. Il peut arriver, si l'excitation a atteint un niveau extrême, que l'orgasme débute par une contraction très intense qui dure 2 à 4 secondes avant que les spasmes musculaires deviennent ces contractions régulières qui durent moins de 1 seconde.

Au moment de l'orgasme, le muscle utérin se contracte et les culs-de-sac qui se dilatent sont prêts à recevoir le sperme.

Le Corps Retourne à l'État Normal

Après l'orgasme, le vagin ne retrouve pas immédiatement son aspect habituel. Il peut s'écouler 10 à 15 minutes avant qu'il retrouve sa couleur initiale que les plis se reforment.

Le clitoris retrouve sa position en 5 à 10 secondes après que les contractions du vagin ont cessé ; la coloration des petites lèvres disparaît parallèlement : ces deux phénomènes correspondent à la perte d'érection chez l'homme. La détumescence du clitoris est assez longue et peut durer de 5 à 10 minutes, et même 30 minutes chez certaines femmes. Si l'orgasme n'a pas été atteint, la détumescence du clitoris peut prendre plusieurs heures.

L'Activité Sexuelle Masculine

Quand un homme est excité, ses réactions, comme celles de la femme, ne se limitent pas à ses organes génitaux. L'excitation naît dans le cerveau, d'une stimulation réelle ou imaginaire. Les stimulations visuelles sont prédominantes : vêtements, maquillage ou la vue d'un corps féminin nu ou à demi dénudé. Un homme est conditionné par ses propres expériences : des objets ou des circonstances associés à la sexualité peuvent aussi l'exciter. Ainsi l'érection peut se produire très rapidement, sans le moindre contact physique.

L'Érection du Pénis

Par la moelle épinière, le cerveau envoie des messages aux organes génitaux, ce qui provoque un afflux de sang dans le pénis et son érection. La verge, normalement molle et pendante, se dresse, devient rigide, prend une teinte plus foncée et les veines qui affleurent à sa surface deviennent saillantes.

Contrôler les variations et l'intensité des stimulations permet de maintenir l'érection ; elle peut décliner, puis se rétablir rapidement plusieurs fois lors d'une longue période de stimulation.

L'érection s'interrompt si une stimulation non-sexuelle intervient, alors même que la stimulation sexuelle se poursuit. Un bruit fort et soudain, une modification brutale de la lumière ou de la température, ou n'importe quelle forme de distraction peut entraîner une perte partielle voire totale de l'érection.

Des Changements Corporels Internes et Externes

L'afflux de sang rend aussi la peau de nombreux hommes rouge et moite. Cela commence au bas de l'abdomen pour se propager sur la poitrine, le cou et le visage. La rougeur peut gagner les épaules, les avant-bras et les cuisses, et rappeler parfois la rougeole. C'est le signe d'une excitation sexuelle intense. Après l'éjaculation, cette rougeur disparaît rapidement – en quittant d'abord les épaules et extrémités, puis la poitrine et enfin le cou et le visage.

La poitrine de l'homme, comme celle de la femme, est sensible à la stimulation sexuelle. Bien que peu apparents, le gonflement des mamelons et leur érection peuvent se produire en dehors de tout contact direct et se poursuivre une heure après l'éjaculation. Beaucoup de femmes ignorent que les mamelons de l'homme, et sa poitrine tout entière, peuvent devenir des zones érogènes.

Les battements du cœur s'accélèrent avec l'excitation, de même que le rythme respiratoire et la pression sanguine. Le scrotum s'épaissit et les testicules se rapprochent du corps. Nombre d'hommes transpirent immédiatement après l'éjaculation, un phénomène sans rapport avec la dépense physique pendant le coït. La transpiration concerne ordinairement la plante des pieds et la paume des mains mais peut se manifester sur le tronc, la tête, le visage et le cou.

Le Sentiment de l'Inévitable

Juste avant l'orgasme l'homme éprouve un instant le sentiment de l'inévitable. Nombreux sont ceux qui décrivent cette sensation comme « sentir venir l'éjaculation ». Lorsqu'elle se produit, il y a un intervalle de 2 à 3 secondes pendant lequel l'homme sent que l'éjaculation vient mais sans pouvoir l'empêcher, ni la retenir, ni rien faire pour contrôler le processus. Cette expérience subjective de l'inévitable se produit lorsque le liquide séminal se rassemble dans l'urètre au niveau de la prostate, juste avant d'être émis. Si l'orgasme féminin peut être interrompu par des stimulations étrangères au processus, celui de l'homme, lorsqu'il est en cours, ne pourra s'interrompre qu'après complète éjaculation. Quelle que soit l'intensité des distractions à ce moment-là, l'homme doit aller jusqu'au bout.

Juste avant l'éjaculation, le gland peut changer de couleur, passant du rose pourpre au pourpre foncé. (Une coloration qui rappelle celles des petites lèvres de la femme juste avant l'orgasme). Parfois, une goutte de liquide peut apparaître au niveau du méat : ce n'est pas encore du sperme mais la sécrétion des glandes de Cowper (voir page 21). Les testicules augmentent de volume et se soulèvent, et à partir de ce moment-là, le pénis ne peut que très difficilement retrouver un état antérieur sans éjaculation.

Des contractions musculaires peuvent se produire au cours de l'excitation sexuelle, réflexes ou volontaires, dues à la position du corps. L'homme peut avoir des spasmes de la main ou du pied – ce qui est rare quand il est sur sa partenaire, mais fréquent quand il se trouve sous elle.

L'Orgasme

Des contractions régulières et répétées de l'urètre et des muscles profonds du pénis entraînent l'éjaculation, accompagnées d'intenses sensations de plaisir. L'urètre se contracte rythmiquement sur toute sa longueur au niveau du pénis, et éjecte le liquide séminal qui était sous pression, parfois à une certaine distance. Pendant l'éjaculation, des contractions du sphincter de l'anus accompagnent celles de l'urètre.

Le pénis se contracte comme le vagin au moment de l'orgasme : les contractions débutent à des intervalles de 0,8 seconde, les trois ou quatre premières ayant une grande force d'expulsion, les suivantes nettement moins rapprochées et moins vigoureuses. De petites contractions de l'urètre peuvent se produire pendant quelques secondes sur un rythme irrégulier et sans entraîner l'émission de liquide séminal, ou alors très peu.

Si l'homme est abstinent depuis plusieurs jours, son éjaculat sera plus important que si sa vie sexuelle est plus active. Les sensations de plaisir sont alors souvent plus intenses que lorsque le volume de l'éjaculat est plus restreint ; ceci explique peut-être pourquoi l'orgasme masculin est plus intense après une certaine période d'abstinence qu'après des rapports fréquents. La situation est inverse pour la femme qui semble éprouver plus de plaisir au deuxième ou au troisième orgasme qu'au premier.

L'orgasme et l'éjaculation sont deux processus distincts et peuvent ne pas coïncider. L'un peut exister sans l'autre. L'orgasme comprend la brusque sensation de plaisir et le relâchement de la tension dans la région génitale et le corps tout entier. L'éjaculation, elle est la décharge du liquide séminal par le pénis. Un homme peut éjaculer à la suite d'une stimulation sexuelle sans éprouver d'orgasme. Plus rarement, un homme peut éprouver un orgasme sans éjaculer. La plupart des hommes qui éprouvent plusieurs orgasmes au cours d'un coït n'éjaculent qu'une seule fois.

La Détumescence du Pénis

Le pénis retrouve sa flaccidité après le coït, et l'homme ne peut éprouver immédiatement de nouvelles érections. Si l'homme se retire du vagin de sa partenaire immédiatement après l'éjaculation, la détumescence est beaucoup plus rapide. Si en revanche l'intimité se maintient, ce processus peut prendre un certain temps. En revanche, la marche, la discussion ou toute autre diversion font rapidement perdre au pénis son érection. Uriner est également un moyen d'accélérer la détumescence puisque l'homme ne peut le faire quand il est en érection.

Quand le pénis a retrouvé son état normal, l'homme se détend et s'endort très souvent.

L'Orgasme

L'orgasme, le paroxysme de la sensation, est une expérience incomparable. Pour l'homme, il dépend de la stimulation du pénis, aussi bien par la main ou la bouche que par les parois du vagin, et il s'accompagne souvent d'une émission de liquide séminal. Pour la femme, la stimulation du clitoris et les mouvements rythmiques du pénis à l'intérieur de son vagin, qu'accompagnent toutes sortes d'autres stimulations et le souvenir de ses expériences passées, provoquent cette sensation de plaisir intense. Elle peut aussi l'atteindre par d'autres voies : la stimulation manuelle ou buccale du clitoris, du vagin ou du point « G » par exemple. Une femme sur dix environ ressent qu'une émission de liquide urétral a lieu au moment de l'orgasme. On suppose que ce liquide provient des glandes de Skene qui tapissent l'urètre, car il n'est ni de l'urine ni des sécrétions de la muqueuse vaginale.
L'orgasme varie en fonction de l'humeur, de la fatigue, de la durée et du style des préliminaires, de la confiance mutuelle ou des expériences de l'un et l'autre partenaires. Il n'est ni possible, ni nécessaire que toute relation sexuelle se termine par un orgasme.

L'Orgasme Masculin

– Ce qui se Passe Dans le Corps –

Lorsque les glandes génitales gorgées expulsent leur contenu dans la partie de l'urètre qui traverse la prostate, en la distendant, elles déclenchent des sensations intenses de plaisir. Une série de quatre ou cinq contractions, au rythme d'une toutes les 0,8 seconde se produit au moment où l'homme éjacule le sperme.

Certains hommes peuvent avoir des réactions physiques extrêmement puissantes lors de l'orgasme : ils gémissent ou grognent, leur visage ou leur corps se contorsionnent, ce qui peut effrayer leur partenaire. D'autres éprouvent au contraire, des orgasmes si paisibles que leurs partenaires se demandent s'ils l'ont réellement éprouvé. Mais pour la plupart des hommes, leurs réactions sont intermédiaires entre ces deux extrêmes.

L'Orgasme Féminin

– Ce qui se Passe Dans le Corps –

La durée des contractions de l'orgasme, leur intensité et l'intervalle qui les sépare sont variables d'une femme à l'autre, et, chez la même femme, d'un orgasme à l'autre. Certaines femmes ont un plaisir intense qui s'éteint rapidement ; pour d'autres, c'est une sensation profonde de chaleur, qui se répand dans tout le corps ; d'autres encore ont une jouissance qui culmine avant de diminuer graduellement.

Au moment de l'orgasme, le corps de la femme peut s'arquer, ses muscles se tendre et son visage se tordre en une grimace. Elle peut crier, pleurer, mordre ses lèvres, ou au contraire son partenaire ne perçoit qu'une accélération de l'excitation, quelques mouvements involontaires des hanches, des contractions musculaires dans la zone génitale et un relâchement général de la tension après l'orgasme.

L'Orgasme Masculin

– Y en a-t-il Différentes Sortes ? –

On commence juste à admettre que l'homme éprouve, comme la femme, des orgasmes divers, avec la différence supplémentaire que l'éjaculation peut aussi être variée. Il n'existe pas de « bonne manière » d'avoir un orgasme ou d'éjaculer.

La source principale du plaisir est souvent l'intensité de l'éjaculation. Pourtant la sensation de l'orgasme peut être de longue durée et l'éjaculation vécue alors comme interrompant cette acmé ; mais il arrive aussi que l'homme éprouve des orgasmes répétés bien après qu'il a éjaculé, ou encore l'orgasme multiple comme la femme – il se produit alors une série de miniorgasmes rapprochés qui se terminent par une éjaculation.

– Peut-il en Éprouver Plus d'Un ? –

Après un orgasme important, la plupart des hommes traversent une période réfractaire pendant laquelle l'excitation sexuelle n'entraîne aucune érection. Mais beaucoup d'hommes jeunes – moins de 30 ans – sont capables d'éjaculations fréquentes avec de très courtes périodes de repos. Bien que les hommes ne réagissent pas à la stimulation sexuelle juste après l'éjaculation, nombreux sont ceux qui peuvent parvenir, en s'exerçant à se contrôler, à allonger leur cycle sexuel en ayant plusieurs petits orgasmes avant le grand orgasme final.

Après l'orgasme, la réaction émotionnelle de l'homme traduit la qualité de ses relations à sa partenaire. Une relation amoureuse lui procurera satisfaction, contentement et bonheur. Mais le manque d'intimité et de compréhension mutuelle – comme dans les relations éphémères – le rendent triste, déprimé et épuisé. La plupart des hommes éprouvant après l'orgasme le sentiment d'être épuisé mentalement, s'endorment souvent.

L'Orgasme Féminin

– Y en a-t-il Différentes Sortes ? –

Masters et Johnson ont décrété que la source de l'orgasme féminin était le clitoris et qu'il n'y avait pas d'orgasme vaginal. Pourtant l'expérience que vivent de nombreuses femmes laisse penser qu'il existe au moins une sorte d'orgasme qui, s'il naît dans le clitoris, se propage dans le vagin et produit une acmé bien plus intense que l'orgasme purement clitoridien. Cette sorte d'orgasme résulterait de la stimulation du « point G » (voir page 36) et serait profond, intense, prolongé, accompagné de contractions du vagin, de l'utérus et de toute la région pelvienne. Les femmes disent que c'est une sensation exceptionnelle qui les rend plus amoureuses de leur partenaire que n'importe quel autre orgasme.

Peut-elle en Éprouver Plus d'Un ?

La grande différence entre les deux sexes, c'est que la plupart des femmes peuvent ressentir plusieurs orgasmes au cours du même rapport sexuel. Si l'homme parvient à retenir son propre orgasme, il peut prolonger le coït et procurer plusieurs orgasmes à sa partenaire. Ces femmes capables d'éprouver plusieurs orgasmes n'atteignent pas le moment de résolution mais en restent à la phase en plateau : un état de grande excitation qui leur permet de vivre plusieurs orgasmes rapides et répétés pour peu qu'elles soient correctement stimulées. Mais ce n'est pas parce qu'une femme est capable d'éprouver plusieurs orgasmes que ce sera le cas à chaque rapport sexuel, ni même qu'elle le souhaite.

Après l'orgasme, les femmes sont moins sujettes à la dépression que les hommes, et la plupart apprécient que leur partenaire prolonge ses attentions amoureuses. Un tout petit nombre de femmes fait l'expérience d'une légère perte de conscience, que l'on appelle « petite mort ».

DIAGRAMME DE L'ACTIVITÉ SEXUELLE

L'EXPÉRIENCE MASCULINE Après quelques minutes de stimulation, l'excitation croît rapidement jusqu'à une phase en plateau où l'homme peut se maintenir plusieurs minutes. La plupart doivent pouvoir y rester de 15 à 30 minutes pour que leur partenaire atteigne le même stade d'excitation et que la pénétration soit désirable pour tous les deux. Dès que l'homme a pénétré sa partenaire, ses mouvements rythmiques l'amènent très vite au point de non-retour et à l'intense sensation de plaisir, caractéristique de l'orgasme et de l'éjaculation. L'excitation retombe alors rapidement, le pénis retrouve sa flaccidité, c'est la période réfractaire, de durée variable, au cours de laquelle aucune érection n'est possible.

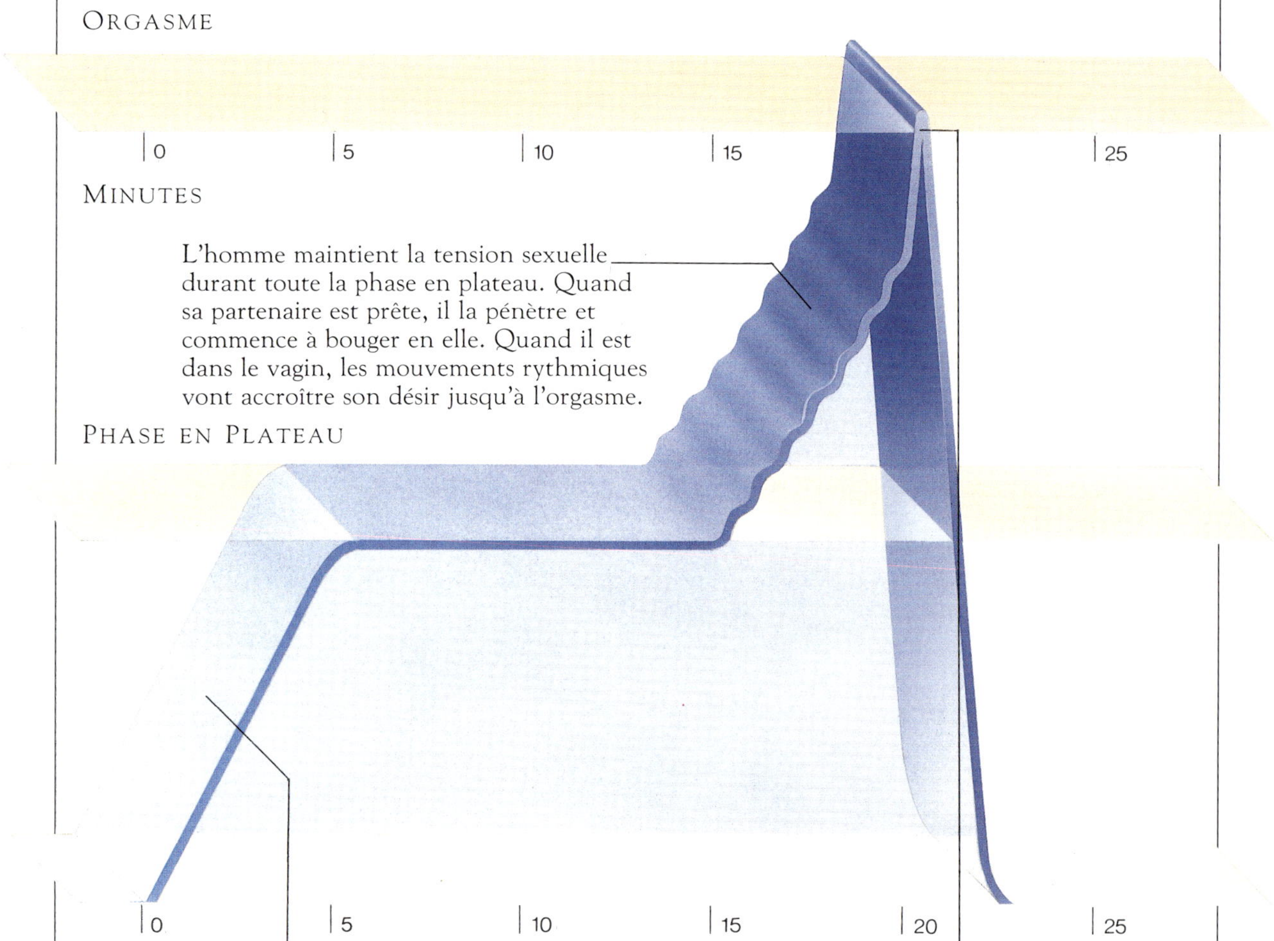

L'excitation de l'homme croît rapidement avec les préliminaires. Quand l'érection est atteinte, la stimulation sexuelle maintient l'excitation.

La tension sexuelle atteint un pic et culmine avec l'orgasme et l'éjaculation, après quoi la détumescence est rapide et l'excitation retombe.

L'EXPÉRIENCE FÉMININE La tension sexuelle monte lentement, pouvant prendre jusqu'à 20 ou 25 minutes, généralement 15 minutes. Plus les préliminaires sont variés et stimulants, plus la femme traversera rapidement cette première phase d'excitation. Ensuite son plaisir va augmenter avec les mouvements rythmiques du pénis dans son vagin. Si le clitoris continue en même temps d'être stimulé directement, la femme parvient très rapidement à l'orgasme. Après, le retour à la normale s'effectue lentement et progressivement, pouvant atteindre 30 minutes. Pendant cette phase de résolution, les seins retrouvent leur taille normale et le gonflement des lèvres diminue.

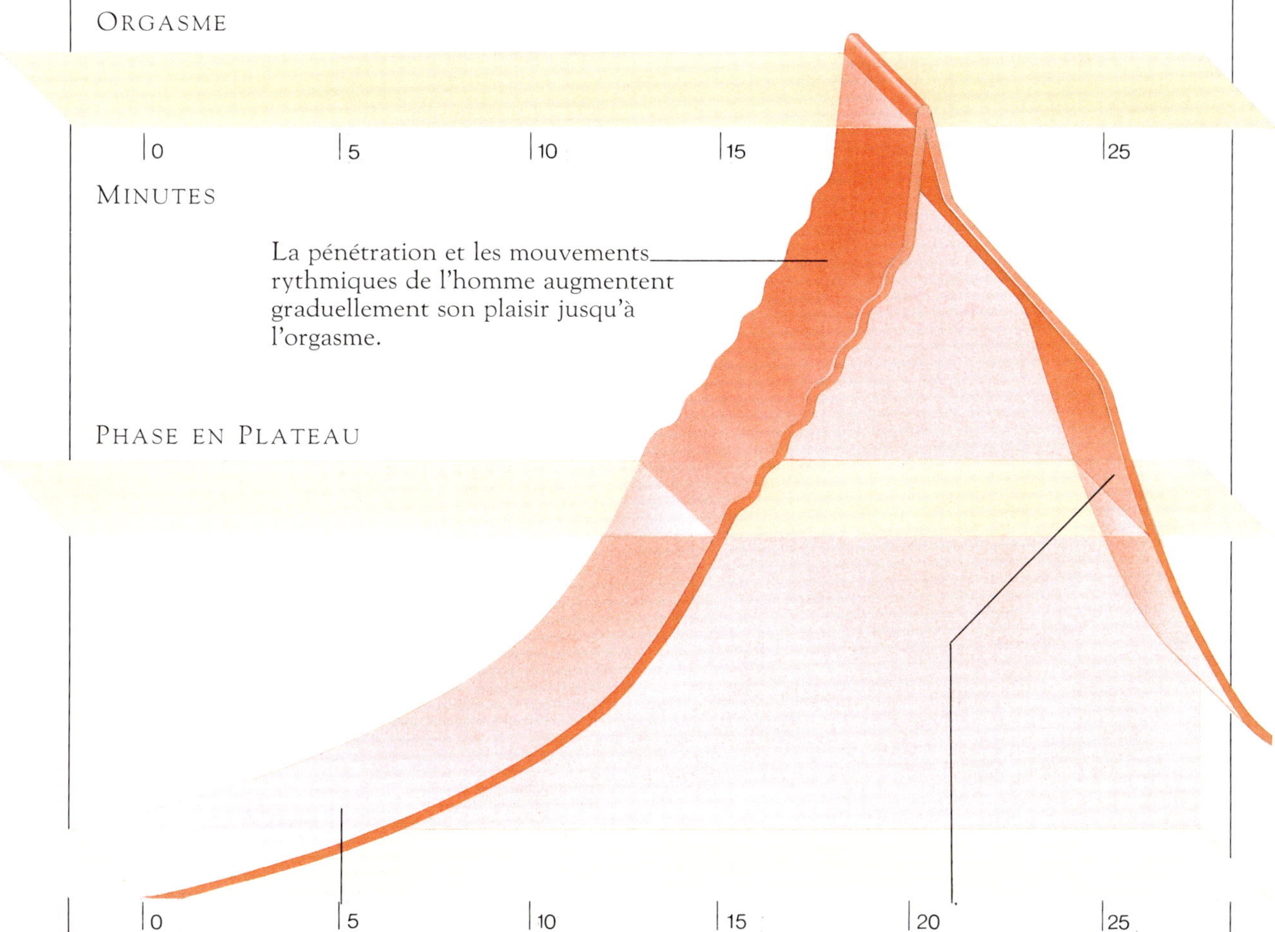

La femme met plus longtemps à atteindre l'excitation complète au cours des préliminaires. La tension sexuelle augmente jusqu'à ce qu'elle atteigne la phase en plateau. À ce stade, la femme désire ardemment la pénétration.

Après l'acmé, elle retourne à son état normal lentement et graduellement, mais elle peut retarder cette phase et rester à la phase en plateau, ce qui lui permet d'éprouver plusieurs orgasmes si la stimulation sexuelle se poursuit.

LE POINT « G »

En Allemagne, en 1940, un gynécologue obstétricien, Ernst Grafenburg, qui cherchait de nouveaux moyens de contraception, déclara avoir découvert une nouvelle zone érogène chez les femmes qu'il étudiait. Une controverse qui s'est accentuée récemment, s'est développée au sujet de ce point « G » chez l'homme et chez la femme.

Stimuler le point « G »
Une position assise face à face comme celle-ci permet au pénis de stimuler la paroi antérieure du vagin où se trouve le point « G » de la femme.

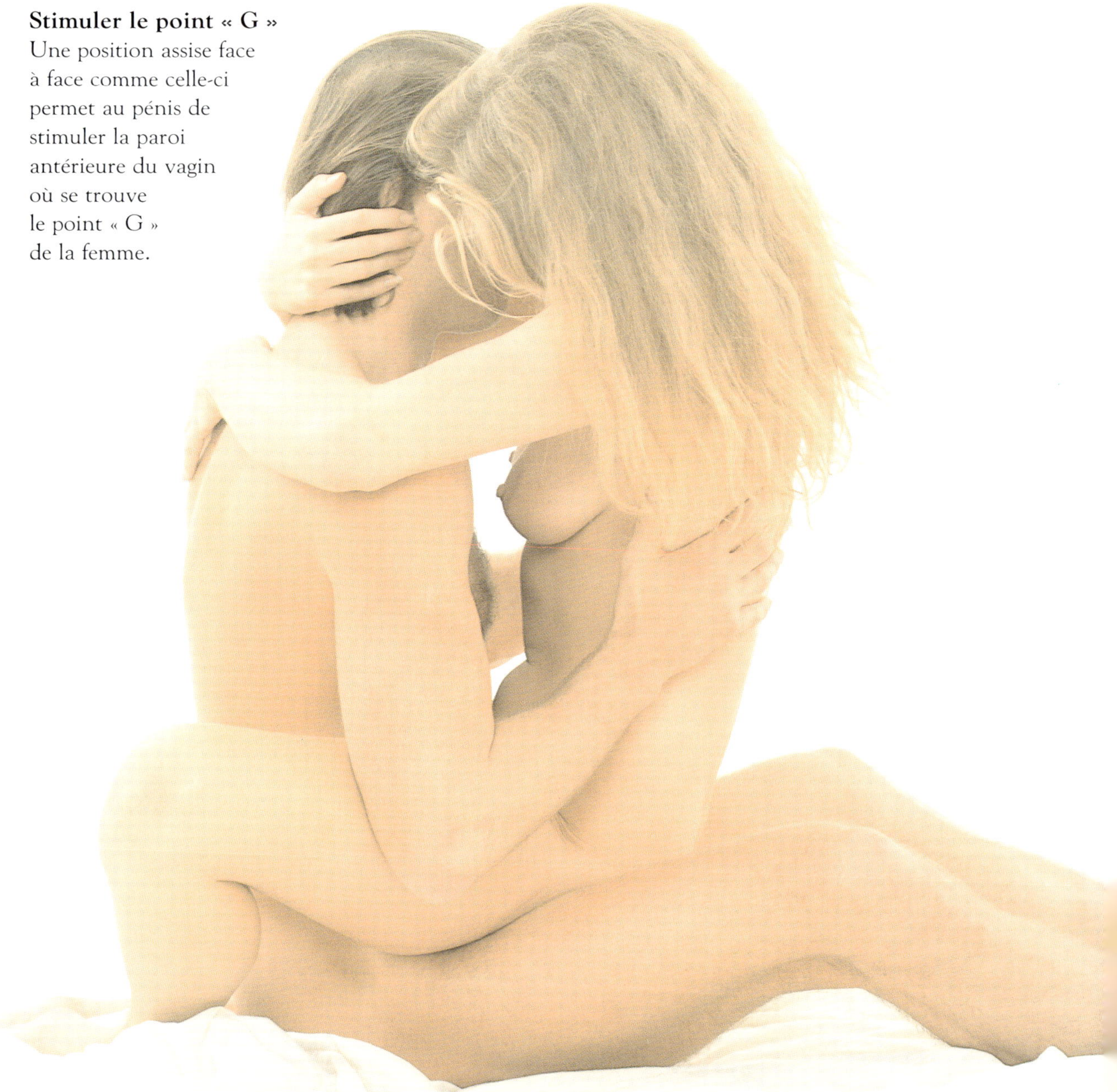

Il existe une zone cachée, en tout cas chez certains hommes ou femmes, qui déclenche, quand elle est stimulée, une excitation et un orgasme particulièrement intenses. Chez la femme, on l'a nommée le point « G » ; chez les hommes, on la repère au niveau de la glande prostatique. Si tous les hommes possèdent une prostate, les anatomopathologistes n'ont pas réussi à trouver le point « G » – que l'on sent comme un petit haricot quand on le stimule – en pratiquant l'autopsie de corps de femmes. Certains experts pensent que ce point « G » n'existe que chez certaines, d'autres, que la paroi antérieure du vagin est très sensible et peut procurer un orgasme quand elle est stimulée. D'autres, encore, rejettent cette notion et déclarent que ces absurdités ne font qu'accentuer inutilement le sentiment d'imperfection et l'anxiété qu'éprouvent de nombreux hommes et femmes.

Le seul moyen de savoir si le point « G » peut vous procurer un plaisir intense, ou au contraire, comme pour d'autres personnes, vous faire perdre du temps, c'est de partir à la découverte de votre propre corps.

Le Point « G » chez l'Homme

Le point « G » chez l'homme a été identifié comme étant la prostate qui, comme le point « G » chez la femme, entoure l'urètre et le col de la vessie. La glande prostatique a pour fonction de produire le liquide qui va véhiculer les spermatozoïdes jusqu'au vagin au moment du coït. Beaucoup d'hommes découvrent que la stimulation de la prostate avant ou pendant le coït peut provoquer un orgasme très intense au cours duquel ils vont éjaculer plutôt en un courant doux que par jets violents.

Il est très difficile à un homme de trouver son propre point « G » ou sa propre glande prostatique, car la seule façon pour lui de sentir une glande interne est de passer par l'anus ; la meilleure position pour découvrir vous-même votre prostate est de vous étendre sur le dos, les genoux pliés et les pieds à plat sur le sol, ou les genoux repliés sur la poitrine. Introduisez le pouce dans l'anus et appuyez sur la paroi antérieure : vous devez sentir une masse résistante de la taille d'une noix, qui, si vous la stimulez, vous déclenchera d'intenses sensations de plaisir.

Le Point « G » chez la Femme

Le point « G » semble être un petit nœud de terminaisons nerveuses, glandes, canaux et vaisseaux sanguins, qui entourent l'urètre de la femme. Cette zone n'est pas perceptible si la femme n'est pas excitée, elle n'apparaît qu'après une intense stimulation vaginale. À ce moment-là, elle enfle parfois rapidement, et une masse aux contours bien délimités fait saillie sur la paroi antérieure du vagin. Comme elle semble n'avoir pas d'autre fonction que d'être là pour le plaisir féminin, et qu'au moment de l'orgasme peut y apparaître un liquide clair semblable à celui de la prostate, certains experts pensent que le point « G » est une forme rudimentaire de la prostate masculine.

Le meilleur moyen pour une femme d'atteindre le point « G » est de s'asseoir ou de s'accroupir car les positions couchées le mettent hors d'atteinte. Commencez votre exploration assise sur les toilettes car la stimulation du point « G » peut vous donner envie d'uriner. Quand votre vessie sera vide, vous pourrez savoir si les sensations éprouvées proviennent du point « G » ou d'une vessie trop pleine.

Le Point « G » chez l'Homme

Stimuler le point « G » chez l'homme

L'anus est délicat, n'a pas l'habitude d'être pénétré, et cet organe n'a pas de lubrification naturelle. Pour éviter de le blesser, assurez-vous que vos ongles sont bien courts et vos doigts lubrifiés (il existe des gelées lubrifiantes).

Si vous désirez que votre partenaire vous stimule, étendez-vous sur le dos et demandez-lui d'introduire doucement son doigt dans votre anus. Prenez le temps de vous habituer à sentir ce doigt en vous, puis demandez-lui d'explorer la paroi antérieure de votre anus jusqu'à ce que votre partenaire sente la prostate, et de la masser avec insistance. Elle peut aussi presser la glande vers le bas. Ce peut être fatigant pour les deux, mais ce sera plus facile pour vous si vous pliez les genoux sur la poitrine. Sans même qu'elle touche votre pénis, vous aurez sans doute une érection et même un orgasme.

Cette manipulation n'est pas aussi « sale » que peuvent le penser les femmes puisque, à moins d'être constipé, il n'y a pas de selle dans l'ampoule rectale. Mais votre partenaire devra se laver les mains immédiatement et ne pas se toucher le vagin pour éviter d'y transporter des bactéries. Certaines femmes préfèrent utiliser un gant de plastique jetable, d'autant que c'est une protection contre le virus du SIDA.

Certaines femmes aiment pratiquer la fellation sur leur partenaire tout en lui massant la prostate, et vous pouvez le demander à votre partenaire.

Le Point « G » chez la Femme

Stimuler le point « G » chez la femme

Pressez fermement du bout des doigts la paroi antérieure du vagin, en appuyant en même temps de l'autre main à l'extérieur. Sous l'effet de la stimulation, la zone devrait se gonfler et vous pourrez sentir le point « G » sous vos doigts à l'intérieur et à l'extérieur du vagin. Vous allez éprouver des sensations de plaisir jusque dans l'utérus et un orgasme beaucoup plus profond, très différent de l'orgasme clitoridien.

Il se peut qu'à ce moment-là vous émettiez une petite quantité de liquide clair au niveau de l'urètre, mais ce n'est pas de l'urine.

L'effet sera plus intense si votre partenaire vous stimule, car il lui est plus facile d'atteindre le point « G ». Étendez-vous sur un lit en plaçant deux oreillers sous vos hanches, les jambes légèrement écartées et les fesses un peu relevées. Votre partenaire peut s'étendre tout contre vous, introduire doucement deux doigts dans votre vagin, la paume tournée vers le bas, et caresser la paroi antérieure.

Les positions sexuelles qui stimulent particulièrement le point « G » sont celles où la femme est au-dessus. Elle peut ainsi contrôler la profondeur et la direction du pénis de son partenaire, et se déplacer vers l'avant ou de côté pour le guider vers l'endroit où elle rencontre le plus de sensations.

L'homme peut participer en bougeant son corps et en appuyant à la base de son propre pénis pour être sûr que le gland entre bien en contact avec le point « G ». Il peut en résulter une série d'orgasmes très intenses pour les deux partenaires.

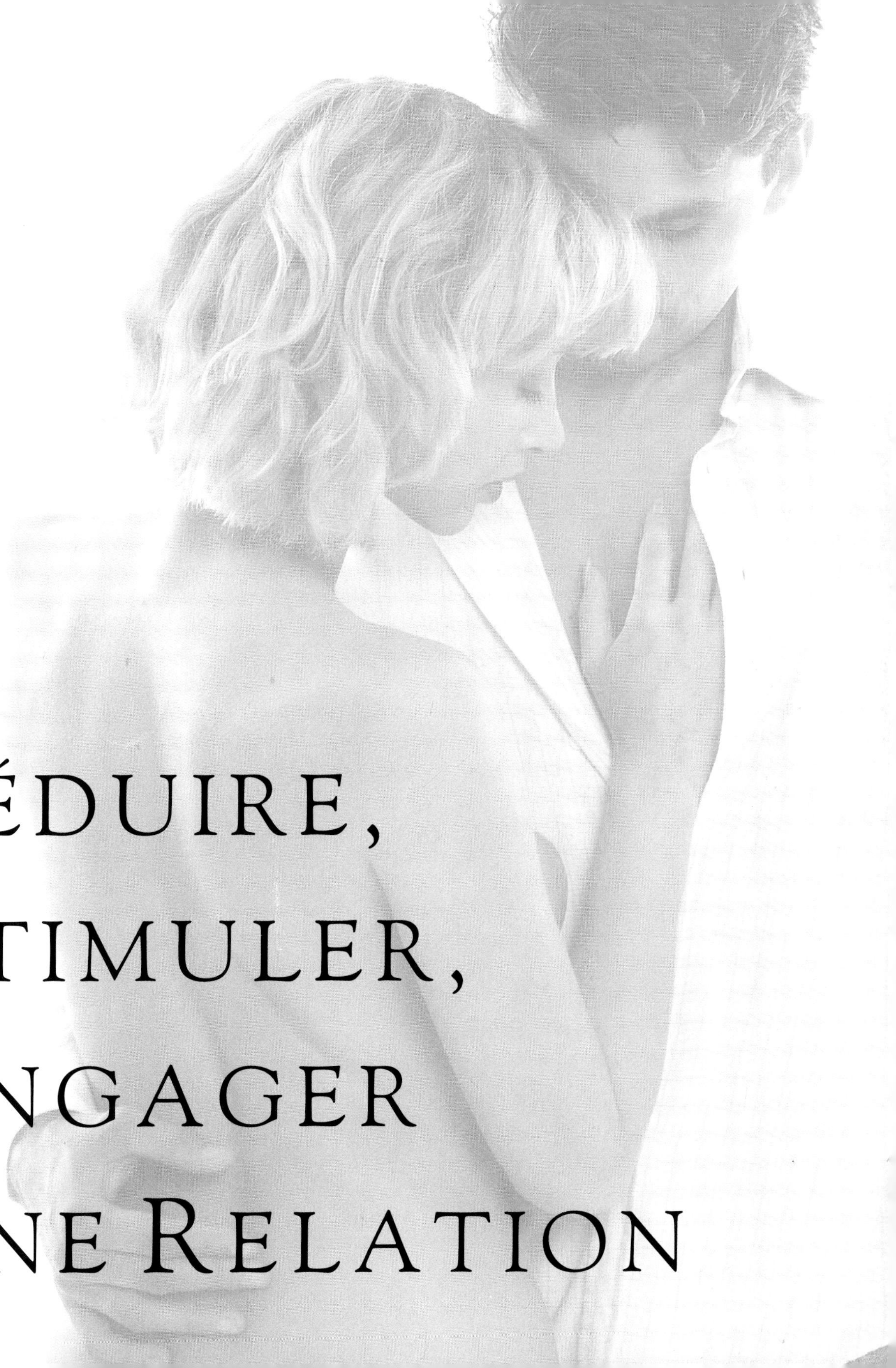

Séduire, Stimuler, Engager une Relation

VOTRE APPARENCE

Il existe de multiples voies pour avoir une sexualité heureuse, mais la plupart des gens ont besoin pour cela de se sentir sûrs d'eux-mêmes, non seulement de ce qu'ils font, mais aussi assurés d'être attirants et désirables.

Il est difficile de définir le « sex-appeal », mais l'attraction sexuelle qui émane de vous a davantage à voir avec votre attitude vis-à-vis de vous-même, de votre partenaire et de votre vie en général qu'avec des aspects particuliers de votre physique. Nous avons tous rencontré des gens plutôt ordinaires et modestes qui possèdent un charme et une attirance incroyables, que l'on ne saurait définir mais qui trouvent leur source dans leur attitude positive envers la vie, leur sourire, leur sens de l'humour, leur enthousiasme. D'autres personnes vous attirent par leur excentricité et leur originalité, leur façon de parler, de s'exprimer, leurs manières, leur surprenante innocence ou leur individualisme.

Ces qualités sont sans doute plus importantes que l'apparence réelle. Il ne s'agit pas de négliger votre physique, mais n'en devenez pas obsédé. Trop d'hommes et de femmes en sont mécontents, non pas à cause d'anomalies grossières ou évidentes, mais seulement parce qu'ils établissent des comparaisons avec des images de beauté stéréotypée. L'ouverture à votre partenaire, votre capacité de répondre à ses désirs et de faire partager votre plaisir, voilà des qualités qui font de vous une personne attirante.

Il ne faut donc pas être obsédé par son apparence. En revanche, les relations peuvent être altérées si l'un ou l'autre des partenaires se néglige. Le seul souci de votre apparence à avoir, serait de conserver l'estime de vous-même, mais faites-le aussi pour votre partenaire qui pourrait prendre votre négligence pour un manque de désir à son égard. Il ne s'agit pas de passer des heures à sa toilette, mais un corps malpropre ou malodorant, des vêtements fripés ou tachés, un visage mal rasé, des cheveux mal coiffés ou une moue boudeuse s'impriment dans la mémoire de votre partenaire et peuvent rendre difficiles les moments d'intimité. Votre aspect négligé lui fera se souvenir, en comparaison, du temps de votre première rencontre ; il peut lui venir à l'esprit que l'amour est peut-être en train de se faner.

REGARDEZ-VOUS DE FAÇON POSITIVE

De nombreuses personnes croient utile de se considérer sans complaisance quand elles regardent leur propre corps. Nous sommes souvent bien trop durs envers nous-mêmes. La vie sera bien plus légère si vous vous concentrez un instant sur vos bons côtés au lieu de mettre l'accent sur tout ce qui vous déplaît.

Faites les exercices suivants pour vous réconcilier avec vous-même et apprendre à considérer votre corps comme source de plaisir sexuel. Faites les quand vous êtes seul(e), que vous avez du temps devant vous et que vous êtes bien détendu(e).

Pour l'Homme

1 Déshabillez-vous entièrement, placez-vous devant un miroir en pied et examinez votre corps nu de la tête aux pieds. Imaginez que vous vous voyez pour la première fois.

2 Observez-vous debout, à genoux, penché, et en mouvement. Asseyez-vous jambes écartées, puis jointes. Regardez par-dessus votre épaule la courbe de votre dos et la chute des reins.

3 Fixez votre attention sur les points positifs : nous en avons tous. Ce peut être l'importance de vos pectoraux, votre ventre plat, votre haute stature, ou la beauté de vos cheveux.

4 Puis considérez les traits que vous n'aimez pas et cherchez à les voir de façon plus positive. Si vous vous trouvez trop petit, peut-être êtes-vous bien fait et parfaitement proportionné.

5 Considérez maintenant vos organes génitaux. Tâtez vos testicules : l'un d'eux, le gauche en général, pend un peu plus que l'autre. Votre pénis au repos peut mesurer entre 5 et 10 cm de long, et si vous le touchez, vous trouverez que la partie la plus sensible est le gland, tout particulièrement son bord inférieur.

6 Pour finir, prenez un bain chaud. Savonnez-vous les mains et explorez tout votre corps, attentif à toutes les sensations que vous éprouvez quand vous modifiez le toucher ou la pression. Explorez encore votre pénis et vos testicules en essayant de prendre conscience des sensations qui naissent dans tout votre corps.

Pour la Femme

1 Mettez-vous nue devant un miroir en pied et regardez-vous soigneusement des pieds à la tête comme si vous vous voyiez pour la première fois. Servez-vous d'un second miroir pour vous voir de dos.

2 Bougez, mettez-vous à genoux, penchez-vous, asseyez-vous jambes écartées, puis jointes.

3 Concentrez-vous sur les points positifs (nous en avons tous !). Vos jambes élancées, votre long cou, vos pommettes hautes, vos pieds menus, etc.

4 Regardez encore une fois les traits que vous n'aimez pas et cherchez à les voir plus positivement. Si vous vous trouvez trop grosse, par exemple, songez qu'un physique à la Rubens plaît aux hommes.

5 Servez-vous d'un petit miroir et d'une lampe pour étudier votre vagin. Identifiez toutes ses parties. Pour voir et toucher le clitoris, il vous faut repousser le capuchon de peau qui le recouvre. Vous pouvez parcourir du doigt les grandes et petites lèvres et toute la région du périnée entre l'anus et le vagin pour rechercher les zones les plus sensibles. Écartez les petites lèvres pour explorer l'entrée du vagin et son intérieur.

6 Ensuite, prenez un bon bain chaud. Savonnez-vous les mains et explorez tout votre corps en fixant votre attention sur les sensations que vous procurent les modifications du toucher ou de la pression sur toutes les régions du corps.

SÉDUIRE UN PARTENAIRE

Notre capacité d'aimer et notre style d'amant commencent à se développer dès la naissance. Les scientifiques pensent que de nombreuses associations qui se forment en nous durant l'enfance impliquent le choix du partenaire sexuel ou du compagnon, ce qui veut dire que notre orientation amoureuse est déterminée dans nos cerveaux.

Pour s'en convaincre, il suffit de songer combien un seul des sens, l'odorat, prédétermine le choix. Chacun de nous, a une odeur unique, qui est la somme de nos sécrétions glandulaires, notre signature odorante. Que cette signature odorante soit attirante pour certains – parce qu'elle leur rappelle l'odeur bien-aimée de leur mère – ou au contraire les repousse, dépend des associations propres à chacun. Celles-ci sont reliées à l'odorat parce que le bulbe olfactif, concerné par nos perceptions des odeurs, s'insère dans la partie du cerveau où se trouve le siège de l'émotion et de la mémoire affective.

De la même façon, nous pouvons apprendre à aimer l'odeur de ceux que nous aimons. Des études ont montré que des amants se trouvent dans un groupe par la seule force de leur signature odorante (et c'est l'un des premiers liens des bébés avec leurs mères). Si nous perdons le sens olfactif, une grande part de notre pulsion sexuelle s'éteint.

LE CHOIX D'UN PARTENAIRE

Il dépend de modèles si personnels – comme par exemple l'odeur – qu'il est difficile de généraliser la séduction. En général, les hommes et les femmes sont attirés par les caractères visibles qui les différencient, par exemple le volume des seins féminins, la largeur des épaules masculines. Les attentes culturelles jouent également un grand rôle. L'homme qui peut séduire une femme française est sans doute très différent du partenaire idéal d'une Chinoise. L'âge, la classe sociale, la personnalité et l'attente que nous avons de ce partenaire déterminent aussi la séduction qu'exercera sur nous cette personne.

De nombreuses légendes circulent concernant ce que les hommes ou les femmes trouvent attirant chez leur partenaire. Rien ne prouve, par exemple, que les premiers préfèrent les blondes ; des études ont même montré que les hommes bruns préfèrent les femmes brunes, et que les hommes blonds aiment autant les brunes que les blondes. Les hommes, eux, s'imaginent que les femmes aiment les poitrines velues et les pénis de grande taille, alors que la plupart des femmes accordent plus d'importance à la tendresse, l'affection, le respect, la sensualité et la gentillesse. Si on insiste, les femmes admettront en général préférer les hommes aux cheveux foncés, de taille moyenne, avec de petites fesses et une silhouette mince et élancée.

Ce que les Femmes Recherchent Chez un Homme

Le choix d'un partenaire reste encore très influencé par les modèles passés selon lesquels la femme recherchait un homme sur qui elle pouvait s'appuyer. L'apparence physique semble moins importante que les autres qualités. Les femmes aiment le corps des hommes pour ce qu'il représente : protection, pouvoir ou confort, et non comme objets sexuels.

L'âge n'est pas un facteur déterminant. À l'inverse des hommes, qui recherchent en général des femmes plus jeunes (inconsciemment, ils savent bien que les femmes plus âgées ne peuvent pas avoir d'enfants), les femmes sont attirées par des hommes de tous âges. Certaines femmes jeunes aiment les hommes âgés, les femmes plus âgées recherchent souvent des hommes jeunes.

La Personnalité L'assurance, l'autorité, l'indépendance, le caractère dominateur sont attirants, de même que la solidité, la fidélité et toutes les qualités qui évoquent la chaleur, l'intimité et l'attention. Les hommes qui parlent aux femmes librement et d'une voix apaisante des sujets qui les intéressent ont beaucoup de succès.

Les Prouesses Les hommes, qui réussissent, au travail ou en sport, et le prouvent, sont plus séduisants.

Les Qualités Physiques Un homme en forme et en bonne santé, au corps bien musclé et souple mais pas maigre, avec parfois un trait féminin qui surprend (comme de longs cils), aura plus de succès qu'un monsieur-muscles stéréotypé. Les femmes préfèrent les hommes plus grands qu'elles.

La Personne Un corps propre, lavé de la transpiration du jour ; une région génitale sans odeur trop prononcée ; des mains soignées ; des pieds bien lavés, avec des chaussettes propres chaque jour ; des cheveux propres ; un visage rasé de près ou à la barbe bien entretenue, et sans boutons, voilà ce qui attire les femmes.

Ce que les Hommes Recherchent Chez la Femme

Les hommes attachent en général plus d'importance à l'aspect physique. Les magazines et publicités utilisent à profusion le corps féminin, et les hommes sont conditionnés à trouver excitants certains attributs. Les jambes, par exemple, exercent un immense pouvoir de séduction ; souliers à talons hauts, bas, pantalons moulants accentuent l'allure et excitent l'imagination sexuelle. Des fesses aux formes bien féminines, la taille étroite, les épaules nues, les lèvres sont autant de signaux sexuels, mais les seins sont de loin l'élément le plus attirant. Tous les hommes ne sont pas sensibles aux mêmes caractéristiques. Certains hommes se définissent eux-mêmes comme « hommes à jambes, à fesses, à seins ». En général, ils sont attirés par les femmes plus jeunes qu'eux ; peut-être est-ce lié à un savoir inconscient sur leur capacité à porter des enfants.

La Personnalité Les qualités traditionnelles telles que chaleur, sympathie, gentillesse et joie de vivre sont souvent citées. Les qualités érotiques sont moins prisées que les qualités domestiques.

Les Qualités Physiques Un physique élancé, mais pourvu de courbes plutôt que trop mince est préféré à une silhouette plus maternelle. La taille étroite et les jambes longues font l'unanimité, mais le volume des seins et leur forme relèvent du goût le plus divers (voir plus haut).

La Personne Une région génitale à l'odeur pas trop prononcée, mais surtout pas masquée par des déodorants ou autres odeurs synthétiques ; des mains soignées aux ongles bien taillés et vernis ; pas trop de poils (les jambes féminines sont plus douces au toucher et plus belles quand elles sont épilées) ; une chevelure propre et douce ; une haleine fraîche, sans trace de nicotine, voilà ce qui attire les hommes.

FAIRE DES AVANCES

Envoyer des messages demande d'être à la fois direct et vulnérable. Il faut s'estimer suffisamment fort pour supporter les refus que nous pouvons essuyer quand nous tentons de séduire. Il nous faut un mélange d'arrogance et d'humilité pour imaginer que quelqu'un puisse avoir envie de mieux nous connaître sans oublier que la plupart des gens n'ont sans doute rien à faire de nous. Nous nous demandons : « Est-ce que je me rappelle avoir déjà pris ce risque, était-ce agréable ou non ? Suis-je prêt(e) à prendre le risque de nouveau ? » Pour vous donner du courage, pensez qu'il est rare qu'une personne qui vous intéresse n'éprouve pour vous qu'indifférence.

OÙ ET COMMENT FAIRE DES RENCONTRES

Beaucoup de gens croient que les rencontres amoureuses ne se font que dans certaines circonstances. C'est faux. N'importe quelle situation se prête à la séduction. Évidemment, certaines circonstances exigent plus de subtilité et de discrétion. Mais le résultat de vos avances dépend beaucoup de la capacité de la personne désirée à les remarquer et à y répondre.

Ne restreignez pas vos horizons aux soirées, dîners et autres sorties sociales. L'attirance sexuelle peut se révéler à n'importe quelle occasion. Une rencontre de travail entre deux personnes ouvertes à la sexualité, chacune étant électrisée par les performances professionnelles de l'autre, peut être le prélude très excitant d'une histoire sexuelle. Le plaisir pris à la tâche partagée accentue l'attrait sexuel. Celui-ci se trouve bien davantage dans l'environnement de travail quotidien que n'importe où ailleurs.

Les femmes imaginent que discothèques et dancings sont les meilleurs endroits pour trouver des hommes, alors que la réalité est très différente. La plupart des gens rencontrent des partenaires sexuels potentiels par l'intermédiaire d'amis, et la plupart des relations amoureuses heureuses se nouent dans l'amitié, le travail ou les études partagés. Il est en effet plus facile de connaître quelqu'un avec qui on travaille qu'un partenaire de discothèque. De plus, sous les spots de la piste de danse et avec l'éclat de la boisson, l'image de soi donnée à l'autre n'est pas vraiment authentique.

Séduire, ce peut être tout simplement déjeuner avec quelqu'un dans un endroit tranquille. L'échange de regards, les messages à double sens que vous glissez dans la conversation, sont autant de petits faits qui peuvent vous permettre de vérifier l'intérêt que vous porte l'autre. Ces interactions peuvent n'être qu'un jeu, mais sont à la portée de tous et nous établissons ainsi des miniliaisons avec de nombreuses personnes.

Envoyer des messages

La vérité est que nous ne savons pas communiquer. Même quand nous ne parlons pas, nous envoyons des signaux avec tout notre corps. Sans même avoir prononcé un seul mot, quelqu'un peut être perçu comme amical ou hostile. Les gestes renseignent sur les émotions subconscientes de l'autre et sont ainsi une forme très directe de communication. Vous pouvez en user pour voir ce que l'autre pense. Les gestes contredisent souvent les paroles, et le langage non verbal est dans bien des situations plus approprié que les mots eux-mêmes. Au fur et à mesure que nous nous intéressons au comportement non verbal et que nous apprenons à interpréter le langage du corps, nous prenons conscience de nos propres gestes et sommes ainsi mieux capables de nous en servir pour communiquer.

Le Regard

Il est, de loin, la première façon de faire des avances. Les regards se croisent, avec interêt, approbation. Un fantasme très bref traverse l'esprit : « Je suis sûr(e) que j'aimerais avoir une relation avec vous ; je ne vous adresserai jamais la parole, et pourtant je sais que nous pourrions faire quelque chose ensemble ». Plus tard, il sera possible de repenser à ce message anonyme. Vous pouvez faire de telles rencontres dans la rue, au travail, dans les escaliers, les ascenseurs, à un feu rouge. Elles ne sont pas rares. Cela nous arrive tous les jours, même si nous sommes heureux avec notre partenaire actuel. Comme si nous ne cessions de vérifier notre pouvoir de séduction en envoyant de tels messages.

Le regard est la façon la plus simple et la plus directe de montrer à quelqu'un qu'il vous intéresse, et votre regard lui donne la possibilité de répondre à vos avances.

Regardez toujours la personne à qui vous parlez, et non par dessus son épaule ou sa tête, ou par terre. Pour montrer à une personne qu'elle vous plaît, regardez-la plus longuement que vous ne le feriez dans une situation sociale ordinaire, mais sans exagérer. La plupart des gens sont plus à l'aise si l'échange de regards est intermittent, environ 5 secondes toutes les 30 secondes ; ils baisseront les yeux si vous les regardez avec trop d'insistance. Si la personne soutient votre regard appuyé et vous le rend, c'est qu'elle aussi s'intéresse à vous.

La Communication Verbale

La conversation, lors d'une rencontre fortuite, d'un dîner ou pendant le travail, peut être une grande source d'échange sexuel. On échange des regards et on glisse dans la conversation des messages à double sens pour tester l'intérêt de l'autre.

Parler de ses idées, désirs, buts et aspirations peut rapprocher deux personnes bien plus que n'importe quelle autre activité. Si vos intérêts, vos ambitions, vos projets se rencontrent, ce peut être très stimulant pour les deux partenaires. L'échange d'idées entre deux personnes sexuellement attentives l'une à l'autre est l'une des façons les plus agréables de débuter une relation sexuelle.

La Mimique et les Gestes

Si vous voulez être sûr d'envoyer les signaux adéquats, veillez à garder un visage agréable. Le sourire est particulièrement important, il est la façon la plus directe de dire à quelqu'un que vous le trouvez beau ou que vous aimez sa compagnie.

Les mouvements des mains ou de la tête sont aussi un moyen d'encourager les gens qui semblent s'intéresser à vous. Veillez à préserver la bonne distance : la proximité physique indique l'attirance et l'envie d'une plus grande intimité ; en revanche, si vous gardez vos distances, vous faites preuve de méfiance et de froideur.

Apprenez aussi à vous servir du toucher dans vos manœuvres d'approche. Au début, pour répondre positivement, touchez le bras de votre partenaire pendant qu'il ou elle parle et si vous arrivez derrière lui, posez la main sur son épaule en le saluant. Veillez à rester subtil, à ne pas franchir la limite qui sépare l'intérêt que vous lui portez d'une attitude trop entreprenante. Rappelez-vous que le contact à la peau – votre doigt sur son avant-bras nu, par exemple – est bien plus intime que le contact au travers des vêtements.

Si vous souhaitez aller plus loin, multipliez et prolongez ce contact (prenez-lui la main), passez des gestes purement sociaux (lui frôler la main quand vous lui donnez quelque chose) à des attitudes plus clairement sexuelles (une pression insistante de la paume).

Les Réponses

Soyez attentif au langage du corps (voir pages 48-49) et aux autres signaux ; vous connaîtrez ainsi l'effet de votre séduction sur l'autre. Des sourcils relevés, des yeux grand ouverts et des pupilles dilatées sont des réponses encourageantes. Si vous vous regardez dans les yeux, de plus en plus longuement, et en étant tout près l'un de l'autre, vous êtes vraiment en bonne voie. Faites le test de vous approcher peu à peu, vous verrez si l'autre recule (réponse négative) ou non (réponse positive). Observez les gestes de votre partenaire : si il ou elle approuve d'un mouvement de tête enthousiaste ce que vous dites, ou si il ou elle vous touche pour appuyer les paroles qu'il ou elle vous adresse, c'est positif.

RÉPONDRE AUX AVANCES

Répondre aux avances implique que vous abaissiez vos défenses. Reconnaître une invite qui vous est adressée est risqué. Nous pensons la plupart du temps : « Quelle confiance puis-je faire à mes sens ? Ai-je interprété correctement ce qui m'est dit ? L'autre veut-il vraiment signifier ce qu'il dit ? Pourquoi cette personne s'intéresse-t-elle à moi ? Peut-être n'est-ce qu'une plaisanterie ? Ne vais-je pas avoir l'air idiot si je le prends au sérieux ? Mais ne vais-je pas m'en vouloir d'avoir laissé passer une chance si c'est sérieux et que j'aimerais aller plus loin ? » Toutes ces pensées se précipitent dans l'esprit de celui qui perçoit une invite.

Une fois le message d'encouragement envoyé, reçu et reconnu, chaque partenaire cherche à se comporter à son avantage. Par la suite seulement les partenaires commencent à se montrer sous leur vrai jour et à faire l'expérience de la capacité qu'aura leur relation de survivre à la vie quotidienne avec les angoisses et les contraintes qu'elle impose.

CONSEILS AUX HOMMES

Une réponse sociale, ce n'est pas un encouragement sexuel. Si l'on vous invite pour la première fois dans un appartement et que l'on vous dise de vous mettre à l'aise, allez-vous tomber la veste, ôter votre cravate et vous jeter sur le divan ? Allez-vous laisser deviner vos attentes ? Puis, quand la dame reviendra, après avoir enfilé une paire de jeans et un tee-shirt usagés, n'aurez-vous pas l'air idiot quand elle dira : « Pourquoi croyez-vous que vous êtes là ? Vous vous installez ? Moi, j'ai mes étagères à finir. Versez-vous donc un verre avant de partir, je n'ai pas envie de salir la moquette ».

N'attendez pas que chaque rencontre se termine en merveilleuse nuit d'amour. Si vous y croyez trop, si vous attendez que la dame vous donne plus que ce qu'elle avait prévu, vous la ferez fuir. Beaucoup de femmes préfèrent une approche douce à des avances ouvertement sexuelles, et il n'est pas bon de se montrer familier trop tôt. Exprimez votre admiration et votre intérêt, mais ne soyez pas d'emblée trop entreprenant.

CONSEILS AUX FEMMES

Les relations sexuelles progressent à petits pas, chaque partenaire émettant des signaux et répondant de façon positive à ceux de l'autre. Prenez le temps de saisir les désirs de l'autre et d'y réagir de façon adéquate, cela vous évitera qu'une réponse sociale de votre part soit interprétée comme un encouragement sexuel.

Il est important que vous sachiez jusqu'où vous désirez aller. Beaucoup de femmes n'osent pas reconnaître qu'elles ne souhaitent qu'un rapport sexuel et non une liaison durable. Certaines femmes vont même jusqu'à provoquer des sentiments amoureux pour avoir des rapports sexuels : cette situation ne peut qu'être insatisfaisante pour les deux partenaires.

N'attendez pas non plus de chaque rencontre le grand amour ou la nuit inoubliable. Si vous y croyez trop, ou si vous attendez que l'homme donne plus que ce à quoi il est prêt, vous le ferez reculer. Il n'est pas bon d'être trop tôt familier. Exprimez votre admiration et votre intérêt mais ne soyez pas d'emblée trop entreprenante.

LE LANGAGE DU CORPS

Le langage du corps est un processus de communication par gestes : s'appuyer sur quelqu'un, le frôler rapidement, parler à l'autre en étant si proche que les têtes se touchent, montrer un peu de peau. Le corps exécute une sorte de danse et envoie ainsi des messages. Nous y sommes tous très sensibles ; notamment lorsqu'il s'agit de messages corporels qui expriment l'attirance ou la répulsion. Au même moment nous découvrons ou redécouvrons nos sentiments, qui se reflètent dans nos mouvements et les positions de notre corps.

Nos antennes ne captent pas des gestes isolés, sans lien entre eux, qui peuvent prêter à confusion. Ce que nous percevons, c'est un réseau, un ensemble de mouvements, par exemple des bras, des pieds, de la tête, l'inclinaison du corps, qui contribuent à la signification du message et permettent de l'interpréter. Un seul geste, est comme un mot isolé : il est souvent dépourvu de sens. Il faut une série de mots pour que le message soit clair, et il en va de même pour la gestuelle.

Le scénario ci-dessous montre deux personnes qui viennent de faire connaissance. Observez bien les gestes qui indiquent chez chacun l'intérêt ou le manque d'intérêt.

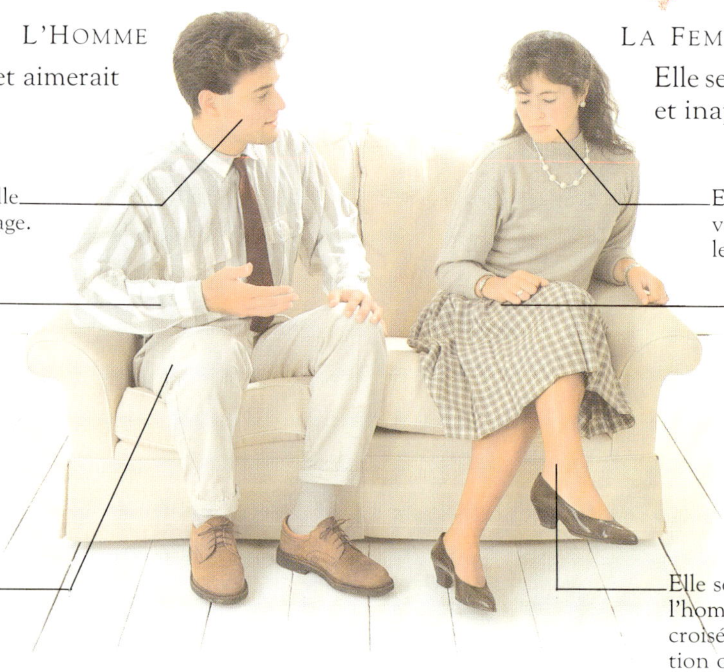
L'HOMME
Il est intéressé et aimerait lui plaire.
Il se tourne vers elle et regarde son visage.
Il fait de la main un geste encourageant.
Il est assis vers l'avant de son siège.
LA FEMME
Elle semble indifférente et inapprochable.
Elle garde les yeux vers le bas et ne le regarde pas.
Son avant-bras les sépare et elle a le poing fermé.
Elle se tient loin de l'homme et sa jambe est croisée dans une direction opposée à la sienne.

L'HOMME

Il demeure intéressé et continue à charmer.

Il se détend un peu, et pose sa main sur le rebord du coussin, entre eux.

Il croise la jambe dans sa direction et se rapproche.

LA FEMME

Elle commence à manifester un peu d'intérêt.

Elle porte la main à ses cheveux, geste de coquetterie.

Elle se tourne vers lui et le regarde.

Elle desserre le poing et recule un peu l'avant bras.

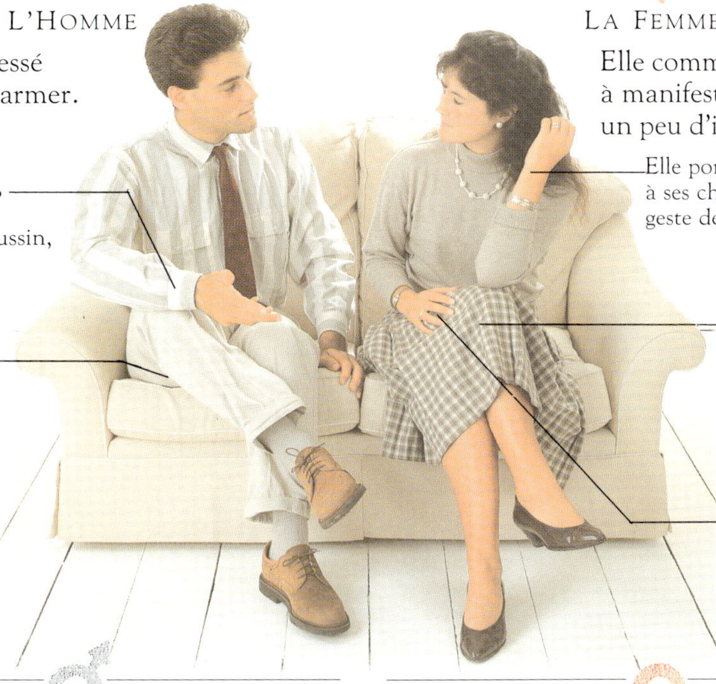

L'HOMME

Il a réussi à lui plaire.

Il incline la tête vers elle.

Il sourit avec assurance.

Il se penche complètement vers elle.

LA FEMME

Elle est conquise.

Elle sourit et le regarde droit dans les yeux.

Elle pose la main entre eux, tout près de son bras à lui.

Elle croise les jambes en se tournant complètement vers lui, diminuant ainsi la distance qui les sépare.

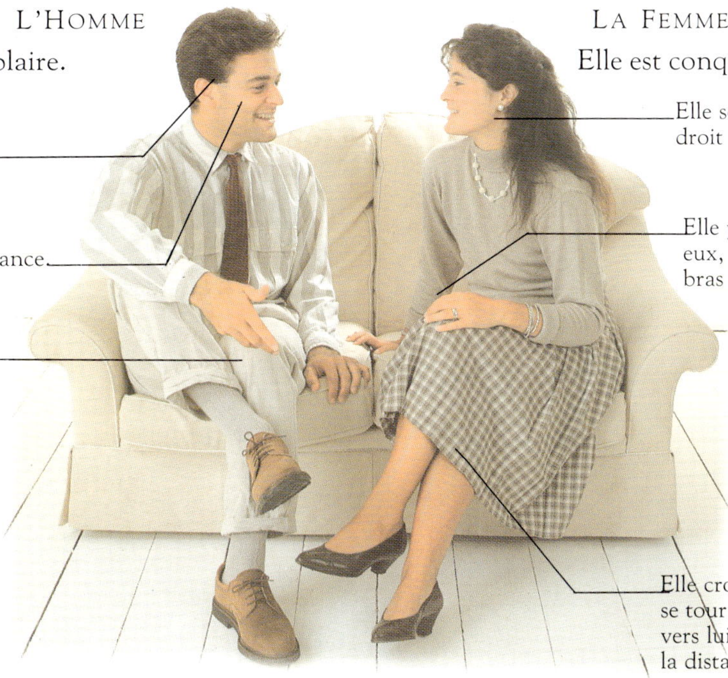

L'EXCITATION

Quand nous sommes attirés ou excités, tous nos sens sont sollicités, mais surtout la vue, le toucher et l'ouïe. Notre odorat, bien qu'important, joue un rôle moindre. Traditionnellement, c'est la femme qui séduisait en mettant en œuvre tout un réseau visuel de gestes et d'artifices, et l'homme y répondait par une excitation sexuelle. Mais les modèles de comportement sexuels ont changé et les rôles se répartissent également. Par exemple, les deux sexes portent aujourd'hui des vêtements destinés à séduire l'autre sexe – les hommes, pantalons et hauts collants, les femmes, hauts moulants et jupes courtes et ajustées.

Les hommes et les femmes ne sont pas excités par les mêmes stimuli. Les hommes sont en général plus sensibles à ce qu'ils voient. Les femmes, en revanche, réagissent peu et plus lentement aux stimuli visuels. Elles sont plus sensibles à la personnalité des hommes qui les attirent.

– QU'EST-CE QUI NOUS FAIT VIBRER ? –

LA VUE Elle joue un rôle plus important pour l'homme que pour la femme, mais une femme sait en tirer avantage en se rendant aussi séduisante que possible : visage bien maquillé, vêtements qui la mettent en valeur, gestes étudiés pour le plaisir du spectateur – par exemple au moment où elle se déshabille. Les yeux, dit-on, sont le miroir de l'âme, et il est courant de voir des amants se regarder si intensément dans les yeux qu'ils en oublient le reste du monde.

L'OUÏE Elle joue un grand rôle, et une musique douce, au bon moment, peut être très excitante pour les deux partenaires. Le pas de l'être aimé, son rire ou sa voix nous bouleversent. Certains hommes ou femmes ont de très belles voix et savent en user pour séduire. Une voix d'homme chaude et veloutée a le pouvoir d'émouvoir le cœur des femmes. Une belle voix peut être comme une caresse qui ne devrait jamais cesser. Un appel téléphonique peut être aussi excitant que n'importe quels préliminaires. De la même façon, certaines femmes ont des voix qui affolent les hommes.

LE TOUCHER Le contact le plus léger, même accidentel, peut être bouleversant. Nous avons tous terriblement besoin de contact physique. Cela nous détend et nous rassure, nous aide à dénouer nos inhibitions. L'intimité la plus intense et la tendresse la plus profonde peuvent naître du seul toucher. Nous avons tous fait l'expérience de l'intensité érotique de la danse, avec le contact rythmique entre les deux corps. La danse peut faire partie des préliminaires – essayez de danser joue contre joue, main dans la main, les seins collés contre la poitrine du partenaire, pelvis contre pelvis, les jambes légèrement écartées, les cuisses se touchant, les organes génitaux pressés l'un contre l'autre – toutes simulations du contact sexuel. Le mélange puissant d'images et de sons créé par le mouvement, la lumière, la musique, ne font qu'accentuer ces effets.

LE GOÛT Il joue aussi son rôle. Un bon repas accompagné d'un bon vin met souvent le couple de bonne humeur et diminue ses inhibitions, leur envie de faire l'amour sera plus grande. Parler d'un repas, apprécier la douceur de la lumière, le rituel du repas, peuvent être très excitants ; les amants usent de la nourriture comme d'une métaphore des nourritures affectives qu'ils puisent au corps du partenaire.

L'ODORAT Les femmes aiment se parfumer et les hommes l'apprécient, mais le parfum peut avoir encore plus d'effet que la femme ne l'imagine quand son corps est chaud. Le parfum s'évapore et l'odeur du corps qui s'y mêle est extrêmement excitante. Coco Chanel disait qu'une femme devrait se parfumer en tous les endroits du corps où elle aimerait être embrassée. L'éventail de parfums qui existe aujourd'hui devrait permettre aux deux partenaires de partager ce plaisir. Les femmes préfèrent sans doute l'odeur naturelle de la peau de l'homme, qui est très excitante en elle-même, mais elles ne détestent pas que les hommes fassent usage d'une lotion après-rasage.

CE QU'AIMENT LES HOMMES

LA NUDITÉ Les hommes y sont très sensibles. Les corps dénudés et toutes les poses aguichantes les excitent énormément.

LE MAQUILLAGE Des lèvres d'un rouge intense les font chavirer, tout comme ce qui concerne l'apparence physique, la coupe et la couleur des cheveux.

LES ACCESSOIRES SEXUELS Magazines spécialisés, vidéos érotiques, photos de femmes nues servent à la masturbation et à alimenter les fantasmes. La séduction qu'elles exercent sur eux tient à l'idée qu'elles appartiennent à un autre homme.

LES VÊTEMENTS « SEXY » Sous-vêtements de dentelle noire et chemises de nuit transparentes sont particulièrement appréciés. Rien d'étonnant à ce que les modèles posent en bas et en porte-jarretelles.

CE QU'AIMENT LES FEMMES

L'ASPECT PHYSIQUE Bien que cet élément ne vienne pas en premier sur la liste, la plupart des femmes avouent être attirées par certains aspects du corps de leurs partenaires, mais rarement par les organes génitaux.

LE POUVOIR ET LA RICHESSE Les signes visibles du pouvoir, qui dépend dans notre monde actuel de l'argent et du statut social, sont très attirants pour des femmes.

LE ROMANTISME ET L'INTIMITÉ De nombreuses femmes trouvent très excitantes toutes les expressions et manifestations de romantisme, telles que champagne, clair de lune et fleurs.

LA LITTÉRATURE ÉROTIQUE Les femmes avouent être excitées par la littérature romanesque, mais certaines sont aussi très sensibles à une littérature plus explicitement érotique.

LE DÉBUT DES RAPPORTS

Si certains croient que les rapports éphémères sont la forme la plus satisfaisante des relations humaines, la majorité d'entre nous sentent que l'amour doit accompagner le désir physique. Pour qu'il y ait amour, il faut connaître l'autre ! Dans cette démarche, la sexualité est la suprême étape. Pour faire connaissance, il faut accepter de se dévoiler. Ce n'est pas facile ; on se sent vulnérable et on craint d'être rejeté, ce qui peut être très blessant. Pourtant, il est difficile de croire qu'un rapport sexuel puisse se passer de ces deux éléments : connaître l'autre et se dévoiler.

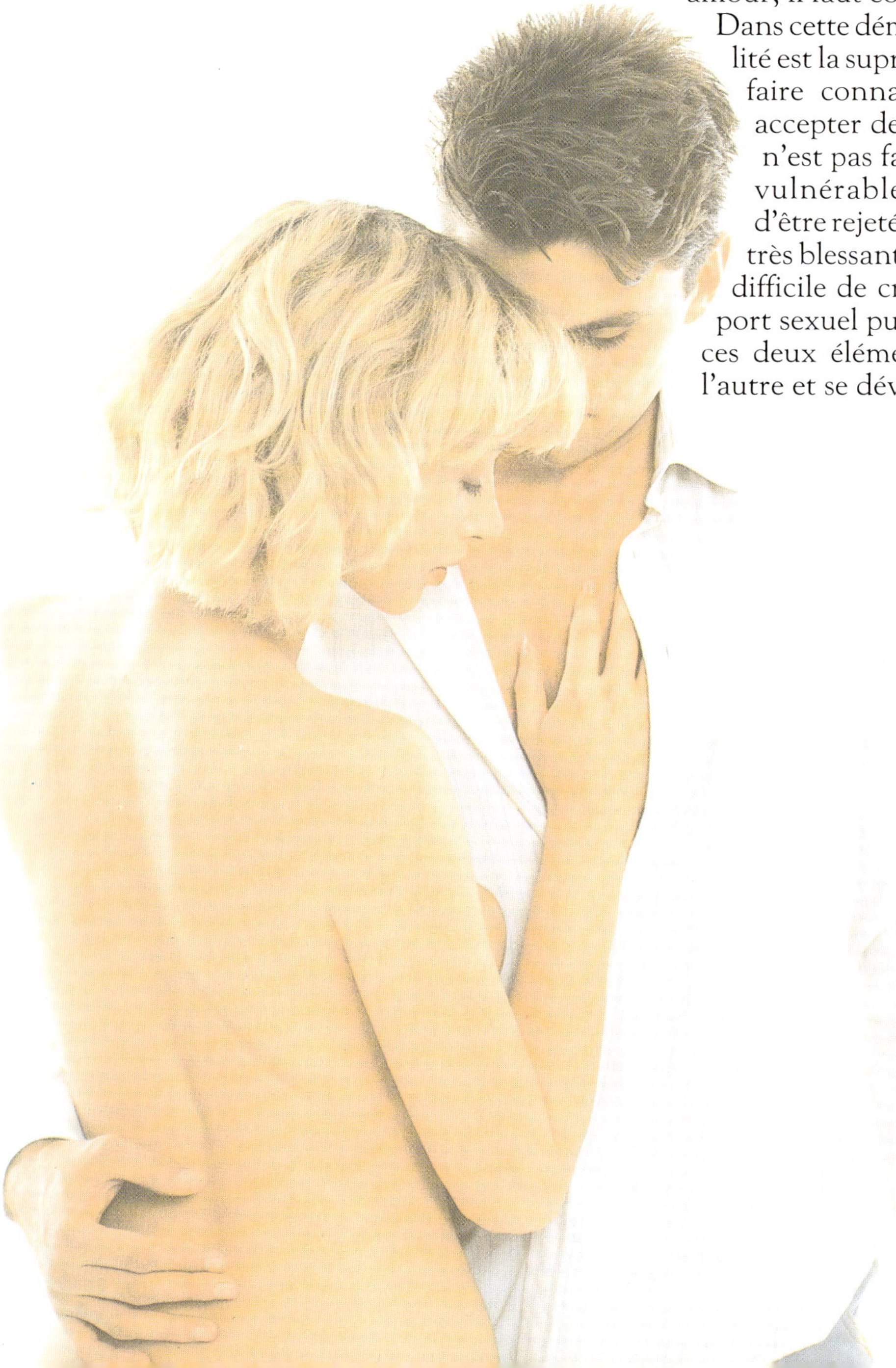

Et d'abord, il faut dire la vérité, ne dire que la vérité ; tout autre comportement est repoussant et hypocrite. Dans une relation amoureuse, même un mensonge par omission est une insulte et peut causer des dégâts. La vérité est sans doute le meilleur aphrodisiaque.

Nous sommes tous vulnérables, sur le plan émotionnel et dans une relation amoureuse sexuelle, nous devons avouer notre vulnérabilité. N'oubliez pas que les rapports sexuels sont autant une décision qu'une impulsion, et rien ne vous oblige à perdre le contrôle de vous-même. Mais faites savoir à votre partenaire que la raison principale de votre présence auprès de lui est votre demande d'amour. Quand nous décidons d'avoir des rapports sexuels avec quelqu'un, nous devenons intimes avec tout ce qu'il est ; alors avouez qui vous êtes.

Le mythe des femmes romantiques et des hommes érotiques déforme les interactions naturelles entre les deux sexes. La diversité des expériences humaines en ce qui concerne les contacts, les sentiments, l'excitation, la confiance ou la parole et leur rapport à la sexualité est infinie. Il serait faux de prétendre que l'amour ou la sexualité sont la prérogative de l'un ou l'autre sexe.

Conseils Pour l'Homme

- Prenez soin de votre apparence. Ne vous mettez jamais au lit sans être rasé ou lavé.
- Pensez aux petites attentions : presque toutes les femmes aiment un bouquet de fleurs ou un dîner aux chandelles.
- Complimentez votre partenaire sur son apparence, dites-lui qu'elle a un beau sourire, tenez-lui la main, couvrez-la de baisers tendres, captez son regard et souriez-lui aussi souvent que vous le pouvez.
- Faites attention à elle, que vous sortiez ensemble ou que vous soyez seuls. Par exemple, ne lui préférez pas la télévision.
- Une fois que vous êtes au lit, soyez attentifs à ses désirs et faites durer les préliminaires le plus longtemps possible.
- Essayez de ne pas vous endormir aussitôt après l'orgasme. Prenez-la dans vos bras et parlez-lui.

Conseils Pour la Femme

- En matière d'amour, allez-y vraiment ; pas de faux-semblant ni de tromperie. Rien n'est plus efficace que d'être directe avec la personne que vous désirez et de continuer dans cette voie quand vous êtes ensemble. Vouloir quelqu'un implique qu'il faut payer de sa personne.
- Prenez soin de votre apparence : des cheveux propres, bien coupés, odorants et souples et un visage soigneusement maquillé sont des éléments de séduction.
- Ne ménagez pas vos compliments, dites à votre partenaire que vous le trouvez beau.
- Évitez les critiques exagérées, soyez romantique, ne réclamez pas avec agressivité.
- Encouragez votre partenaire dans ses efforts. Dites-lui gentiment ce qui vous excite.
- Sous-vêtements érotiques, parfum sont particulièrement affriolants.

VOTRE PROFIL SEXUEL

Le questionnaire qui suit concerne votre personnalité et votre maîtrise des techniques sexuelles. Il vous donnera des indications sur les perspectives de réussite de votre vie sexuelle. Les questions sont légèrement différentes pour chacun des deux partenaires.

POUR LES FEMMES

1 Prendriez-vous l'initiative de faire la connaissance de quelqu'un qui vous plaît ?

2 Les démonstrations physiques vous sont-elles faciles ?

3 Prendriez-vous dans vos bras un amant ?

4 Est-il tout aussi important d'être vous-même sexuellement satisfaite que de satisfaire votre partenaire ?

5 Êtes-vous à l'aise lorsqu'il y a des passages érotiques dans des films ?

6 Êtes-vous à l'aise et détendue quand on vous voit nue ?

7 Aimez-vous que votre partenaire vous caresse ?

8 Connaissez-vous les zones érogènes de votre partenaire et les endroits où il aime particulièrement que vous le touchiez ?

9 Vous arrive-t-il de vous masturber simplement pour le plaisir ?

10 Êtes-vous souvent à l'initiative des relations sexuelles ?

11 Faites-vous part de votre plaisir à votre partenaire ?

12 Vous arrive-t-il de faire l'amour en plein jour ou avec la lumière allumée ?

14 Pratiquez-vous les caresses buccales avec votre partenaire ?

15 Savez-vous masturber votre partenaire jusqu'à l'orgasme ?

16 Avez-vous tenté différentes positions et cela vous a-t-il plu ?

17 Avez-vous déjà suggéré à un partenaire sexuel une pratique que vous connaissiez par vos lectures ?

18 Seriez-vous aussitôt d'accord pour une nouvelle pratique sexuelle ?

19 Dites-vous à votre partenaire qu'il ne vous excite pas plutôt que de simuler l'orgasme ?

20 Êtes-vous capable de dire à votre partenaire au cours du rapport qu'il fait quelque chose que vous aimez ou non ?

21 Êtes-vous capable d'exciter l'autre s'il n'a pas envie de faire l'amour ?

22 Votre partenaire peut-il vous dire qu'il n'a pas envie de faire l'amour sans que vous vous sentiez rejetée ?

23 Pouvez-vous dire à votre partenaire que vous n'avez pas envie de faire l'amour sans vous sentir coupable ?

24 Pouvez-vous raconter sans gêne un rêve érotique à votre partenaire ?

Vous avez 20 « oui », ou plus : votre vie sexuelle est satisfaisante ; 15 à 19 « oui » : vous pouvez encore vous améliorer (« La sexualité épanouie ») ; 14 « oui » ou moins : vous avez sans doute quelques problèmes (Voir « Résoudre vos problèmes sexuels »)

OUI ☐
NON ☐

POUR LES HOMMES

1 Êtes-vous tendre avec les êtres aimés sans vous sentir efféminé ?

2 Vous arrive-t-il de toucher les gens quand vous leur parlez ?

3 Vous arrive-t-il de câliner votre partenaire pour lui montrer que vous l'aimez ?

4 Acceptez-vous sans jalousie que votre partenaire fréquente d'autres hommes ?

5 Vous sentez-vous à l'aise quand vous êtes nu avec votre partenaire ?

6 Supportez-vous que votre partenaire prenne l'initiative des rapports ?

7 Aimez-vous que votre partenaire vous caresse sur tout le corps ?

8 Trouvez-vous que les préliminaires prolongés sont une perte de temps ?

9 Faites-vous part de votre plaisir à votre partenaire ?

10 Êtes-vous sensible à ce qu'éprouve l'autre, et l'encouragez-vous à ne pas se laisser angoisser par les difficultés ?

11 Pouvez-vous dire à l'autre que vous l'aimez sans vous sentir mal à l'aise ?

12 Vous arrive-t-il de faire l'amour en plein jour ou avec la lumière allumée ?

13 Pratiquez-vous les caresses buccales avec votre partenaire ?

14 Avez-vous déjà essayé de nouvelles positions ou de nouveaux lieux pour faire l'amour ?

15 Vous arrive-t-il de suggérer à votre partenaire une pratique sexuelle qui est l'un de vos fantasmes ?

16 Êtes-vous d'accord avec toute nouvelle pratique sexuelle proposée par votre partenaire ?

17 Connaissez-vous les zones érogènes de votre partenaire et les endroits du corps où elle aime être caressée ?

18 Savez-vous masturber votre partenaire jusqu'à l'orgasme ?

19 Parlez-vous avec votre partenaire de ce que vous aimez ou n'aimez pas pendant que vous faites l'amour ?

20 Vous assurez-vous que votre partenaire est excitée avant de la pénétrer ?

21 Si vous avez un orgasme avant votre partenaire, essayez-vous de la satisfaire par d'autres moyens ?

22 Êtes-vous capable de retarder votre orgasme pour prolonger le rapport ?

23 Si vous avez une difficulté sexuelle occasionnelle, pouvez-vous en parler avec votre partenaire ?

Le Répertoire Sexuel

J'ai répertorié ci-dessous les pratiques les plus répandues. Il y en a d'autres, mais plus rares ; et les deux partenaires n'y trouvant pas toujours complètement leur compte, j'ai préféré ne pas les mentionner. Vous en avez peut-être déjà expérimenté certaines, parmi les pratiques qui suivent. Vous allez pouvoir élargir votre horizon. La liste est établie du point de vue de l'actif ; mais, pour que la sexualité soit épanouie, les deux partenaires doivent apprendre à donner et à recevoir.

Ce que peut faire l'homme

- Parler à sa partenaire de façon tendre ou excitante.
- Chercher le contact de son corps, frottez son corps au sien.
- L'embrasser avec fougue.
- Échanger des baisers profonds (la langue dans la bouche).
- Caresser sa partenaire à travers ses vêtements.
- La déshabiller et la regarder nue.
- Caresser son corps nu.
- Lui embrasser les seins, lécher, sucer, mordiller doucement ses mamelons.
- Explorer et caresser de la main la région vaginale de sa partenaire.
- Lécher et embrasser l'entrée et l'intérieur du vagin de sa partenaire.
- Amener sa partenaire à l'orgasme par des caresses buccales sur le clitoris et la région du vagin.
- Avoir des rapports jusqu'à l'orgasme dans les positions suivantes :
  l'homme au-dessus
  de côté
  en la prenant par-derrière
  la femme au-dessus
  tous deux assis, à genoux ou debout
- Caresser et embrasser les fesses et la région anale de sa partenaire.

Ce que peut faire la femme

- Glisser des termes sexuels dans la conversation, ou parler intimement à son partenaire.
- Tenir le corps de son partenaire contre le sien, le frotter.
- Lui proposer une grande diversité de baisers.
- Prendre l'initiative de baisers profonds (la langue dans la bouche).
- Le caresser à travers ses vêtements.
- Le déshabiller et le regarder nu.
- Essayer diverses caresses sur le corps nu de son partenaire.
- Lui lécher ou sucer les mamelons.
- Explorer de la main et caresser son pénis et ses testicules.
- Lécher et sucer le pénis et les testicules de son partenaire.
- L'amener à l'orgasme en le masturbant de la main.
- L'amener à l'orgasme par des caresses buccales sur son pénis.
- Avoir un rapport jusqu'à l'orgasme dans les positions suivantes :
  l'homme au-dessus
  de côté
  la femme au-dessus
  la femme pénétrée par-derrière
  assis, à genoux, debout
- Caresser et embrasser les fesses et l'anus de son partenaire.

Les Divers Préliminaires

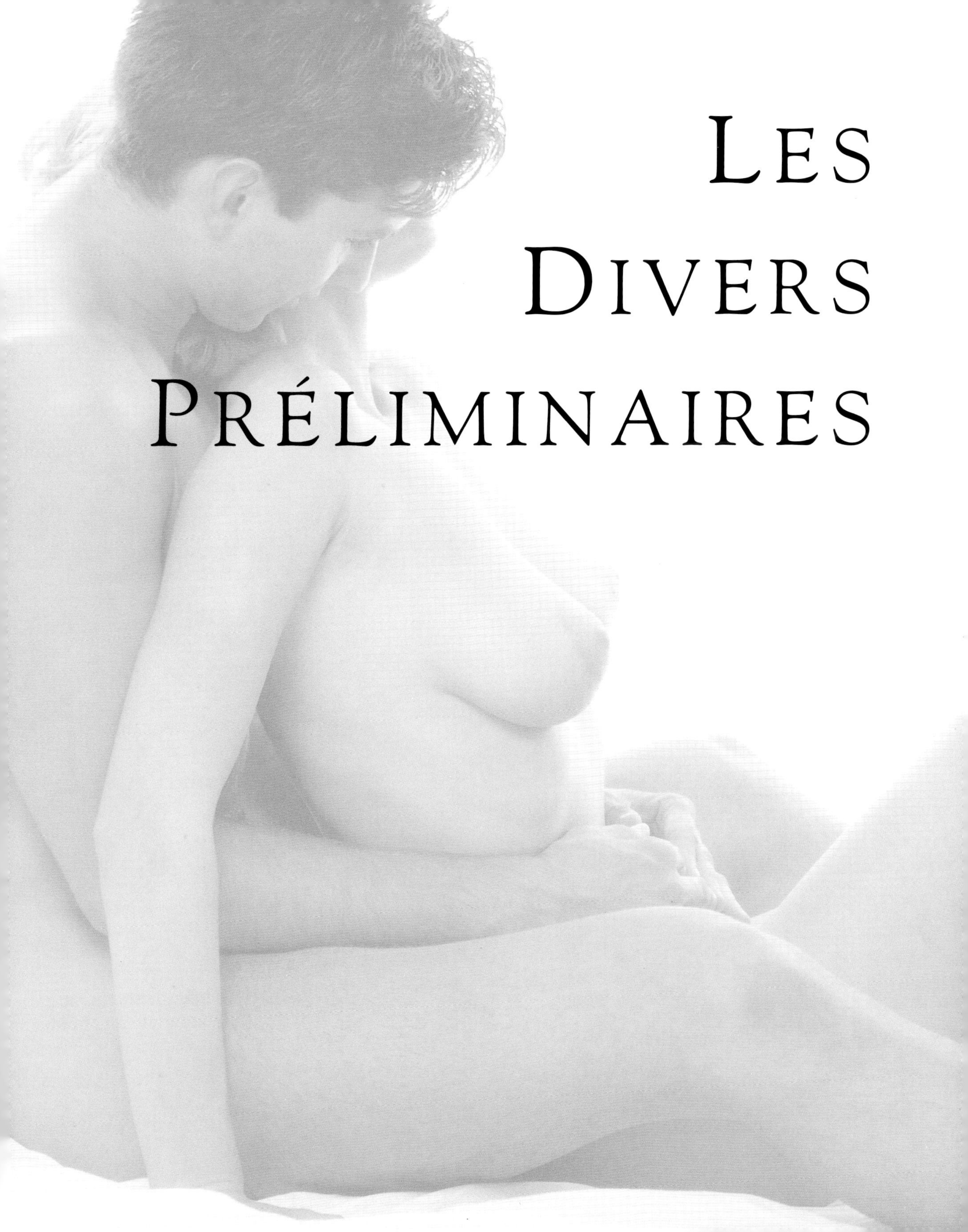

LES PRÉLUDES

On ne dira jamais assez que bien faire l'amour demande du temps, et qu'on n'y passera jamais assez de temps. Les amants ont à leur portée un vaste éventail de pratiques sans aller jusqu'au coït. Il peut vous arriver – rarement – d'être si excités que vous en venez directement à la pénétration et à l'orgasme, mais en général on franchit certaines étapes où l'intimité se fait de plus en plus grande : baiser, déshabillage, caresses manuelles puis buccales entre autres.

Les diverses techniques qui permettent de prendre du plaisir ensemble peuvent se suffire à elles-mêmes ou servir de prologue au coït. Chaque étape devrait être savourée pour elle-même. Plus les préliminaires sont longs, raffinés et attentionnés, plus votre corps et votre être tout entier seront réceptifs. Plus intense encore et plus merveilleux sera le point culminant de votre plaisir.

LES BESOINS DE L'HOMME

Contrairement à ce que l'on croit, l'homme aussi a besoin de préliminaires et il y prend plaisir. Cela lui donne le temps d'obtenir une bonne érection, bien solide, et prépare le pénis au coït. De nombreux cas d'impuissance seraient résolus si les préliminaires étaient suffisamment longs et excitants.

Cependant, la durée et la qualité des préliminaires doivent être discutées lorsque l'homme souffre d'éjaculation précoce ou qu'il a du mal à maintenir une érection. Dans ces cas-là, s'il suit une thérapie, il peut souhaiter réduire les préliminaires.

Certains considèrent qu'il faut s'y soumettre en attendant que leur partenaire soit prête au coït. D'autres, ne supportant pas les caresses sur le corps, veulent qu'on leur touche immédiatement les organes génitaux. Encouragez votre compagnon à prendre plaisir aux préludes de l'amour en faisant preuve d'enthousiasme pour toute nouvelle expérience sensuelle : il apprendra que le plaisir sexuel naît de l'affection qui s'exprime entre vous dans la tendresse, les baisers, les caresses, etc.

LES BESOINS DE LA FEMME

Le corps féminin a besoin d'une stimulation prolongée pour être suffisamment excité. L'excitation naît d'un mélange complexe de stimuli mentaux et physiques, dans une ambiance émotionnelle propice.

Certaines femmes ont besoin de longs préludes amoureux. Un homme attentionné devra alors attendre sa partenaire, dominer ses impulsions et réprimer ses réflexes. En la stimulant, vous éprouverez vous aussi du plaisir, et si votre partenaire est plus réceptive mais aussi plus active pendant le coït, l'expérience sera bénéfique pour chacun des deux. Les hommes qui embrassent et caressent beaucoup leur partenaire et qui se prêtent à tous les jeux sensuels préalables ont plus de chances de leur donner des orgasmes souvent et facilement.

Ne vous précipitez pas pour déshabiller votre partenaire et lui toucher immédiatement les seins et le vagin. Tenez-la serrée contre vous et faites que vos premières caresses ne concernent pas ses parties génitales. Soyez attentif. Soyez à l'écoute de toutes les sensations de votre corps, ne pensez pas qu'à votre pénis.

LE DÉSHABILLAGE

Ôter vos habits et/ou ceux de votre partenaire peut être un préliminaire très excitant. Non seulement le déshabillage lui-même est source d'excitation, mais il peut être l'occasion de découvrir des vêtements qui font vibrer une corde particulièrement sensible chez l'un ou l'autre, l'homme surtout.

Un bon amant cherchera à découvrir quelle sorte de vêtements excite sa/son partenaire, et va accroître leur plaisir. Apprenez à déshabiller l'autre d'une seule main, sans précipitation ni à-coups si vous voulez que cette opération soit réellement excitante.

La nudité peut devenir ennuyeuse et routinière ; surtout dans le mariage, faites preuve de subtilité au moment du déshabillage. Même après des années de vie commune, chaque partenaire peut éprouver une excitation grandissante au fur et à mesure qu'il défait, ôte les vêtements de l'autre.

CE QUI EXCITE L'HOMME

Beaucoup d'hommes préfèrent à la nudité totale celle qui est voilée et qui stimule leur imagination. La lingerie fine, en dentelle, est séduisante et affriolante, tout d'abord à voir, puis à ôter. Votre partenaire aime peut-être que vous gardiez un vêtement quand il vous fait l'amour, slip, bas, porte-jarretelles, soutien-gorge ou chemise.

Ôter les vêtements, surtout ceux qui soulignent les seins, les fesses et les organes génitaux, est un excitant universel. Les femmes qui prennent leur temps pour se déshabiller et qui semblent le faire « par mégarde » sont sûres de leur effet sur le sexe opposé. Et si une femme se déshabille devant son partenaire, cette offre qu'elle lui fait d'elle-même est extrêmement érotique. Pour lui, le souvenir qu'il aura de sa partenaire se defaisant de ses vêtements sera irrésistible et il ne cessera de se projeter la scène mentalement.

CE QUI EXCITE LA FEMME

Porter de la lingerie en dentelle fine est excitant pour la femme elle-même et certaines aiment conserver un vêtement – slip, bas, porte-jarretelles, soutien-gorge ou chemise – au tout début des préliminaires. Certaines femmes aiment que leurs partenaires gardent des vêtements, à l'exception des chaussettes, la nudité voilée stimulant l'imagination.

Nombreuses sont les femmes qui préfèrent être déshabillées complètement par leur partenaire : cela leur permet d'offrir leur corps à ses regards sans avoir l'air de le faire ouvertement. Mais d'autres sont assez sûres d'elles pour se déshabiller elles-mêmes devant leur partenaire. Exécutée avec une certaine mise en scène (ce qui demande un peu d'exercice – très agréable – devant le miroir) cette opération sera très érotique, car la femme n'est alors plus totalement passive. Elle s'offre activement afin d'exciter son partenaire, et celui-ci le sait.

LE BAISER

C'est souvent le premier geste d'amour, et quelles qu'en soient les suites, le baiser demeure l'une des caresses les plus voluptueuses. La bouche, très sensible et mobile, peut être le siège de nombreux plaisirs des sens. Nous y faisons l'expérience du toucher, du goût et de l'odorat en même temps.

Les baisers peuvent être tendres, légers ou passionnés, profonds, brûlants, voire même violents. Le baiser entre deux personnes très attirées l'une par l'autre peut stimuler le coït. La langue pénètre la bouche au même rythme que le pénis, le corps de la femme.

Il existe une infinie variété de baisers : lèvres closes ou ouvertes, sec ou humide, avec ou sans mouvement, calme et tendre ou insistant. Le baiser peut s'adresser à toutes les parties du corps. Il ne se réduit pas au contact de deux bouches, il concerne chaque creux et repli du corps. Baiser les zones érogènes de votre partenaire, en particulier la région génitale, est l'un des préludes les plus intimes et les plus excitants, et provoquera la réaction la plus intense. Pour certains, le baiser doit accompagner l'orgasme, il lui apporte passion et volupté.

Stimuler la réaction sexuelle
Un baiser peut être très excitant. La femme éprouve des sensations jusqu'au bout des seins et dans la région génitale, et peut même aller jusqu'à l'orgasme.

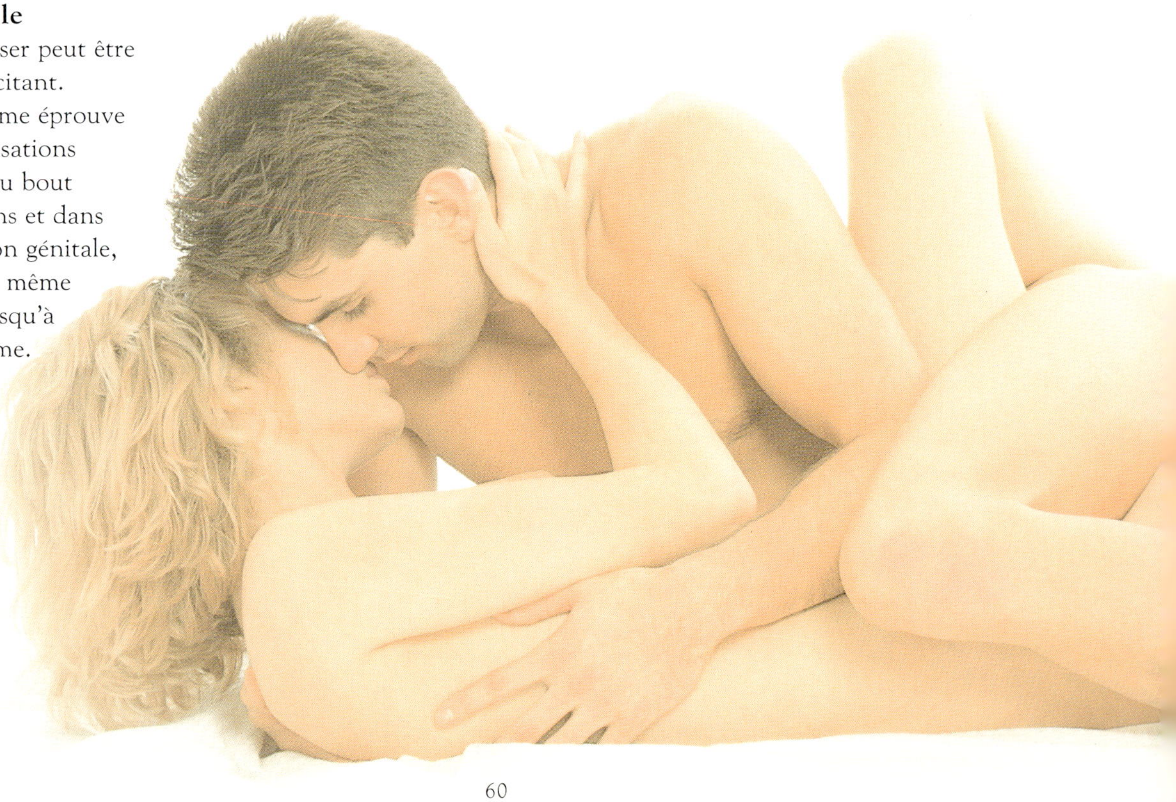

CE QU'AIME L'HOMME

Certains hommes persistent à considérer le baiser comme sans importance, mais la plupart apprécient l'intimité qu'il procure. Peu d'hommes cependant s'en contenteront, surtout s'ils espèrent aller jusqu'au coït. Des baisers qui se voulaient seulement affectueux risquent d'être interprétés alors comme une invite à aller plus loin.

Les hommes aiment les baisers passionnés, et vous êtes sûre d'exciter votre partenaire en l'embrassant et en le caressant, par exemple, sur la nuque, derrière les oreilles ou sur les paupières. Déposez sur ses lèvres, sur sa langue, à l'intérieur de sa bouche des baisers profonds et sensuels. Entrez et sortez votre langue de sa bouche, et essayez que la sienne et la vôtre se touchent.

Le mordiller doucement peut être aussi très érotique, mais évitez les « morsures d'amour » sur les organes génitaux particulièrement sensibles : vous risquez de faire mal à votre partenaire. Certains hommes adorent qu'on leur embrasse et suçote le bout des seins, mais la plupart préfèrent les baisers sur le pénis (voir « Fellation » page 82).

CE QU'AIME LA FEMME

Les femmes adorent les baisers, et la plupart se plaignent de n'en pas recevoir assez – trop d'hommes se précipitant sur leurs organes génitaux. La femme aime que son partenaire y vienne lentement, après lui avoir embrassé les oreilles, la nuque, les épaules, les seins, le ventre, l'intérieur des cuisses, les genoux et les pieds. Le baiser est pour elle le premier temps du rapport amoureux.

Un simple baiser sur les lèvres peut être délicieux, mais beaucoup préfèrent les baisers profonds, langues mêlées, ou violents et prolongés sur les lèvres. Vous êtes sûr d'exciter votre partenaire si vous lui embrassez et caressez la nuque, les cheveux, les oreilles, les joues, les paupières. Déposez sur ses lèvres, sur sa langue, à l'intérieur de sa bouche des baisers profonds et sensuels. Entrez et sortez votre langue de sa bouche, cherchez le contact avec la sienne.

La mordiller doucement peut aussi être très érotique, mais évitez les « morsures d'amour » sur les parties génitales qui sont très sensibles – vous pourriez lui faire mal – ou sur les seins : suçotez-les plutôt doucement. Certaines femmes peuvent même atteindre l'orgasme de cette manière. Pour beaucoup, le baiser est une fin en soi.

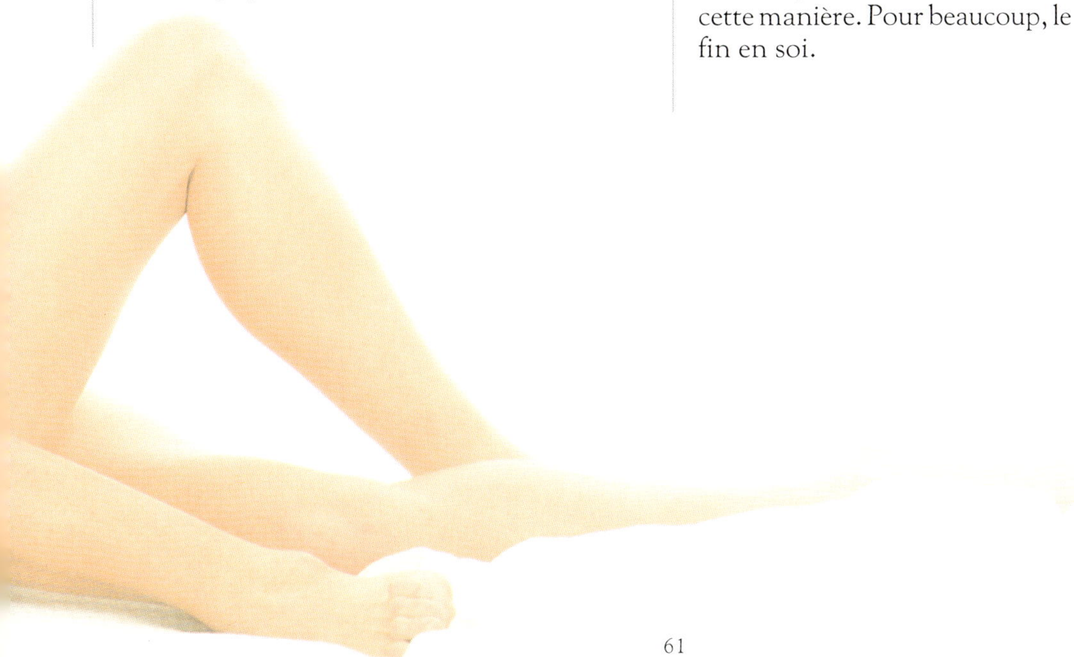

LES ZONES ÉROGÈNES

Découvrir et explorer les zones érogènes de votre partenaire doit être une activité amoureuse, attentionnée et non mécanique. Chaque femme devrait chercher à mieux connaître le corps de son compagnon, et chaque homme, ce qui procure le plus de plaisir à sa compagne. Les couples devraient savoir faire monter l'excitation lentement mais sûrement, et découvrir peu à peu quels endroits du corps de chacun des partenaires procurent le plus de plaisir.

Quand vous embrassez et caressez un endroit du corps de votre partenaire, il ou elle devrait pouvoir vous dire aussitôt quel en est l'effet, de même que vous devez lui faire part de votre excitation grandissante. Tout ceci requiert une grande attention réciproque.

Pour l'homme et la femme, la stimulation des zones érogènes commence avec les mains et les doigts ; mais toutes ces régions sont encore plus sensibles aux carresses de la bouche, des lèvres et de la langue. Outre les attouchements, les effleurements et les frottements légers, vous pouvez aussi donner de petites tapes pour varier les sensations et les pratiques de l'amour. Les hommes aiment que les femmes les caressent du bout de leurs seins. Les femmes adorent le contact du pénis, en particulier du gland qu'elles trouvent merveilleusement doux et ferme.

DÉCOUVRIR LES ZONES ÉROGÈNES DE L'HOMME

Comme chez la femme, les lèvres, le visage et le bout des doigts sont des zones très sensibles chez l'homme. Certaines régions du corps sont aussi particulièrement érogènes : les épaules, la paume des mains, le dos, la poitrine et le bout des seins. En caressant et en suçotant celles de votre partenaire, vous provoquerez son plaisir et son érection, signe visible d'excitation.

Toute la région génitale de l'homme répond au plus léger contact. La zone qui se trouve juste derrière la base du pénis, entre l'anus et le pénis, et qui recouvre la prostate est extrêmement sensible. La toucher provoque l'excitation et même l'orgasme. Les testicules sont aussi très sensibles : traitez-les doucement, trop de passion pouvant être douloureuse. Mais la zone la plus érogène de l'homme reste bien sûr le pénis. Là se concentrent ses sensations et son plaisir. Toute la verge est sensible mais le bout du gland, particulièrement riche en terminaisons nerveuses, notamment sur le pourtour, réagit très vite au contact le plus léger. Le frein de même que la zone située juste derrière le méat sont également très sensibles chez tous les hommes.

Les fesses sont une zone érogène où de nombreux hommes apprécient d'être caressés, et même frappés et fouettés sans violence. Il y a aussi beaucoup de terminaisons nerveuses tout autour de l'anus, et cette zone répond aux caresses de toutes sortes.

Découvrir les Zones Érogènes de la Femme

Chez la femme, c'est la peau en entier qui est érogène et qui vibre au contact, aux caresses et aux baisers. Mais la stimulation de certaines zones est plus propice à l'excitation. Celles-ci varient selon les femmes, et l'homme doit les trouver et les stimuler en douceur pendant le rapport amoureux.

Tout le Corps

Le visage, par exemple, est le siège de nombreuses zones érogènes : la racine des cheveux, le front, les tempes, les sourcils, les paupières, les joues. Les femmes préfèrent en général les caresses légères. Pour beaucoup, la bouche est la zone la plus sensible du visage, et vous pouvez la stimuler du bout des doigts ou d'un baiser. La femme peut en ressentir des sensations dans tout le corps, et en particulier dans la région génitale. D'ailleurs, la stimulation de toute autre zone érogène de son corps lui procure des sensations au niveau de la bouche, des seins et des organes génitaux.

Le lobe des oreilles est très délicat, caressez-le doucement. Certaines femmes sont tellement réceptives à cet endroit qu'une simple caresse peut leur faire atteindre l'orgasme. Le cou, la nuque en particulier, répond aussi très vite. Si une femme se laisse embrasser longuement dans le cou, c'est qu'elle est prête pour d'autres caresses. Les bras, les aisselles, les mains et le dos, les hanches et tout l'abdomen sont des régions qu'un amant attentionné peut stimuler.

La périphérie du nombril est très sensible. Enfin nombreuses sont celles qui apprécient la caresse des doigts, des lèvres ou du pénis sur toute la longueur de leurs jambes et notamment à l'intérieur des cuisses.

Les Endroits les Plus Sensibles

Pour la plupart des femmes, les seins jouent un rôle de premier plan dans l'excitation. Sucés, mordillés, léchés, caressés, pincés doucement, les bouts des seins vont se dresser, signe d'excitation. Mais les réactions sont très variables d'une femme à l'autre. Il vous faudra trouver ce que la vôtre aime ou n'aime pas.

La zone la plus sensible du corps féminin est le périnée, entre le vagin et l'anus. Posez-y votre main, en couvrant les grandes lèvres, et pressez fortement ou massez. La femme va très vite être en état d'excitation car cette région est riche en terminaisons nerveuses.

Les grandes et les petites lèvres sont très innervées, donc érogènes chez toutes les femmes un peu expérimentées. Les petites lèvres sont encore plus réceptives que les grandes, surtout si vous caressez leur face interne, à l'ouverture du vagin. Pressez les deux lèvres l'une contre l'autre et massez fermement du bout du doigt toutes les parties sensibles de la vulve : l'excitation est assurée. Le clitoris est la zone la plus excitable de tout le corps féminin, et la plus facile à stimuler. Apprenez à le faire doucement et sans hâte. La stimulation du clitoris par le bout du pénis est une sensation que toutes les femmes considèrent comme particulièrement agréable.

De même que la bouche, l'entrée du vagin, très innervée, réagit aussitôt à toutes sortes de caresses – dont celles du gland. Certaines femmes, lorsqu'elles sont caressées là par les lèvres et la langue d'un homme, connaissent une véritable extase.

Les fesses sont aussi une zone érogène que vous pouvez stimuler par des caresses, des frottements ou de petites tapes légères.

REPÉRER LES ZONES ÉROGÈNES

Certaines régions du corps et de la peau sont particulièrement réceptives. On les appelle zones érogènes. Leur sensibilité est due à leur riche innervation, qui entraîne une réaction au moindre contact. Dans une situation sexuelle, tout contact est une stimulation. En état d'intense tension émotionnelle, n'importe quelle partie du corps simplement touchée deviendra source d'excitation si le partenaire est séduisant et désirable. Les régions du corps qui sont à la limite entre la peau et les muqueuses sont en général très innervées et réagissent immédiatement.

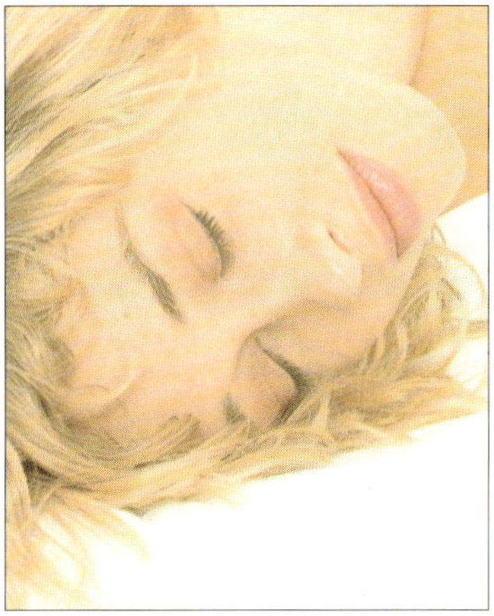

Les lèvres
Chez l'homme et la femme, ces zones érogènes réagissent si vous les touchez, les baisez ou les léchez.

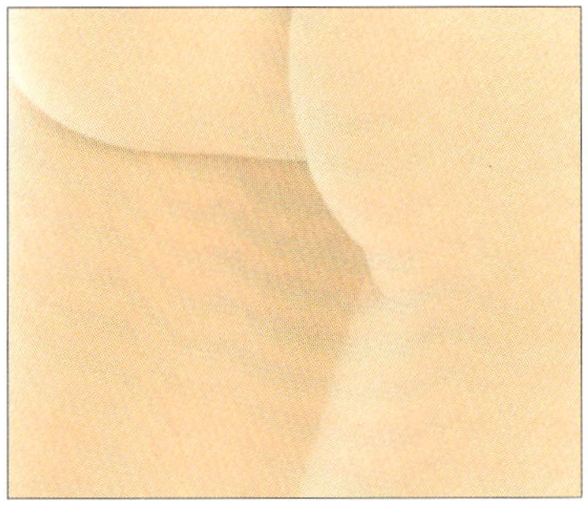

Les cuisses
L'intérieur des cuisses, fortement innervé, peut s'il est caressé, léché ou embrassé, être source de plaisir érotique.

Le corps
Le corps tout entier, la peau en particulier, peut devenir zone érogène.

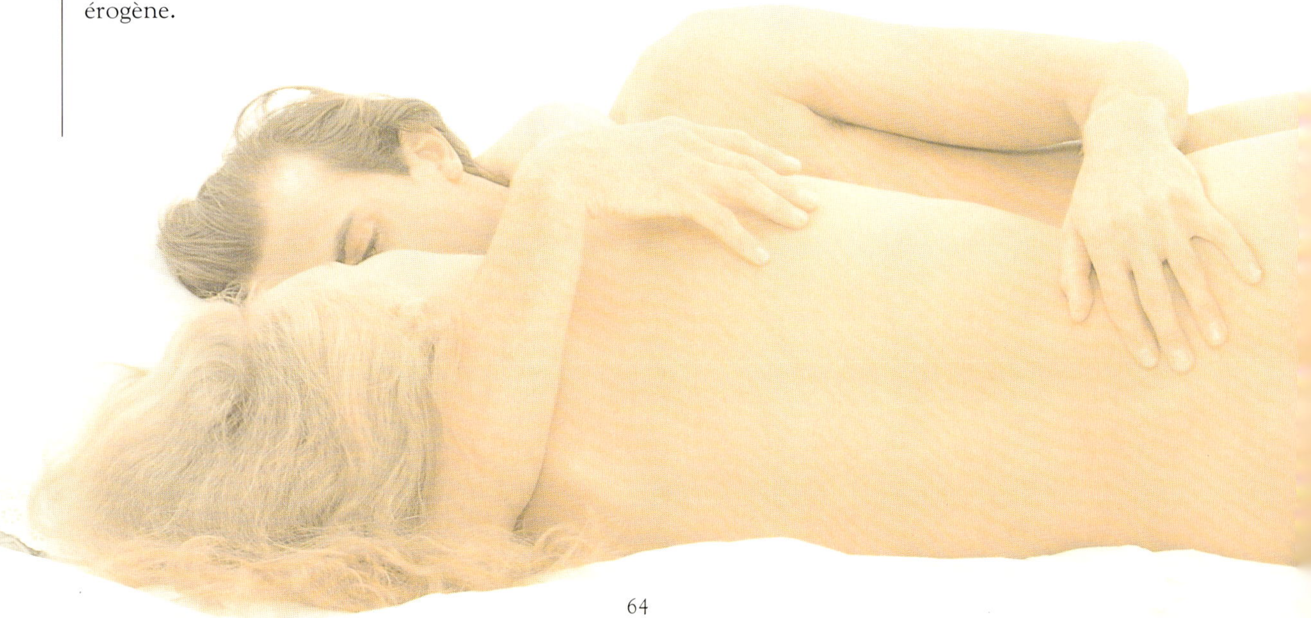

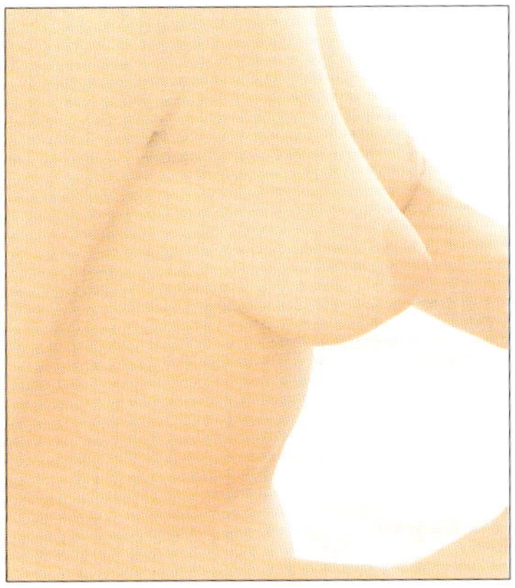

Les seins
Les seins de la femme sont très excitables par caresses et pressions douces ou un peu plus violentes, sans oublier le bout des seins.

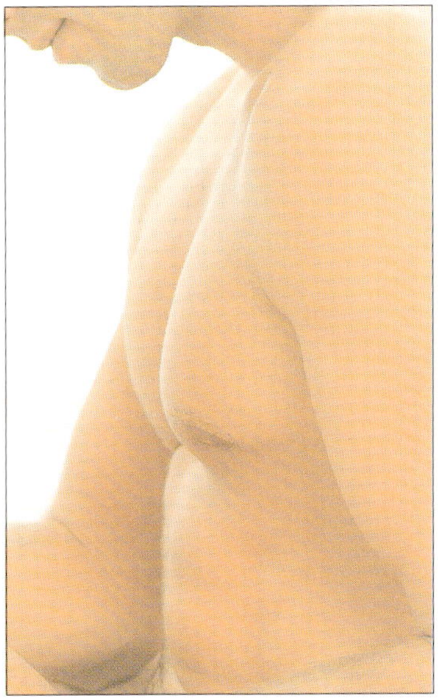

La poitrine
La poitrine de l'homme et le bout de ses seins réagissent aux caresses et aux baisers.

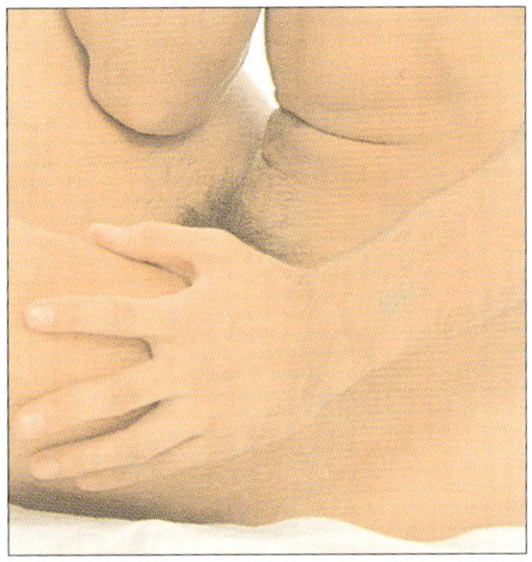

Les organes génitaux
Ceux des deux partenaires sont très innervés et leur stimulation provoque des sensations immédiates et intenses.

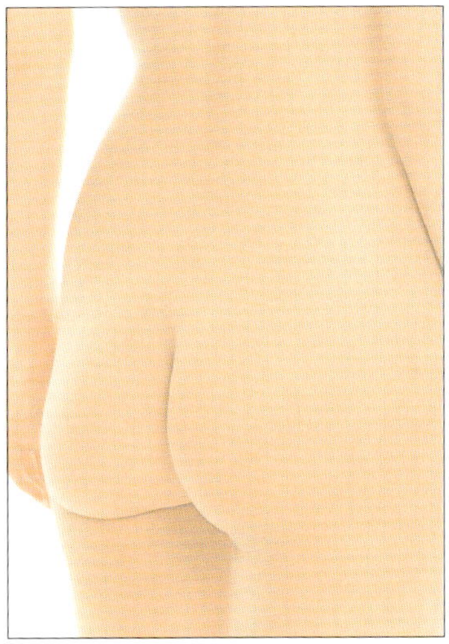

Les fesses
Symbole de sensualité, les fesses sont très innervées et très réceptives.

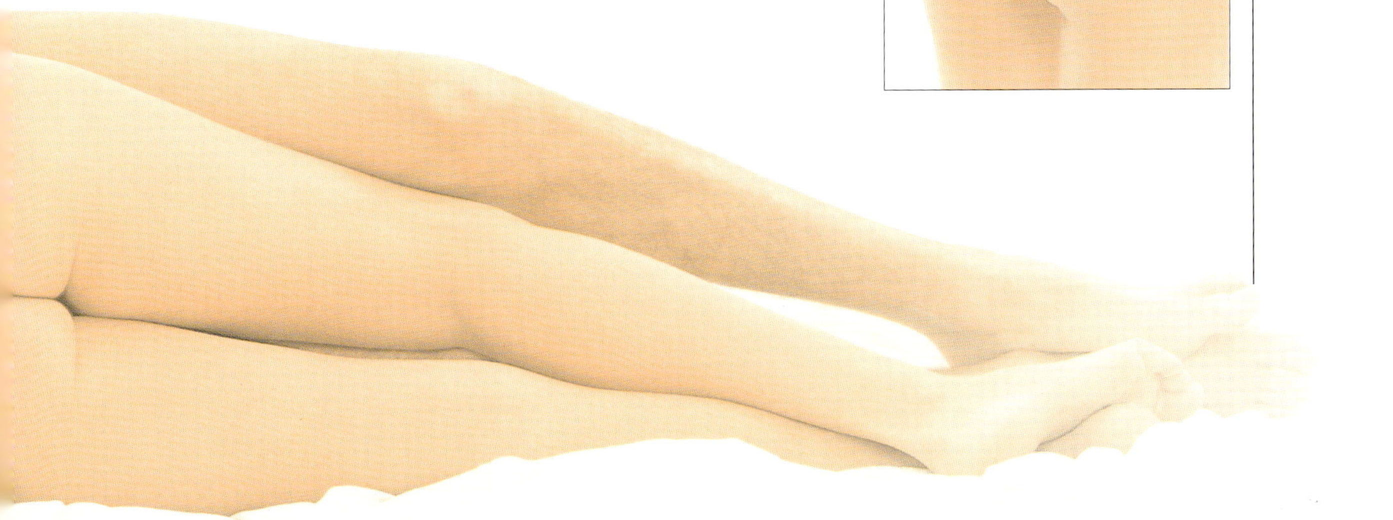

LE FLIRT POUSSÉ

Que l'on souhaite ou non aller jusqu'au coït, les baisers et caresses échangés amèneront l'homme à toucher, caresser, embrasser les seins, les mamelons et le clitoris de la femme, et celle-ci à faire de même avec le scrotum et le pénis de son partenaire. Les caresses, ce jeu amoureux avec les doigts, ne relèvent pas du pur romantisme. Elles sont nécessaires à l'excitation sexuelle qui rendra le coït satisfaisant pour tous les deux.

CE QU'AIME L'HOMME

L'homme aime être embrassé et caressé sur tout le corps. Baisers passionnés, suçotements, effleurements, tout lui est agréable. Vous pouvez lui procurer des sensations très fortes simplement en frottant lentement vos mains ou d'autres parties de votre corps sur sa peau nue.

Il est facile d'exciter un homme en stimulant ses organes génitaux (mais l'intérêt de la femme est de prolonger les préliminaires et de retarder les caresses génitales jusqu'à la pénétration) et nombre d'hommes aiment qu'on leur caresse ou leur pétrisse aussi les fesses. Certains apprécient d'être frappés doucement. Nombreux sont ceux qui apprécient aussi que leur partenaire leur saisisse les testicules et le scrotum, et parfois les presse. L'excitation qui croît ainsi rapidement peut facilement conduire l'homme à l'orgasme sans qu'il y ait eu pénétration.

Les caresses ont un pouvoir extraordinaire. Sous l'action de ces stimulations sexuelles, le cerveau ordonne à l'hypophyse d'envoyer dans le sang une hormone, qui accélère l'activité des testicules. Ceux-ci produisent plus d'hormones et l'excitation grandit. Les hormones stimulent l'activité de l'hypothalamus, qui à son tour accroît leur production. Ce processus est comme une spirale ascendante ; ainsi l'excitation sexuelle augmente par elle-même. Dans son intérêt, la femme doit maintenir cette excitation à un niveau élevé.

CE QU'AIME LA FEMME

Les caresses ont le pouvoir à la fois d'exciter et de détendre les femmes, les préparant ainsi au coït. Elles n'y sont prêtes que si elles ont été suffisamment stimulées : le vagin est alors lubrifié et prêt à accueillir le pénis. Le coït peut être très pénible si la femme n'a pas atteint l'imprégnation hormonale suffisante par des baisers et des caresses.

La plupart des hommes ignorent le temps que cela peut prendre puisque leur propre érection est très rapide.

Embrassez et caressez votre partenaire sur tout le corps. La plupart des femmes préfèrent d'abord être caressées partout ailleurs que sur les seins ou les organes génitaux, mais quand elles commencent à se sentir excitées, elles apprécient qu'on leur stimule les fesses et les seins. Ceux-ci doivent être traités avec douceur tant que la femme n'est pas parfaitement excitée ; alors elle appréciera baisers, suçotements et caresses plus passionnés. La plupart aiment qu'on leur caresse et pince les fesses, et même qu'on les fouette doucement. Attendez que votre partenaire soit suffisament excitée pour les caresses génitales (voir page 78). Toutes n'ont pas les mêmes goûts, mais la plupart préfèrent que les premières caresses génitales soient douces avant d'être de plus en plus violentes à l'approche de l'orgasme.

LE MASSAGE

Une relation sexuelle heureuse implique que chacun maîtrise les techniques de contact sexuel et non sexuel. Les gens qui ont déjà une sexualité épanouie vont s'apercevoir que le massage peut encore l'enrichir. La plupart d'entre nous peuvent encore faire des progrès.

Le massage n'a pas seulement pour effet de vous détendre et de vous concentrer sur ce que vous éprouvez quand on vous touche, il vous aide à éprouver des sensations au plus profond du corps et augmente votre capacité sexuelle. C'est parfois l'occasion pour certains de faire la première expérience de l'acmée.

Pour les femmes, le massage a le même effet que les baisers, caresses et autres formes de préliminaires, il augmente le taux des hormones sexuelles et prépare le corps au coït. C'est utile aussi pour les hommes qui ont des problèmes d'érection ou qui sont impuissants (voir : Résoudre vos problèmes sexuels).

L'un des buts du massage est de vous faire découvrir votre corps et vos sensations, aussi devriez-vous y être très réceptif. Hommes et femmes sont souvent étonnés de l'effet que leur procurent certains contacts corporels qu'ils n'auraient jamais imaginés érotiques.

POUR ATTEINDRE LE PLAISIR MAXIMUM

Apprenez chaque pouce du corps de l'aimé, c'est l'une des expériences partagées les plus agréables : prenez le temps de vous y préparer. Assumez alternativement les rôles actif et passif. Choisissez un moment où vous ne risquez pas d'être interrompus et un endroit chaud et intime. Lumière tamisée et musique d'ambiance sont utiles. Mettez vous sur le lit s'il n'est pas trop mou, ou par terre avec des coussins.

Les deux partenaires s'installent confortablement et sont complètement nus. Celui qui masse doit s'assurer que ses mains sont chaudes et de préférence huilées. Si c'est vous, concentrez-vous sur ce que vous faites à votre partenaire et sur sa réaction. Si c'est votre tour de recevoir du plaisir, étendez-vous sur le dos et profitez de chaque seconde de plaisir.

Commencez par un massage doux qui explore chaque partie du corps de votre partenaire, sauf les seins et les organes génitaux, le processus sera plus sensuel et détendu. Si vous le souhaitez, vous pouvez continuer en lui touchant les seins et les organes génitaux, et ce peut être si excitant que vous ne pourrez vous empêcher d'aller jusqu'au coït et à l'orgasme.

TECHNIQUES DE MASSAGE

Le massage consiste à appliquer une pression rythmique sur le corps de votre partenaire avec vos mains, vos pouces et vos doigts. Il existe diverses techniques pour atteindre le plaisir maximum. Le plus important, c'est de maintenir un rythme lent et régulier et une pression suffisante et de vous assurer que vos mains glissent facilement sur le corps de votre partenaire comme dans l'effleurage ci-dessous.

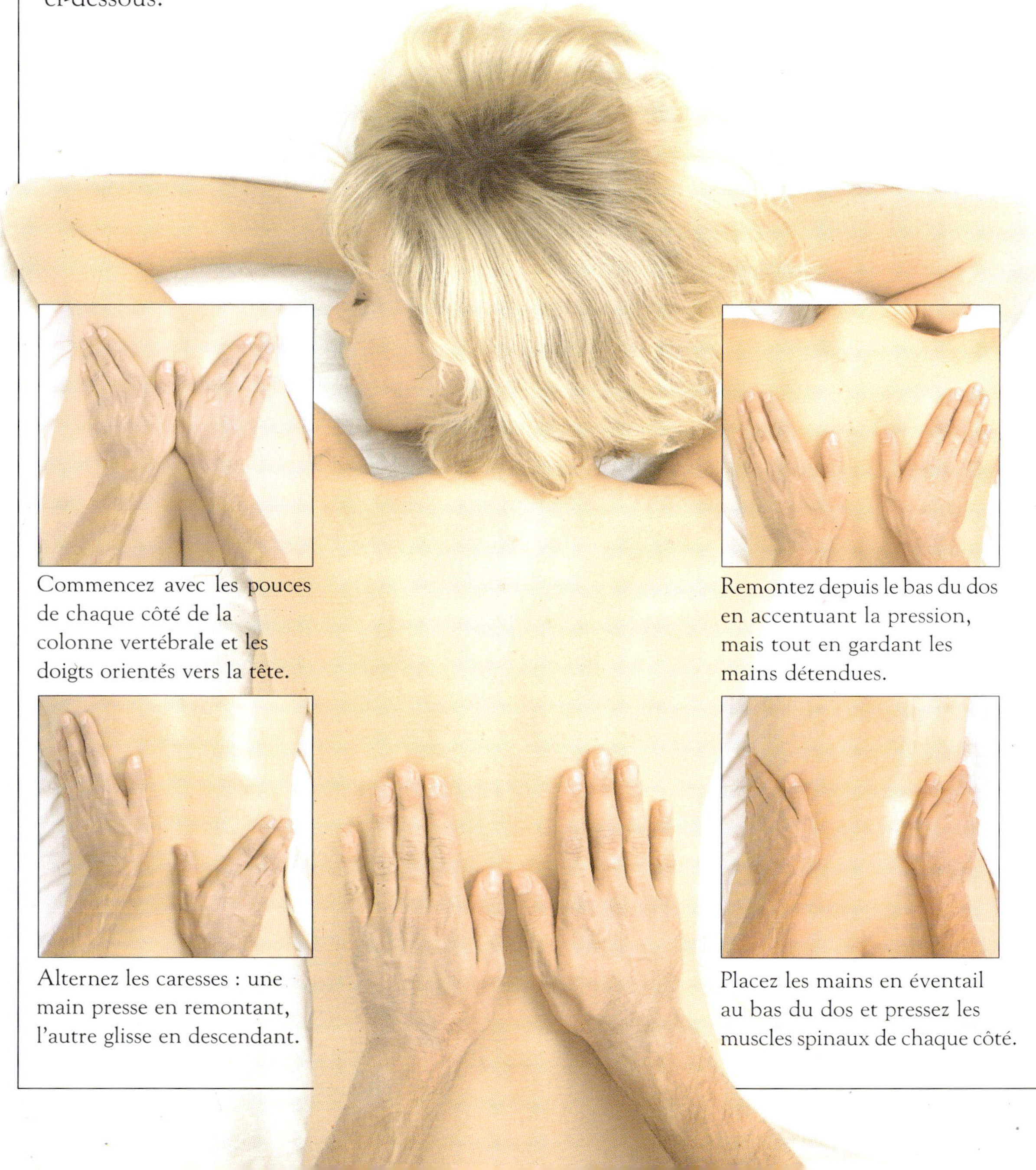

Commencez avec les pouces de chaque côté de la colonne vertébrale et les doigts orientés vers la tête.

Remontez depuis le bas du dos en accentuant la pression, mais tout en gardant les mains détendues.

Alternez les caresses : une main presse en remontant, l'autre glisse en descendant.

Placez les mains en éventail au bas du dos et pressez les muscles spinaux de chaque côté.

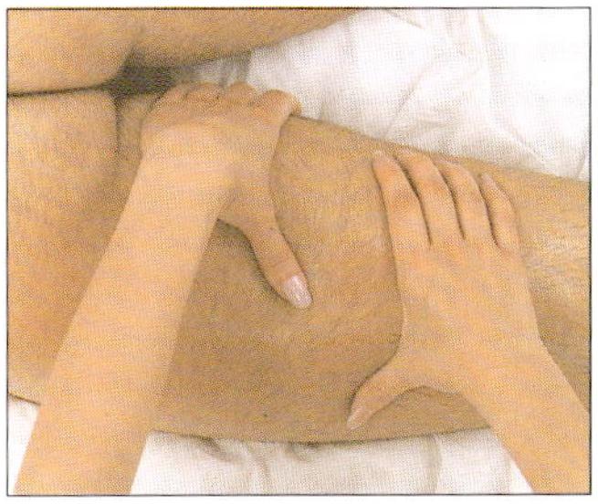

Malaxez
Surtout les régions charnues telles que hanches et cuisses ; l'effet causé peut varier selon la profondeur et la vitesse — lent et profond, ou rapide et superficiel. Soulevez, pincez et faites rouler la chair entre le pouce et les doigts d'une main avant de la faire glisser vers l'autre main.

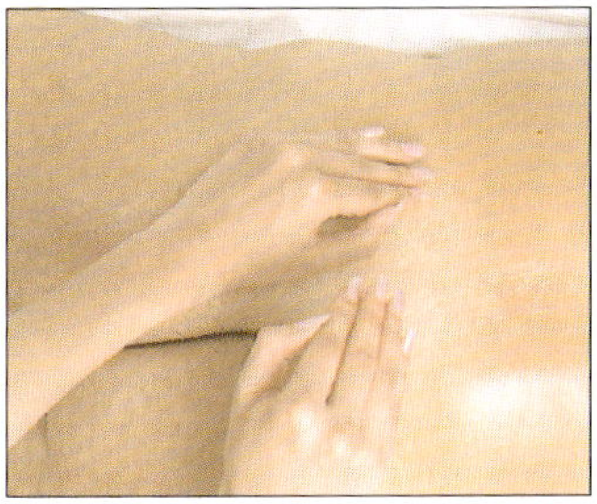

Effleurez
De petits mouvements rapides sont stimulants. Caressez tout le corps d'une main, puis de l'autre, en gardant le pouce replié et les doigts accolés. Lorsque votre main touche le corps de votre partenaire, vous devez entendre un son sourd.

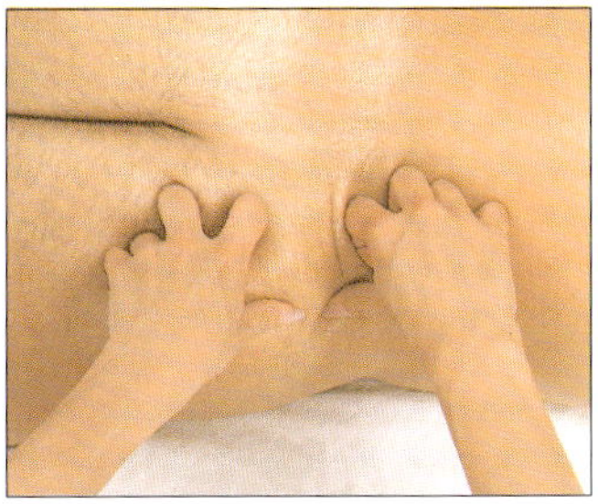

Pressez
Pliez les doigts pour fermer le poing sans serrer, appuyez la phalange médiane contre la peau et effectuez de petits mouvements circulaires. La sensation est particulièrement plaisante sur les épaules, la poitrine, la paume des mains et la plante des pieds.

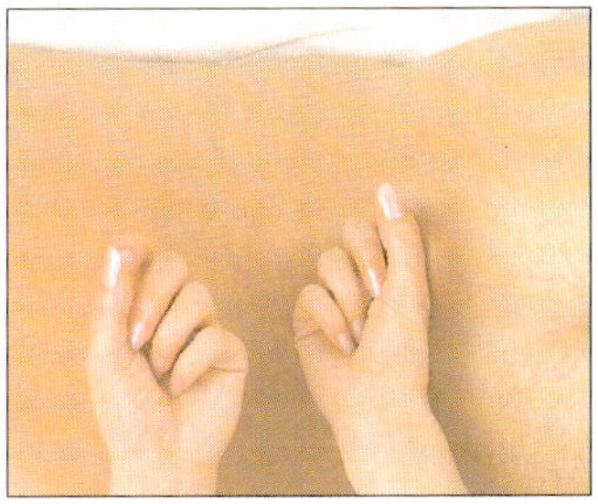

Tambourinez
Des mouvements de percussion, brusques et rythmés, pour les zones charnues et musclées. Poings fermés, doigts vers vous, tapotez la peau légèrement et alternativement avec la main. Utilisez ce mouvement à la fin du massage pour exciter votre partenaire.

Pour Aider au Massage

On trouve dans le commerce diverses huiles parfumées, qui laissent la peau douce et souple. Enduisez-en légèrement vos mains et les parties du corps que vous voulez masser. Plumes, tissus et autres matières douces peuvent être frottées sur la peau.

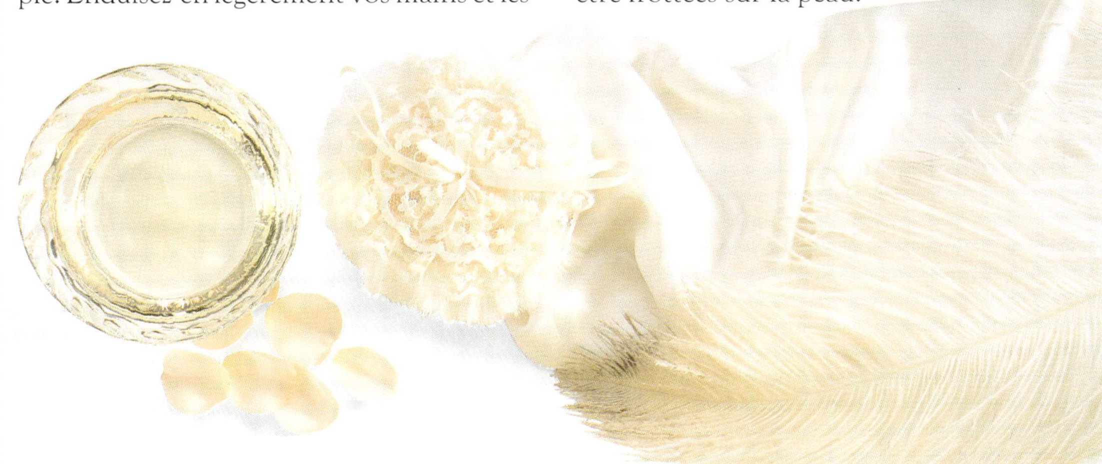

MASSAGE : CONSEILS POUR L'HOMME

Quand un homme caresse le corps de sa partenaire avec lenteur et douceur, il lui témoigne son amour. La femme a de nombreuses zones érogènes et l'homme peut prendre le temps de s'attarder sur chacune d'elles, l'effleurer d'une pression légère et de mouvements circulaires pour susciter des sensations extrêmement agréables. Tête et cou, lèvres, bouche et lobe des oreilles sont très sensibles, de même que seins, organes génitaux, ventre et fesses.

Touchez-lui le visage
Effleurez doucement les lèvres et le visage de votre partenaire. La bouche, la mâchoire, le cou et les oreilles sont des régions très réceptives.

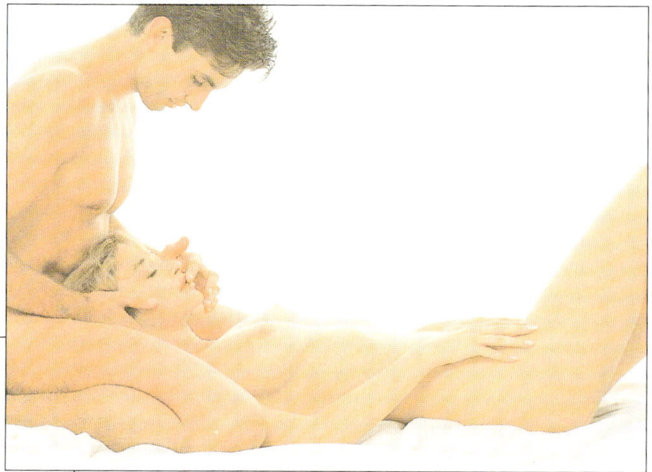

Caressez sa poitrine
Placez vos mains sur les côtes de votre partenaire et laissez-les glisser doucement vers le bas, puis remontez vers l'extérieur.

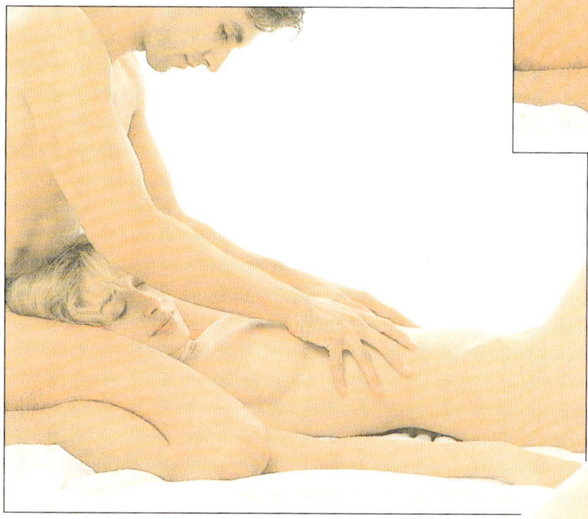

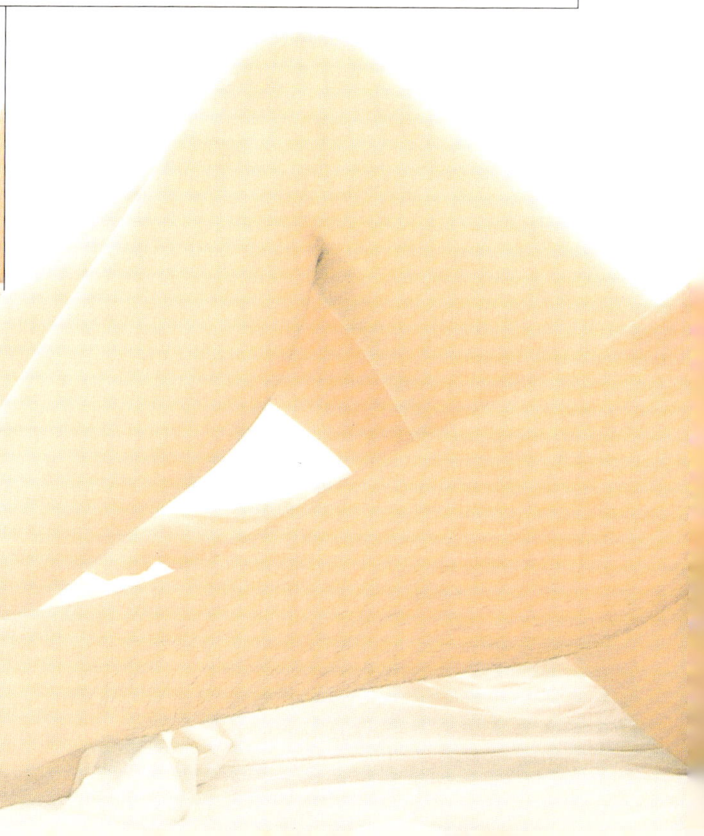

Caressez-lui les seins

Mettez vos mains en coupe et saisissez doucement ses seins par en-dessous et par les côtés. Effectuez de petits effleurages circulaires autour de ses mamelons.

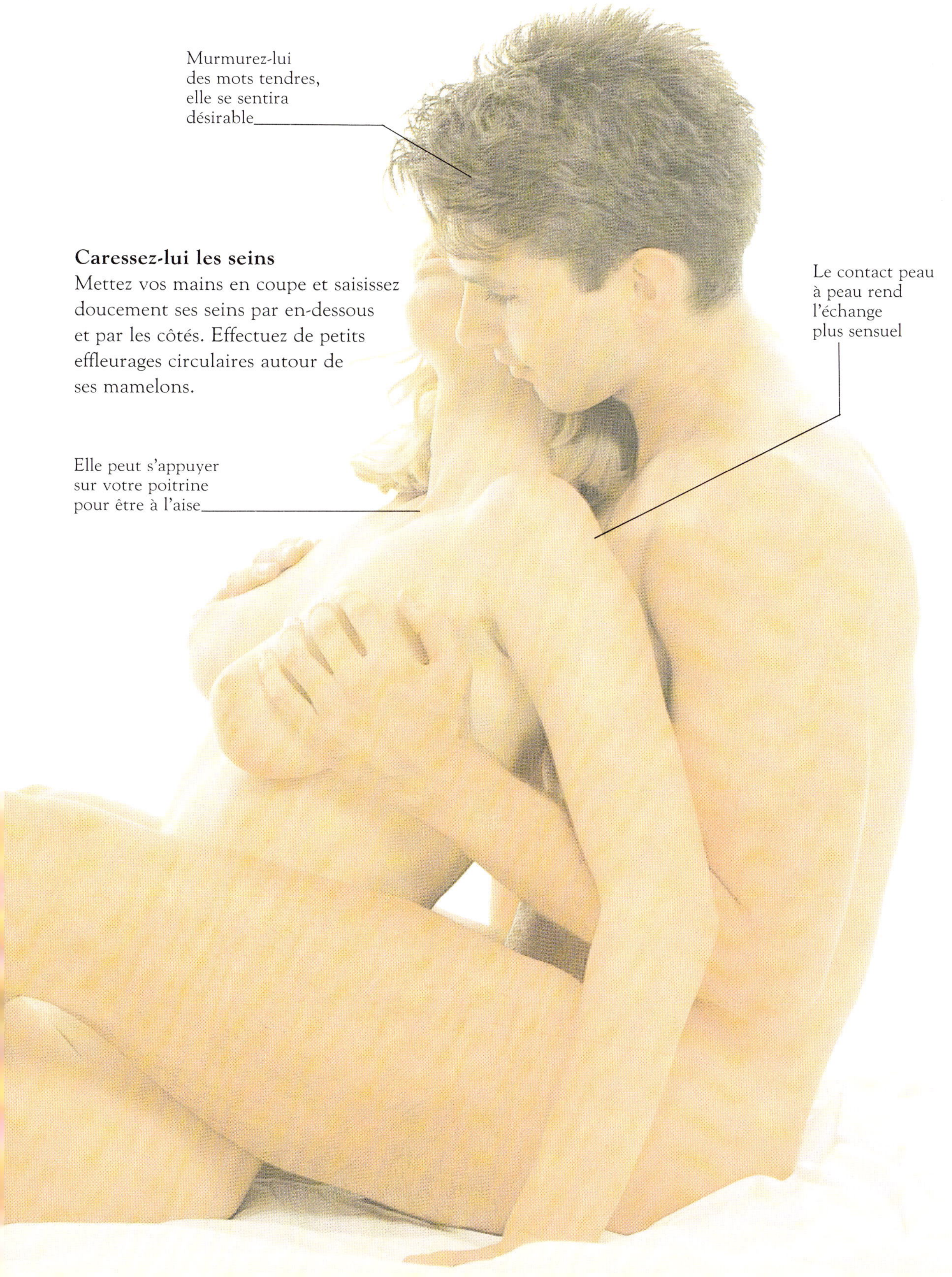

MASSAGE : CONSEILS AUX FEMMES

Outre les effleurements et les caresses, un massage sensuel comprend d'autres stimulations : embrassez, léchez, soufflez doucement, effleurez le corps de votre partenaire de vos seins ou de vos cheveux. Vous pouvez vous asseoir, vous agenouiller derrière lui ou vous mettre à califourchon sur lui pour qu'il sente la chaleur entre vos cuisses, ce qui va l'exciter. Vous pouvez utiliser le plat de la main, le bout des doigts ou le pouce. Malaxez et frottez doucement le dos et le buste de votre partenaire avec des mouvements amples et rythmés, ou faites courir vos doigts le long des flancs dans un effleurement léger et terriblement excitant. Vous pouvez également lui masser une région particulière, l'intérieur des cuisses, les fesses ou les pieds : ces zones très érogènes vont accroître son plaisir.

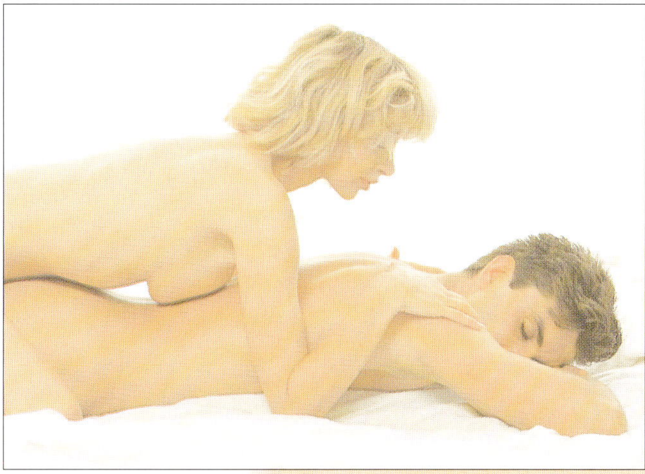

Massez-lui le dos
À califourchon sur votre partenaire, posez les mains à plat sur son corps afin d'établir le contact puis massez légèrement le dos et le buste.

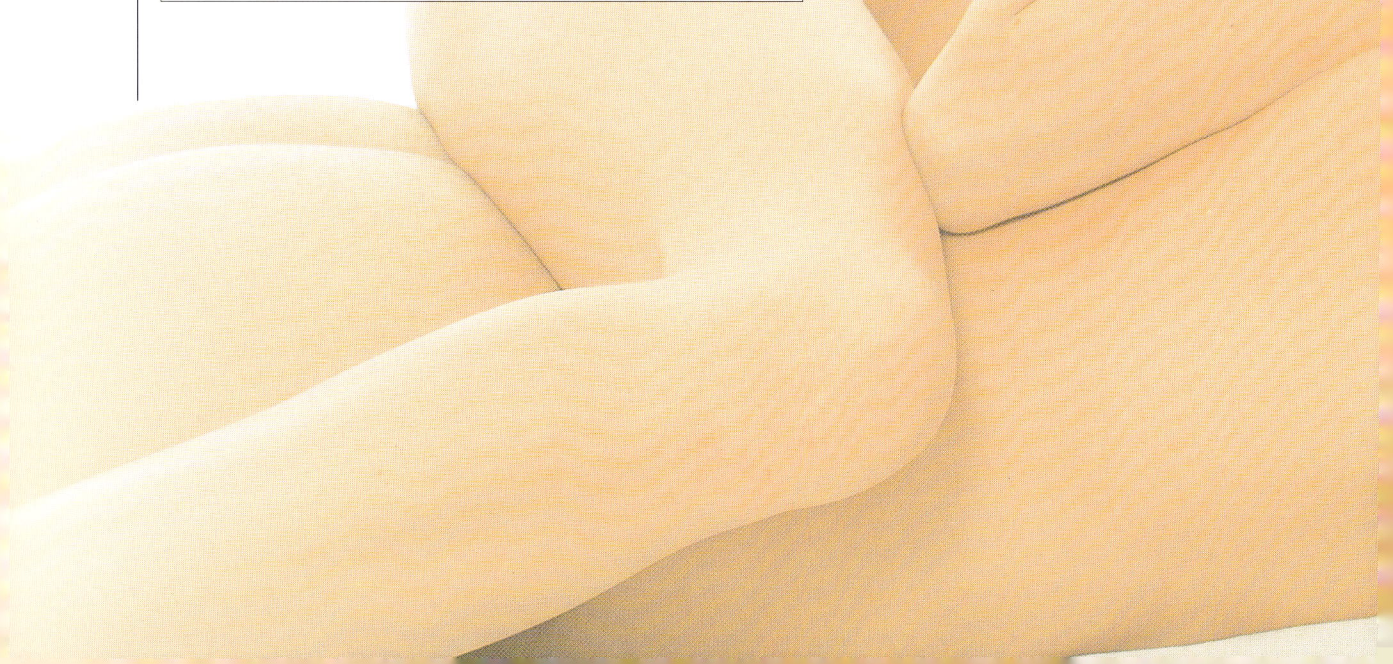

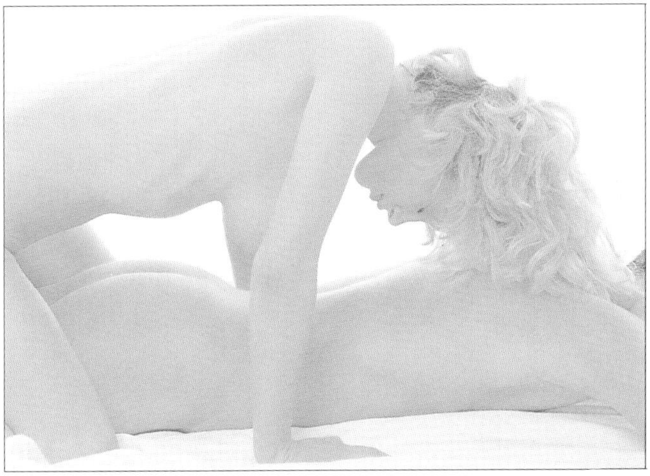

Effleurez son dos de vos cheveux
Allégez le poids de votre corps en vous arc-boutant sur les mains ou les coudes.

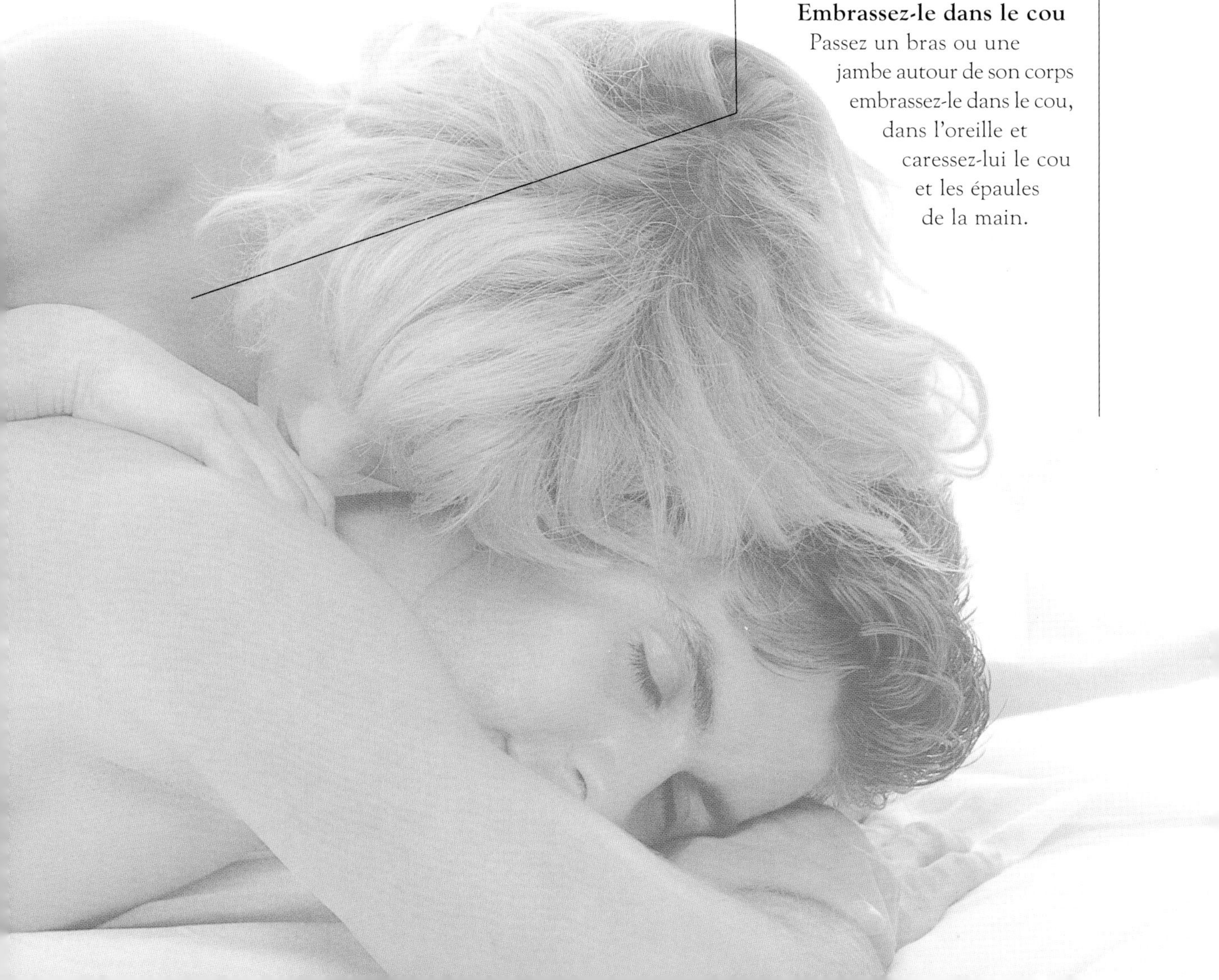

Pressez votre corps contre le sien pour accentuer l'intimité

Embrassez-le dans le cou
Passez un bras ou une jambe autour de son corps embrassez-le dans le cou, dans l'oreille et caressez-lui le cou et les épaules de la main.

LA MASTURBATION

Hommes et femmes, en majorité, débutent leur vie sexuelle par la masturbation, vers l'âge de 10 ou 11 ans. Garçons et filles jouent avec leurs propres corps depuis longtemps déjà, surtout les garçons, qui peuvent saisir leur pénis dès la première année, mais uniquement parce que c'est un appendice qui fait saillie sur le corps. Les enfants découvrent que c'est la source de sensations agréables, mais non sexuelles, vers l'âge de 3 ou 4 ans, ou peuvent se découvrir mutuellement vers 5 ou 6 ans. La masturbation proprement dite, dans le but d'atteindre le plaisir sexuel, ne commence qu'à l'adolescence, avec la production d'hormones mâles et femelles. 10 ou 11 ans semble être l'âge le plus précoce, mais elle peut survenir beaucoup plus tard, parfois à la fin de l'adolescence.

C'est seulement en l'ayant expérimenté que les gens peuvent savoir ce qu'ils préfèrent. Mais ces préférences doivent être exprimées au partenaire afin que les pratiques soient vraiment partagées.

Pour la plupart des individus, l'expérience auto-érotique est très privée, et la masturbation est l'un des sujets les plus délicats dans les couples. Peut-être la religion est-elle à l'origine d'interdits, ou bien ce comportement est-il si intime qu'il est difficile d'en parler. Nombreux sont ceux qui pensent qu'ils doivent partager tout ce qu'ils font. Ce n'est pas une nécessité, mais vous devriez tenter de communiquer à votre partenaire ce que vous ressentez.

L'auto-érotisme ne se limite évidemment pas à la stimulation de ses propres organes génitaux ; bien d'autres expériences peuvent s'y rattacher : par exemple, prendre un long bain sensuel, ou bien sentir le soleil sur votre peau ou le vent dans vos cheveux. Ne restreignez pas votre conception de l'auto-érotisme au sexe ; laissez-vous stimuler par les innombrables occasions de la vie, un matin d'hiver vif et ensoleillé, une promenade sur la plage par une belle journée, une baignade en mer ou à la piscine.

COMPORTEMENTS FACE À LA MASTURBATION

Bien des gens pensent que la masturbation est contre nature et dégoûtante, ne comprennent pas qu'on puisse perdre son temps à « ça », et encore moins que cette pratique puisse se poursuivre alors que l'on a un partenaire sexuel. La plupart des hommes, même s'ils n'expriment pas leur sentiment, ne sont pas d'accord.

Pour ceux qui acceptent de le reconnaître, la masturbation devant ou avec un partenaire, surtout si elle est mutuelle, peut être une façon très agréable et excitante de faire l'amour, surtout après de longs préludes. Les différences de comportement ne peuvent être aplanies que si vous exprimez franchement à votre partenaire votre opinion sur la masturbation. Peut-être aurez-vous la surprise de découvrir que l'idée vous tente tous les deux.

La masturbation a suscité de nombreux mythes, tous faux ; soyez sûr qu'elle ne peut entraîner aucun mal, sauf à enfreindre des prescriptions morales. C'est l'occasion de faire vous-même votre éducation. Soyez ouvert et à l'aise ; pas de hâte, de culpabilité ou de dissimulation. La masturbation peut vous procurer des orgasmes profonds et augmentera votre bien-être, votre assurance et l'estime que vous avez de vous-même.

Surtout, la masturbation ne signifie pas que la sexualité partagée est insatisfaisante ou que votre partenaire ne sait pas stimuler vos organes génitaux comme vous le désirez. La masturbation, individuelle ou mutuelle, avant ou pendant le rapport, est souvent source de riches expériences sexuelles.

Ce qu'Aime l'Homme

La masturbation masculine a toujours été un secret dont les femmes étaient exclues. Même dans le mariage, peu de femmes ont l'occasion d'y assister. Mais si vous ne savez pas comment votre partenaire se procure lui-même son plaisir, vous ne saurez pas non plus lui en donner.

Les hommes ont un endroit particulièrement sensible, le bout du pénis ; alors que les femmes ont à leur disposition tout un éventail de zones hautement érogènes (outre le clitoris, dont la réactivité est très élevée, les femmes peuvent être excitées par la stimulation des lèvres, de l'ouverture du vagin et du vagin lui-même). La stimulation du scrotum et des testicules n'est pas aussi excitante pour l'homme que celle des lèvres ou du vagin pour la femme.

L'homme concentre ses efforts sur le gland et le frein, la verge elle-même étant peu sensible et ne servant que de point d'appui pour le mouvement rythmique de la main de haut en bas.

Ce qu'Aime la Femme

La meilleure façon de découvrir comment une femme aime être stimulée, et combien de temps, c'est de regarder comment elle se masturbe. Certaines, qui se sentent coupables de leur auto-érotisme, préfèrent être masturbées par leur partenaire. D'autres pratiquent la masturbation en certaines occasions, au moment des règles, et n'en parlent pas à leur partenaire. D'autres encore, les femmes plus « libérées » y ont facilement recours pour résoudre les tensions sexuelles. Et parce que la stimulation génitale directe et continue est nécessaire à l'orgasme féminin, certaines femmes se masturbent durant le coït pour être sûres d'y parvenir.

De fait, à peine 30 % de femmes éprouvent un orgasme dans le coït, alors que 80 % y parviennent par la masturbation : l'orgasme par la masturbation plutôt que par le coït, voilà la norme.

La Masturbation est un Jeu

La masturbation est un choix et permet d'enrichir le plaisir sexuel d'un couple. Elle peut vous aider en toute occasion. Ce qui ne veut pas dire que vous êtes anormal si vous ne la pratiquez pas ; vous n'êtes pas pour autant déficient.

Rappelez-vous que la masturbation ne dit rien sur votre sexualité conjugale ; les gens qui se masturbent sans culpabilité sont plus libres dans l'expression de leur sexualité, plus proches de leurs propres réactions sexuelles et y prennent donc bien plus de plaisir que ceux qui se sentent coupables. C'est une bonne alternative au coït en fin de grossesse, juste après l'accouchement, ou après une opération gynécologique. Ou encore quand l'homme ne peut avoir d'érection.

L'Homme Peut-Il Trop se Masturber ?

Le rythme de la masturbation masculine peut aller d'une fois par mois à deux ou trois fois par jour. Presque tous les hommes évoquent les prétendus effets de la masturbation sur le cerveau, mais la plupart considèrent que le niveau dangereux se situe au-dessus de leur propre pratique. Un homme qui se masturbe une fois par mois considérera que le faire deux fois par semaine est excessif, et peut provoquer des maladies mentales, tandis qu'un homme qui se masturbe deux ou trois fois par jour imagine que le seuil à ne pas dépasser dans la crainte de conséquences dangereuses pour le système nerveux est de cinq ou six fois par jour. Aucun homme ne pense que sa propre fréquence masturbatoire puisse être trop grande et dangereuse.

La notion de masturbation excessive ne se réfère à aucun critère médical, et rien ne prouve qu'elle peut provoquer des maladies mentales. En revanche, tel peut être le cas si l'homme ne se masturbe pas assez souvent ou assez longtemps. Une masturbation épanouie est source de plaisir, de sensualité et de contrôle de soi.

La Femme Peut-Elle Trop se Masturber ?

Pour la plupart des femmes, la masturbation est la première pratique sexuelle. Bien peu ont une idée précise de leur anatomie sexuelle et ne sauraient dire où elles aiment être stimulées si elles ne l'avaient déjà expérimenté grâce à la masturbation. La fille a ainsi l'occasion de découvrir sa sexualité et de connaître ses préférences. Elle y fait l'expérience des premiers orgasmes.

Les femmes n'arrivent pas à l'orgasme aussi facilement que les hommes ; par la masturbation, elles apprennent ce qu'elles aiment et ce qui les excite, ce qui apaise leurs inhibitions, leurs craintes, leur permettant de se laisser aller. Si elles atteignent ainsi l'orgasme, elles y parviendront plus facilement par la suite.

Pour les femmes âgées, qui ont un partenaire ou non, la masturbation est utile. Elle augmente la lubrification alors que la sécheresse du vagin rend le coït douloureux. Qu'elle soit pratiquée couramment ou seulement après la perte du partenaire, la masturbation est pour la femme une pratique sexuelle idéale, qui permet d'accéder facilement à l'orgasme, et qui assure une vie sexuelle longue.

CE QUE FONT LES HOMMES

C'est seulement en expérimentant, que chacun peut découvrir comment il aime être stimulé. Certains touchent très légèrement la surface du gland ; d'autres empoignent et caressent l'organe dans sa totalité en des mouvements vigoureux que d'autres trouveraient désagréables voire même douloureux. Souvent les hommes préfèrent la stimulation du gland seul, ou se contentent de manipuler le bout du pénis ou le frein, ou tirent pour stimuler toute la zone du gland. La plupart saisissent la totalité de la verge et la caressent d'un geste rythmique dont la rapidité, l'amplitude et la fermeté varient selon les hommes.

Beaucoup ne savent pas se masturber ; vouloir y arriver très vite est une erreur lourde de conséquences : ces hommes risquent par la suite d'associer masturbation et éjaculation avec l'idée de se débarrasser rapidement d'une tension sexuelle.

À l'approche de l'éjaculation, la plupart accélèrent le rythme de leurs frictions sur la verge. Au moment où ils éjaculent au contraire ils cessent tout frottement ou ralentissent le mouvement. Le gland, en effet, est hypersensible après l'éjaculation (ce que les femmes ignorent généralement car elles ont d'autres attentes en ce qui les concerne. Voir ci-contre). Il peut être douloureux pour l'homme que sa partenaire continue à vouloir le masturber juste après l'éjaculation.

Certains hommes lubrifient leurs mains pour réduire le frottement et accroître le plaisir. Les lotions pour le corps ou les mains, les huiles de massage ont leurs adeptes et contribuent à rendre l'expérience encore plus agréable.

CE QUE FONT LES FEMMES

Il n'y a pas deux femmes qui fassent la même chose ; il est rare qu'elles manient directement le gland du clitoris, hypersensible, surtout après l'orgasme. Il faut prendre garde à ne pas le toucher directement, sauf si la femme désire faire remonter l'excitation sexuelle. Certaines bougent le corps avec sensualité, d'autres restent immobiles et seules leurs mains s'activent.

Celles qui manient le clitoris le font le plus souvent à travers le capuchon, à droite si elles sont droitières, et inversement si elles sont gauchères. Beaucoup alternent : la manipulation trop intense d'une zone délimitée peut éteindre les sensations. Changer de côté réveille la sensibilité et permet à l'excitation de se maintenir.

Rares sont les femmes qui se limitent au clitoris. La plupart stimulent toute la vulve. La région du périnée tout entière est extrêmement sensible au toucher, la stimulation des petites lèvres peut être aussi excitante que celle du clitoris ou des grandes lèvres.

Durant la masturbation, la plupart des femmes activent le corps du clitoris sans arrêt jusqu'à l'orgasme. Il faut savoir que la réaction de la femme à l'orgasme est opposée à celle de l'homme, chez qui cesse aussitôt toute stimulation de la région pelvienne. C'est souvent l'arrêt prématuré de la stimulation du clitoris pendant le coït qui est responsable de l'insatisfaction de la femme.

À la différence de l'homme, la femme qui se masturbe souvent ne se contente pas d'un seul orgasme et peut sans fatigue en éprouver plusieurs.

Certaines techniques — faire rouler un objet entre ses cuisses ou obtenir un orgasme par la simple contraction des muscles du périnée par exemple — peuvent être difficiles à mettre en œuvre en présence d'un partenaire. La femme devra alors modifier sa pratique pour tenir compte de son compagnon.

STIMULER UNE FEMME

Le clitoris étant très sensible, soyez délicat. Ne le touchez pas directement, à moins que votre partenaire ne vous le demande. La plupart des femmes préfèrent les pressions indirectes. Vos doigts doivent être bien lubrifiés, servez-vous des sécrétions vaginales, de salive ou de gels lubrifiants pour ne pas l'irriter.

Pour donner le maximum de sensations sur la zone la plus large, servez-vous de toute la main — doigts et paume — plutôt que d'un seul ou de deux doigts. Il existe deux types de mouvements : circulaire ou vibratoire.

Dans le premier cas, couvrez la zone du clitoris de votre main, pressez doucement en effectuant des mouvements circulaires.

Placez votre main de telle sorte que la partie inférieure de la paume se trouve juste au-dessus du clitoris, au sommet de la vulve, et s'appuie sur les os du pubis de chaque côté, que vous pouvez presser fermement pendant la friction.

Vous pouvez également presser doucement la main, paume placée sur l'ouverture de la vulve, afin que vos doigts entourent le clitoris ; puis effectuez des mouvements circulaires appuyés.

Dans le second cas, couvrez tout le pubis de votre main et effectuez un mouvement vibratoire rapide où les doigts frotteront le clitoris dans les deux sens. Puis, la main immobile, mettez un doigt de chaque côté des petites lèvres et pressez-les d'un côté et de l'autre. En appuyant fermement au travers des plis, frottez chacune des petites lèvres sur la base du clitoris.

Beaucoup de femmes aiment qu'un doigt les pénètre pendant la stimulation du clitoris. Assurez-vous que votre ongle est court avant d'introduire votre majeur dans le vagin, et maintenez les autres doigts pliés pour qu'ils continuent à presser le clitoris. Vous pouvez entrer et sortir doucement le doigt en pressant la paroi antérieure du vagin. Frottez aussi le bout de votre pénis contre le clitoris.

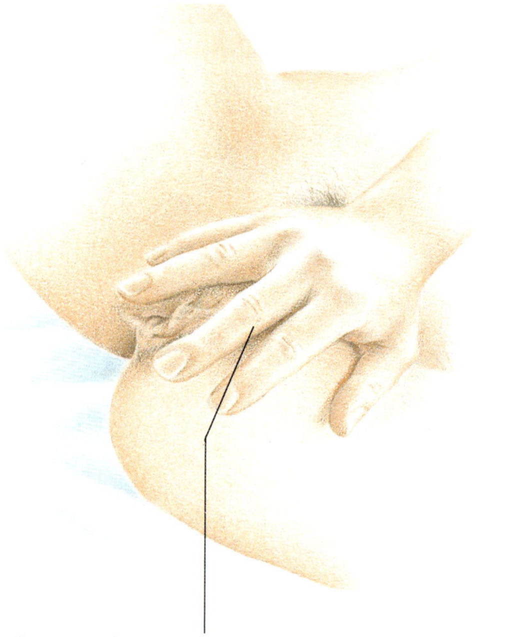

Couvrez de votre main tout le périnée et l'ouverture du vagin de votre partenaire et pressez doucement dans un mouvement circulaire.

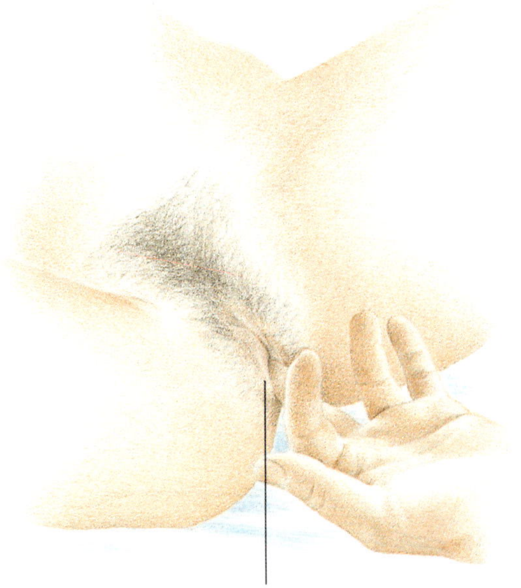

Quand votre partenaire est assez lubrifiée, introduisez votre doigt dans son vagin et faites-le doucement entrer et sortir tout en gardant le contact avec le clitoris.

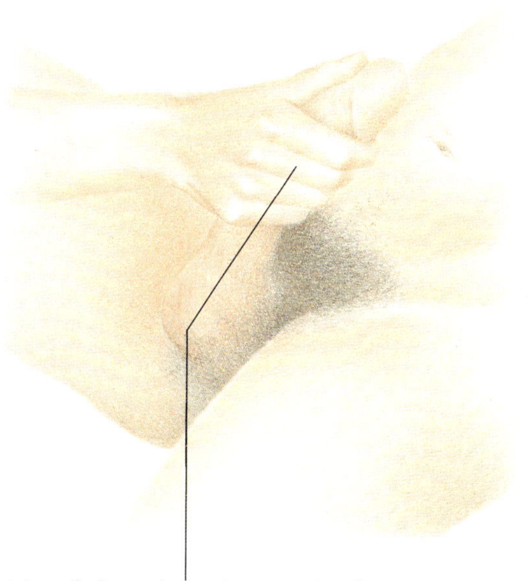

Saisissez le haut du pénis pour stimuler sa partie inférieure ainsi que le frein et le gland.

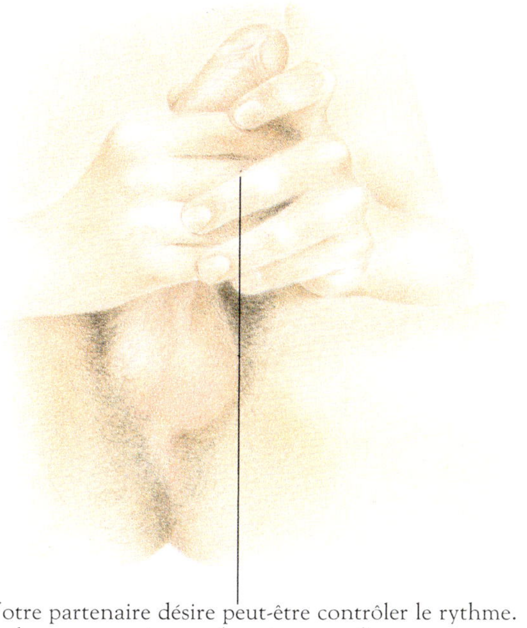

Votre partenaire désire peut-être contrôler le rythme. Il placera ses mains sur les vôtres tandis que vous saisissez son pénis d'une main douce et ferme, en imprimant à la verge un mouvement rythmique de haut en bas, plus ou moins rapide suivant les hommes.

STIMULER L'HOMME

Savoir stimuler le pénis est un atout maître pour une femme. Les hommes d'un certain âge ont souvent besoin de cette excitation directe pour leur érection, mais tous apprécient les sensations que cela leur procure. Vous pouvez utiliser ces techniques pour enrichir ou pour remplacer le coït et varier les approches comme vous le désirez : faire rouler le pénis entre vos paumes, le caresser doucement du bout des doigts ; le presser puis le relâcher, ou frotter le bout de vos doigts contre le frein, ou caresser le pénis entre vos seins.

Pour augmenter les sensations, surtout si l'érection de votre partenaire est difficile, utilisez un lubrifiant (voir page 85).

Commencez par vous placer du bon côté, à droite si vous êtes droitière, à gauche si vous êtes gauchère. Saisissez fermement son pénis en mettant votre pouce tout près de son nombril. Déplacez votre main de haut en bas dans un mouvement rythmique sans relâcher votre pression, en l'accentuant sur la zone la plus sensible, l'extrémité du pénis. Essayez des mouvements amples ou rapides pour voir ce qu'il préfère. Un rythme lent prolonge le plaisir, un rythme rapide l'intensifie et l'amènera plus vite à l'orgasme.

L'extase est imminente quand les muscles de votre partenaire, particulièrement ceux des cuisses, se contractent tandis que sa respiration s'accélère. Les testicules se rapprochent du corps et peuvent être gonflés. Le gland devient plus foncé et augmente un peu de volume. Une ou deux gouttes de liquide pré-éjaculatoire peuvent apparaître au bout du pénis.

Votre partenaire souhaite que vous poursuiviez la manipulation jusqu'à la fin de l'éjaculation et au relâchement de sa tension. Cessez ensuite de toucher le pénis qui est alors hypersensible. La plupart des hommes préfèrent que toute caresse génitale soit interrompue pour un petit moment.

CARESSES BUCCO-GÉNITALES

La fellation, le léchage, ou toute autre stimulation du pénis avec la bouche, suivie ou non d'éjaculation, sont presque toujours le meilleur moyen de stimuler un homme. Tous trouvent cela très excitant.

Pour les hommes, la bouche est à la fois semblable au vagin, mais bien plus excitante, notamment parce que la langue du partenaire joue un rôle actif. La bouche se prête tout particulièrement au plaisir sexuel car elle permet de nombreuses pratiques : caresser, embrasser, lécher, pénétrer. Elle est aussi le lieu de nombreuses sensations, au nombre desquelles les goûts et les odeurs du corps du partenaire.

Le cunnilinctus (cunnilingus), qui consiste à lécher et fouiller de la bouche et de la langue la région vaginale, est très excitant pour de nombreuses femmes. La langue, plus douce que les doigts, provoque des sensations plus variées. Beaucoup d'hommes acceptent — même s'ils ne le recherchent pas — de le pratiquer.

La sexualité bucco-génitale est intime et requiert de la part des deux une confiance mutuelle. Elle peut devenir douloureuse si les partenaires ne sont pas attentionnés. Mais elle est une source de satisfaction car une telle intimité suppose l'acceptation totale de l'autre. Pour certains, les caresses bucco-génitales sont l'expression ultime de l'amour.

POUR QUE CE SOIT AGRÉABLE

La crainte que l'éjaculation se produise dans la bouche peut être écartée si les deux partenaires s'entendent au préalable. Si vous souhaitez éviter l'éjaculation dans la bouche, il faut que votre partenaire puisse se retirer à temps et vous prévenir de poursuivre la stimulation à la main. La crainte d'étouffer est facile à écarter : la femme peut en effet contrôler quelle longueur du pénis elle prend dans sa bouche ; elle peut aussi maintenir le bas du pénis dans sa main de façon à retenir la pénétration.

S'inquiéter quant aux odeurs corporelles n'a pas lieu d'être si vous vous lavez quotidiennement. L'odeur de l'excitation sexuelle est au contraire agréable et peut accroître encore le désir. La femme ne doit pas chercher à cacher le parfum de sa peau par des déodorants et des sprays, qui peuvent être désagréables à son partenaire : beaucoup d'hommes apprécient le goût acidulé des sécrétions vaginales.

Ne vous laissez pas emporter au point de mordre les organes génitaux de votre partenaire. Ne les frappez pas, ce peut être dangereux. Ne pratiquez jamais ces caresses si vous êtes enrhumé ou si vous avez une infection génitale. Évitez également ces pratiques avec un partenaire occasionnel dont vous ne connaissez pas l'histoire : le virus du SIDA semble se transmettre particulièrement bien de cette façon.

LE CUNNILINCTUS

Certains hommes le pratiquent parce qu'ils le trouvent très excitant, d'autres uniquement pour faire plaisir à leur partenaire. Si vous appartenez à ce second groupe, ne montrez jamais à votre partenaire que c'est pour vous une corvée. Concentrez-vous plutôt sur l'idée que vous êtes sûr de lui procurer ainsi un plaisir intense. Pensez à vous servir de vos mains pour caresser ses seins, ses cuisses et ses fesses en même temps.

Si votre partenaire semble hésiter, rassurez-la, surtout s'il vous semble qu'elle s'inquiète de l'odeur et du goût de ses organes génitaux. Cela ne devrait pas vous être difficile, votre corps aussi a une odeur et un goût.

COMMENT LUI DONNER LE MAXIMUM DE PLAISIR

Les femmes n'atteignent l'orgasme que si elles sont stimulées directement, et la meilleure chose que puisse faire un homme est d'apprendre à connaître ses zones érogènes, ainsi que les gestes et les rythmes qui la stimulent le mieux. Le clitoris est le point le plus sensible de l'anatomie féminine et c'est un endroit délicieusement tendre. Mais dans un premier temps, préoccupez-vous plutôt des petites lèvres et de l'entrée du vagin.

Commencez par lui embrasser et lui lécher le bas du ventre et l'intérieur des cuisses en descendant peu à peu vers la vulve. Puis caressez de votre langue la région génitale, léchez tous les plis avant d'aboutir au clitoris. Faites pénétrer votre langue dans son vagin, si votre partenaire apprécie.

Écartez de la main ses petites lèvres, puis stimulez doucement son clitoris avec la langue — fouillez et sucez d'abord, puis faites vibrer votre langue rapidement sur le clitoris. Votre partenaire devrait pouvoir atteindre rapidement l'orgasme. Juste après l'instant culminant, elle préfèrera sans doute que vous cessiez toute stimulation pour un petit moment.

Prenez garde à vos dents. Laissez-les à l'abri de vos lèvres, ne mordez pas ses organes génitaux, ce qui peut être très douloureux. Veillez aussi à ce que vos ongles ne soient pas trop longs.

Descendez tout le long de son abdomen en l'embrassant et la léchant.

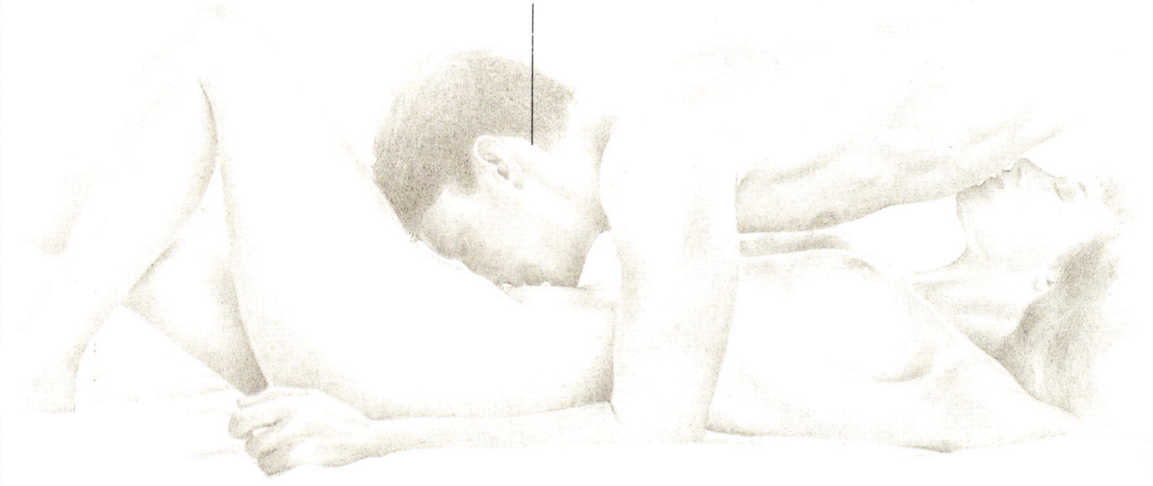

LA FELLATION

Cherchez une position confortable ; votre partenaire peut être étendu, c'est relaxant pour lui, mais vous pouvez aussi vous agenouiller devant lui tandis qu'il reste debout ou assis. Veillez à ce qu'il soit propre. Vous pouvez prendre un bain ensemble, ou vous pouvez le laver et en faire un jeu préliminaire. Pendant que vous pratiquez la fellation, caressez-lui tout le corps avec vos mains pour redoubler encore son plaisir.

Commencez par embrasser et lécher son pénis ; puis, en tenant la verge d'une main, léchez le bout du pénis en effectuant de petits mouvements circulaires de la langue. Glissez le bout de la langue dans la fente du méat. Puis explorez tout le rebord du gland en donnant de petits coups de langue sur le frein.

Quand vous vous sentez prête à prendre son pénis dans votre bouche, couvrez vos dents de vos lèvres et prenez le bout du pénis. En continuant à protéger vos dents, déplacez votre bouche de haut en bas du pénis en laissant votre partenaire guider votre rythme par des pressions de la main sur votre tête. Maintenez un rythme et une pression constants. Prenez garde de ne pas trop incliner le pénis vers le bas quand vous le sucez ; ce peut être douloureux.

Augmentez peu à peu le rythme jusqu'à ce que votre partenaire atteigne l'acmé. Si vous ne souhaitez pas qu'il éjacule dans votre bouche, retirez-vous tout en continuant à le stimuler de la main, ou passez au coït.

Vous allez prendre plaisir à la fellation et vous pourrez rechercher de nouvelles sensations. Essayez d'enrouler votre langue autour du pénis quand il est dans votre bouche, poussez-le pour le faire entrer profondément et sortir, ou sucez-le.

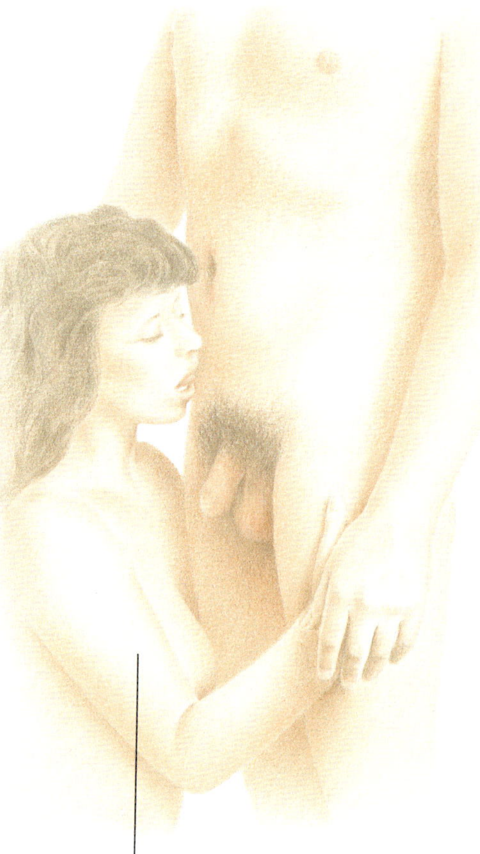

La femme peut embrasser et caresser son partenaire sur l'abdomen, les cuisses, les fesses, puis le pénis et le scrotum.

Gardez une main sur la verge ou le scrotum et stimulez le gland avec vos lèvres et votre langue.

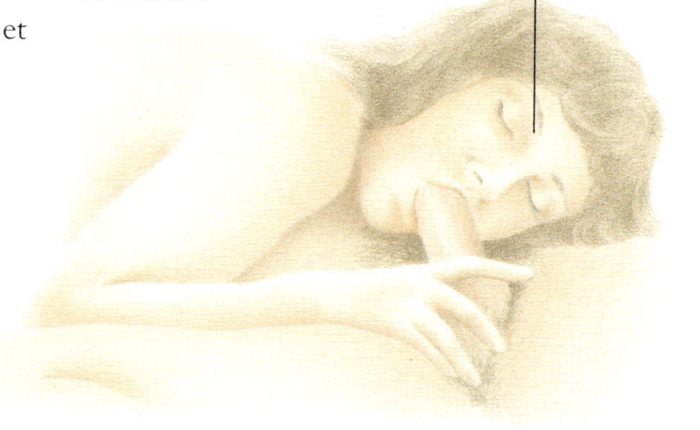

STIMULATION ANALE

L'anus et la région environnante sont très sensibles ; pour certains, cette zone est la plus érogène. La région anale est très innervée, et ces nerfs suivent le même trajet que ceux du pénis ou du vagin. La stimulation anale est donc une source de grande satisfaction sexuelle, et il n'est pas possible de la remplacer par d'autres moyens. L'orgasme qui suit la stimulation anale est particulièrement délicieux.

La forme la plus simple de stimulation anale consiste à toucher l'anus de votre partenaire au moment du coït ou des caresses buccales. Les sensations peuvent être plus intenses si vous glissez un doigt dans son rectum. Veillez à bien le lubrifier et assurez-vous que votre ongle est net. Ne le faites jamais en cas d'infection du doigt.

Une autre technique pour l'homme consiste à utiliser la fente des fesses de la femme à la place du vagin. Si la femme contracte ses muscles et fait tourner son bassin, l'homme peut se glisser en elle et atteindre de cette façon l'orgasme.

La pénétration anale augmente le risque de SIDA et, si elle est très fréquente, risque de relâcher le sphincter anal et de provoquer l'incontinence. Mais l'aspect illicite de cette pratique (elle est illégale dans de nombreux pays), la façon dont elle met en œuvre domination et soumission, ainsi que les sensations particulières qu'elle procure sont des raisons suffisamment attrayantes pour qu'un certain nombre d'hétérosexuels s'y livrent.

STIMULER L'HOMME

La prostate et les voies arrière procurent, quand elles sont stimulées, des sensations intenses ; cette pratique est particulièrement utile si la virilité de l'homme est chancelante. Assurez-vous que votre doigt — ou vos doigts — sont bien lubrifiés (le manque de lubrification peut être douloureux), et faites-les pénétrer dans le rectum. Pour stimuler la prostate, pressez sur la paroi antérieure du rectum, légèrement vers le bas, tandis que vous appuierez plus fermement derrière le scrotum avec le bas de la main.

STIMULER LA FEMME

Introduisez très doucement un doigt bien lubrifié dans son rectum ou faites-le entrer et sortir doucement. Maintenez avec le bas de la paume une pression ferme du talon de la main sur la région entre la vulve et l'anus. Demandez à votre partenaire de résister à votre doigt : le sphincter anal va se contracter, puis se relâcher.

Ne touchez pas le vagin avec un doigt que vous avez inséré dans l'anus avant de l'avoir soigneusement lavé aussitôt après.

Les Accessoires Sexuels

Hommes et femmes réagissent sexuellement à l'environnement, l'ambiance et l'atmosphère. Une lumière tamisée, des couleurs douces, une musique diffuse, des parfums, des voix mélodieuses ainsi que des vêtements doux et aguichants diminuent les inhibitions et multiplient les possibilités d'intimité. Il existe cependant une grande variété d'objets et de techniques qui permettent d'augmenter le plaisir sexuel et sont parfois nécessaires à certains.

Le Vibromasseur

Les premiers vibromasseurs étaient façonnés sur le modèle du godemiché, ce pénis artificiel utilisé par les deux sexes depuis des millénaires. La variante la plus récente de cet accessoire traditionnel est le vibromasseur à piles disponible dans tous les sex-shops. Les vibromasseurs

L'Homme et le Vibromasseur

Il y a peu de chance que le vibromasseur ait sur l'homme un effet aussi explosif que sur la femme, mais il peut cependant augmenter considérablement son plaisir.

La région située à la racine du pénis et devant l'anus est très sensible aux vibrations profondes. Appliqué en cet endroit, le vibromasseur augmente le plaisir sexuel. Toute la verge, surtout le dessous, très sensible aux vibrations, l'est de plus en plus à l'approche du point culminant du plaisir. Les sensations autour du frein sont délicieuses et excitantes. Et cette pratique peut être employée pour guérir l'impuissance (Voir Résoudre vos problèmes sexuels).

La Femme et le Vibromasseur

Une femme qui ne parvient pas à l'orgasme dans le coït s'imagine souvent qu'elle présente une déficience. Si elle peut se donner elle-même un orgasme, la question est vite résolue : c'est là que le vibromasseur peut intervenir. Il n'y a aucun mal à obtenir par ce moyen un orgasme, qui n'est pas différent de celui qu'elle aurait atteint dans le coït. Bien plus, l'orgasme lui donnera les capacités physiques et émotionnelles d'y parvenir ensuite dans le coït.

Le vibromasseur permet de faire sauter toutes les barrières de la culpabilité, de la honte, de la pudibonderie qui empêchent tant de femmes de jouir d'une plénitude sexuelle qu'elles méritent. Certaines imposent inconsciemment à leurs organes sexuels depuis des années, la même paralysie qu'à leur esprit. Un vibromasseur électrique procure une excitation sexuelle intense, presque insoutenable, suffisante pour franchir les obstacles émotionnels et obtenir que le cerveau et les organes génitaux réagissent à l'unisson.

servent surtout à stimuler le clitoris et sont très utiles pour les femmes qui ont des difficultés à atteindre l'orgasme dans le coït.

Le vibromasseur permet d'exciter les millions de terminaisons nerveuses qui se trouvent dans les lèvres et le clitoris. L'homme peut également s'en servir pour son pénis et toute la région génitale.

Pendant le coït, le pénis pousse et tire les lèvres et le clitoris, comme s'il appuyait sur des millions de minuscules boutons qui enverraient immédiatement des impulsions électriques au cerveau. Dans un sens, plus le pénis active des terminaisons nerveuses, plus grande sera la sensation sexuelle. Aussi triste que cela peut être, le vibromasseur est bien plus efficace que nombre de pénis ; il peut solliciter au moins un million de terminaisons sensitives de plus que le pénis le plus performant, et l'orgasme est virtuellement inévitable. Cela ne veut pas dire que le vibromasseur est nécessaire et le pénis superflu. Mais il très satisfaisant de savoir que l'on peut se procurer soi-même un orgasme.

Crèmes et Lubrifiants

Les sécrétions naturelles du vagin, lubrifiantes, apparaissent dès que celui-ci est un peu stimulé, ce qui rend la pénétration facile et agréable. Mais si les préliminaires ne durent pas assez longtemps, le vagin n'a pas le temps de sécréter son lubrifiant. Certaines femmes ne produisent pas assez de sécrétions, en particulier après l'accouchement ou la ménopause. On peut alors recourir à des lubrifiants artificiels, crèmes et gels solubles dans l'eau et largement répandus.

Utilisez-en aussi pour la stimulation ou la pénétration anale, ou pour la stimulation manuelle de votre partenaire. De nombreux hommes en emploient pour la masturbation car cela facilite la friction et augmente le plaisir. Pour le massage, les huiles et crèmes parfumées ont le même usage.

Avec la pression de la société, de leur partenaire ou de leurs propres sentiments, beaucoup de femmes s'inquiètent de la présence ou de l'absence de sécrétions vaginales, signe de leur excitation. Rappelez-vous que l'érection du clitoris et la lubrification du vagin, comme d'ailleurs l'érection du pénis, sont des réflexes qui ne reflètent pas exactement notre état émotionnel. La femme peut être très excitée, même si ses sécrétions sont peu abondantes ; l'homme peut l'être, sans avoir d'érection. L'idée qu'un vagin bien lubrifié n'est destiné qu'à recevoir un pénis en érection est une vue terriblement sexiste.

Les Aphrodisiaques

Un aphrodisiaque est une drogue ou une substance qui augmente le désir sexuel. En dépit d'un certain folklore et d'efforts considérables déployés par les chimistes pour découvrir semblable substance, il n'a jamais été établi de façon décisive la qualité aphrodisiaque d'une substance, même si un grand nombre de produits chimiques, d'extraits de plantes ou d'animaux ont leurs adeptes. Certaines substances vous procurent un bien-être temporaire, qui peut tout aussi bien tenir relever de la croyance en leurs effets. Les cantharides (mouches espagnoles) absorbées parfois causent une inflammation cruelle des voies intestinales et urétrales, en particulier des muqueuses de l'urètre. Les conséquences de cette inflammation sont très graves puisqu'elle peut entraîner la mort des deux partenaires.

Les potions d'amour à base de morceaux d'animaux, de narcotiques, les amullettes en forme de phallus et les images pornographiques ont servi de tous temps à stimuler artificiellement le désir sexuel. Mais il n'y a pas d'aphrodisiaque universel, et, vu la diversité et la complexité des goûts de chacun, il y a peu de chance qu'on puisse en trouver un. L'aphrodisiaque le plus efficace demeure encore le subtil mélange de facteurs émotionnels et physiques qui vont raviver le désir sexuel, ainsi que les fantasmes érotiques, les rêves ou l'attrait qu'exercent certaines qualités chez le partenaire.

Le Matériel Érotique

À la lecture ou à la vue de matériel particulier, des sensations sexuelles peuvent apparaître chez l'homme et chez la femme, influençant leur comportement sexuel. De nombreux hommes ont recours à la littérature pornographique pour se masturber, et beaucoup de femmes y trouvent un intérêt supplémentaire pour la sexualité, même si elles refusent de le reconnaître.

Si vous parlez ouvertement avec votre partenaire de vos réactions aux stimuli érotiques, vous allez vous découvrir de nombreux points communs, y compris parmi les objets qui vous excitent ou vous rebutent particulièrement. Si nous parvenons à nous libérer des mœurs du passé, de l'aspect mécanique des premiers livres de sexologie et de nos propres réticences, nous découvrons que n'importe quelle situation peut être érotisée. Il est très rassurant de s'apercevoir que nous pouvons contrôler notre réaction sexuelle, sélectionner nous-mêmes les stimuli auxquels nous répondons, les partager avec nos partenaires, sans perdre de vue nos différences. C'est ainsi que nous nous libérons.

LES FANTASMES

Tout le monde — hommes, femmes, enfants — a des fantasmes. Le contraire serait très triste, car ils sont comme la répétition de cheminements familiers et la découverte de nouveaux sentiers entièrement imaginaires. Nous réagissons tous aux fantasmes car l'organe même du plaisir sexuel, c'est le cerveau. Siège des émotions, il est responsable de ce qui nous excite ou nous rebute sexuellement. Si nous sommes pleins de ressentiments, de chagrin, de colère, anxieux ou malheureux, même la personne la plus séduisante du monde ne nous le paraîtra pas et aucun jeu préliminaire ne parviendra à nous éveiller.

LES FANTASMES MASCULINS

- la sexualité de groupe
- regarder les autres faire l'amour
- faire l'amour en public aux yeux des autres
- faire l'amour à une autre femme que sa partenaire habituelle ; une femme célèbre, celle du voisin, une ancienne maîtresse ou une amie
- regarder deux femmes qu'il connaît faire l'amour ; l'une peut être sa partenaire, l'autre une parente, une amie, une voisine
- être contraint par une femme à un rapport sexuel
- contraindre une femme à un rapport sexuel
- contraindre une femme à la fellation
- faire l'amour dans un endroit inhabituel
- faire l'amour à trois, avec un autre homme et une femme
- faire l'amour avec deux femmes à la fois
- faire une rencontre homosexuelle
- regarder un ou plusieurs hommes faire l'amour à d'autres femmes
- être violé par une femme
- déflorer une vierge
- faire l'amour à une femme aux seins énormes
- faire l'amour dehors, par exemple sur un monument célèbre
- obtenir qu'une femme urine sur lui
- obtenir qu'une femme le pénètre analement avec un godemiché

FANTASMES FÉMININS

- faire l'amour avec son partenaire
- faire l'amour avec un ancien amant ou un autre homme que son partenaire actuel
- faire l'amour en un lieu exotique
- être contrainte à faire l'amour contre sa volonté
- faire l'amour en public aux yeux des autres
- la sexualité de groupe
- faire l'amour avec un parfait inconnu
- faire l'amour avec un homme de couleur
- faire l'amour avec une autre femme
- être prise par-derrière par un parfait inconnu sans jamais voir son visage
- se déshabiller en public
- avoir un rapport sexuel avec un animal, particulièrement un cheval ou un chien
- regarder les autres faire l'amour
- regarder son partenaire habituel faire l'amour avec une autre femme ou avec un autre homme
- avoir un esclave homme
- faire l'amour à trois, avec un autre homme ou une autre femme et son partenaire habituel
- faire l'amour dans des circonstances inhabituelles, par exemple dans une salle d'audience
- se prostituer et devoir satisfaire un grand nombre de clients
- être ligotée et violée

À l'inverse, un état d'éveil sexuel, un intérêt marqué pour la sexualité, penser au sexe, fantasmer sont des pratiques excitantes. En ce sens, il semble que le cerveau soit l'organe le plus important car il peut faire prendre aux désirs sexuels une direction ou une autre, les faire monter, ou les éteindre. Les fantasmes sont ainsi l'accessoire le meilleur marché et le plus efficace de la sexualité.

Les meilleurs fantasmes sexuels, ceux qui apportent le plus de plaisir, se mettent en place autour de situations idéales — celles qui sont irréalisables dans la vie courante. À l'inverse de ce qui se produit dans la vie réelle, ils permettent de donner libre cours à toutes les « manipulations », qui permettent d'accroître ou de diminuer l'excitation. On fait souvent appel à l'imagination pour se concentrer sur ce qui est en train d'arriver pendant les rapports amoureux. On « voit » ce qui se passe en même temps qu'on le vit ; ceci aide l'attention à se fixer sur les réactions sexuelles, leur accorde plus d'importance, et conduit le cerveau à répondre avec encore plus d'enthousiasme aux signaux d'excitation reçus. Il envoie alors des hormones qui vont augmenter la tension dans les organes génitaux.

Les fantasmes sont plutôt des images visuelles, et si certaines personnes ont du mal à les avouer, d'autres sont toutes prêtes à en parler.

Il arrive qu'une personne soit à ce point obnibulée par un fantasme particulier qu'il/elle ne puisse être excité(e) autrement. Un tel fantasme est utile pour la masturbation mais peut aller à l'encontre d'une sexualité partagée. Au lieu de vous concentrer sur la réponse de votre partenaire et sur ce que vous pouvez faire pour accroître son plaisir, vous risquez d'être obsédé par le moyen de réaliser votre fantasme, et ne pas répondre à votre partenaire.

PARTAGER LES FANTASMES

Certains pensent que tout ce qui excite leur partenaire est bon et partagent tous leurs fantasmes ; d'autres au contraire pensent qu'ils ne pourront jamais accéder aux désirs exprimés, que cela peut être très néfaste pour la relation. Les hommes, surtout, acceptent difficilement les fantasmes de leur partenaire. Le « bon objet », pensent-ils, c'est eux qui le donnent. Une femme doit être prudente avec ce genre de partenaire qui risque de prendre les fantasmes qu'elle exprime pour une critique de la façon qu'il a de faire l'amour. Mais souvent la relation tirera profit de ce fait où les fantasmes deviennent amour partagé, même sous une forme atténuée. Une part de l'attrait pour le fantasme tient à son côté extraordinaire que, ni celui qui l'a ni le partenaire ne voudraient voir se réaliser, surtout en ce qui concerne les pratiques les plus bizarres.

Partager vos fantasmes est une autre façon de rendre votre relation plus intime. Vous pouvez ajuster votre comportement sexuel à vos besoins et créer une expérience unique. Mais cette occasion de découvrir ce qui excite votre partenaire, peut aussi être source de difficultés. Le comportement imaginé doit souvent être baissé de plusieurs degrés pour être acceptable. Si, par exemple, une femme a le fantasme d'être violée et réduite en esclavage, elle ne souhaite dans la réalité qu'un peu plus d'ardeur de la part de son partenaire, sans violence. Et si l'homme avoue un fantasme où la femme le domine sexuellement, il attend de la sympathie, non du mépris de sa partenaire. Si vous ne savez pas jusqu'à quel point vous pouvez avouer vos fantasmes, prenez le temps de juger la situation.

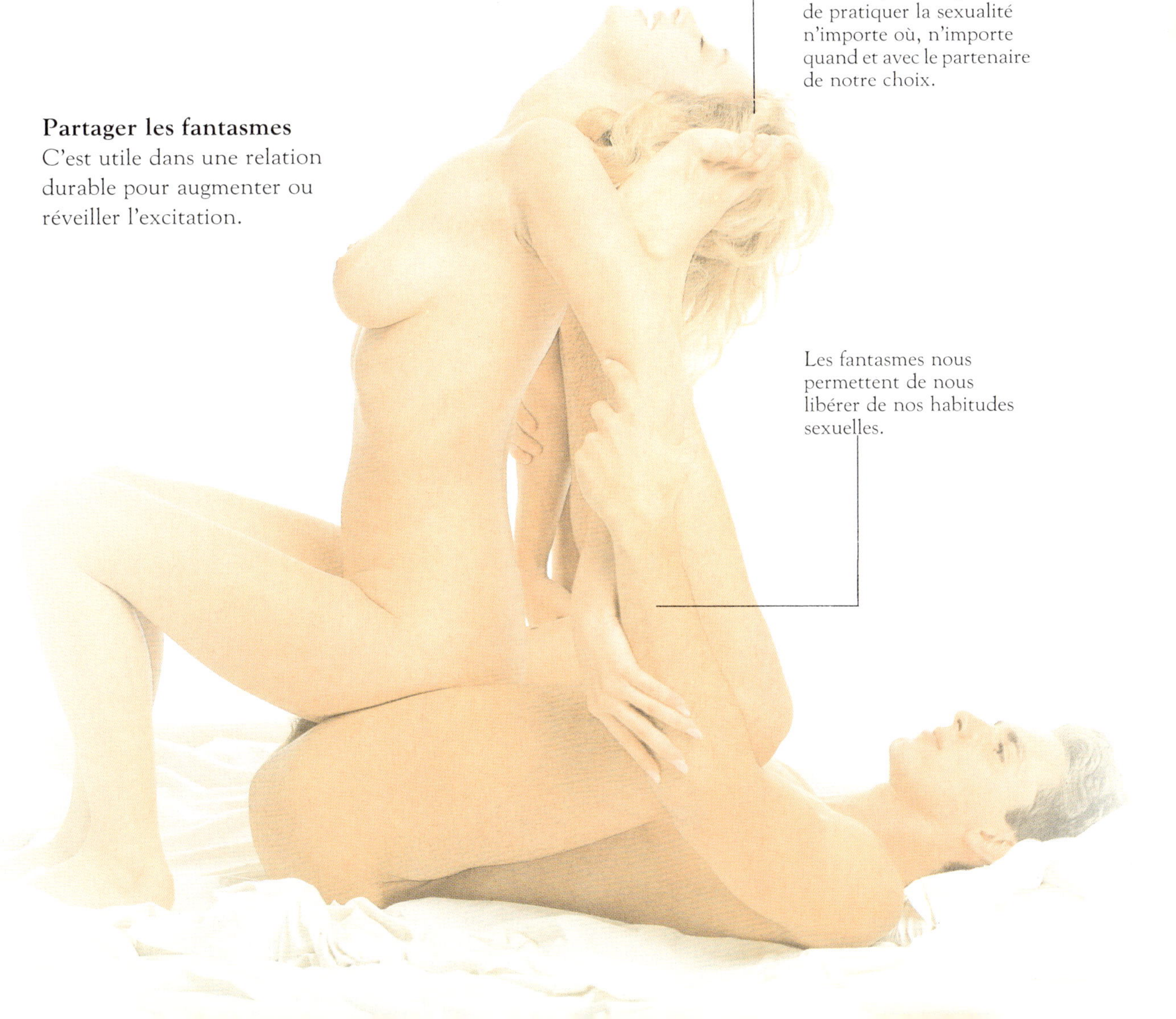

Notre cerveau est notre organe sexuel le plus puissant ; il nous permet de pratiquer la sexualité n'importe où, n'importe quand et avec le partenaire de notre choix.

Partager les fantasmes
C'est utile dans une relation durable pour augmenter ou réveiller l'excitation.

Les fantasmes nous permettent de nous libérer de nos habitudes sexuelles.

Que Font les Hommes de leurs Fantasmes ?

Les fantasmes sont une part vitale de la sexualité masculine et y jouent très tôt un rôle important. Adolescent, l'homme a recours à une série d'images pour s'exciter et se masturber, images qu'il puise dans la littérature et les films pornographiques, d'autres qu'il tire de sa propre activité mentale. Plus tard, quand il lui devient difficile d'atteindre ou de maintenir l'érection, les fantasmes lui servent à raviver son ardeur. Certains fantasmes de nature particulière peuvent aider celui qui souffre d'impuissance à résoudre ce problème. L'homme a souvent un fantasme favori, qui ne lui fait jamais défaut ; ce fantasme est si personnel qu'il peut, par crainte d'en perdre le pouvoir excitant, ne pas vouloir en parler.

Les Femmes Fantasmées

Les fantasmes masculins sont mieux connus que les fantasmes féminins car plus souvent exprimés. Les femmes produites dans la tête des hommes sont plus proches des créatures de magazines pornographiques que des femmes de la réalité. Elles sont toujours jeunes, insatiables, toujours prêtes, sans honte et très expérimentées. Si elles étaient capables d'exprimer des préférences, elles seraient ravies de tout ce qu'un homme leur fait et en demanderaient encore davantage.

Outre la femme toujours disponible, l'un des fantasmes les plus communs chez l'homme est la présence de plusieurs partenaires en même temps qui excitent son corps de différentes façons. Les fantasmes dits « pervers » sont également très répandus, notamment après un certain âge, ainsi que les comportements déviants tels qu'homosexualité, transvestisme, transsexualité ou pédophilie. L'esclavage et la sexualité anale sont aussi imaginés, souvent signe d'agressivité envers la partenaire.

Que Font les Femmes de leurs Fantasmes

Les fantasmes chatouillent les femmes au creux de l'estomac, les font frissonner et leur vagin se mouille. Les femmes qui se préparent à une rencontre sexuelle en pensant de temps en temps à la soirée qui les attend et en s'apprêtant — bain, toilette, choix des vêtements, parfum — sont plus vite excitées et prennent plus de plaisir à la sexualité que celles qui ne passent pas par de tels préparatifs.

Tout comme les hommes, les femmes ont recours aux fantasmes pour se masturber ou pour raviver leur ardeur. La moitié des femmes ont des fantasmes régulièrement pendant le coït. Les femmes qui se considèrent comme de bonnes amantes en font davantage usage que les autres, ce qui prouve que l'activité imaginaire est une arme efficace contre la répression sexuelle. Nombreuses sont celles qui pensent que cela les aide à atteindre l'orgasme en des occasions où elles n'y parviendraient pas autrement.

Les Hommes qu'Elles Fantasment

Les femmes fantasment souvent un autre homme qu'elles connaissent ou un amant imaginaire. Ce qui permet à la femme d'introduire de la diversité dans sa vie sexuelle sans trop d'effort et sans mettre en danger sa relation présente. Ce genre d'amant est idéal et dépourvu de toutes les imperfections et déficiences de leur partenaire habituel.

En seconde position viennent les scènes d'amour dans des endroits exotiques ; une plage baignée de soleil est le lieu favori. Ce genre de fantasme allège le sentiment de l'ennui quotidien.

Tout comme les hommes, les femmes imaginent qu'elles font l'amour avec plusieurs amants, ou sont contraintes d'exécuter diverses pratiques humiliantes ou interdites. Le fantasme d'être violée est une manière de se débarrasser d'une culpabilité inconsciente qui résulte d'une éducation sexuelle insuffisante.

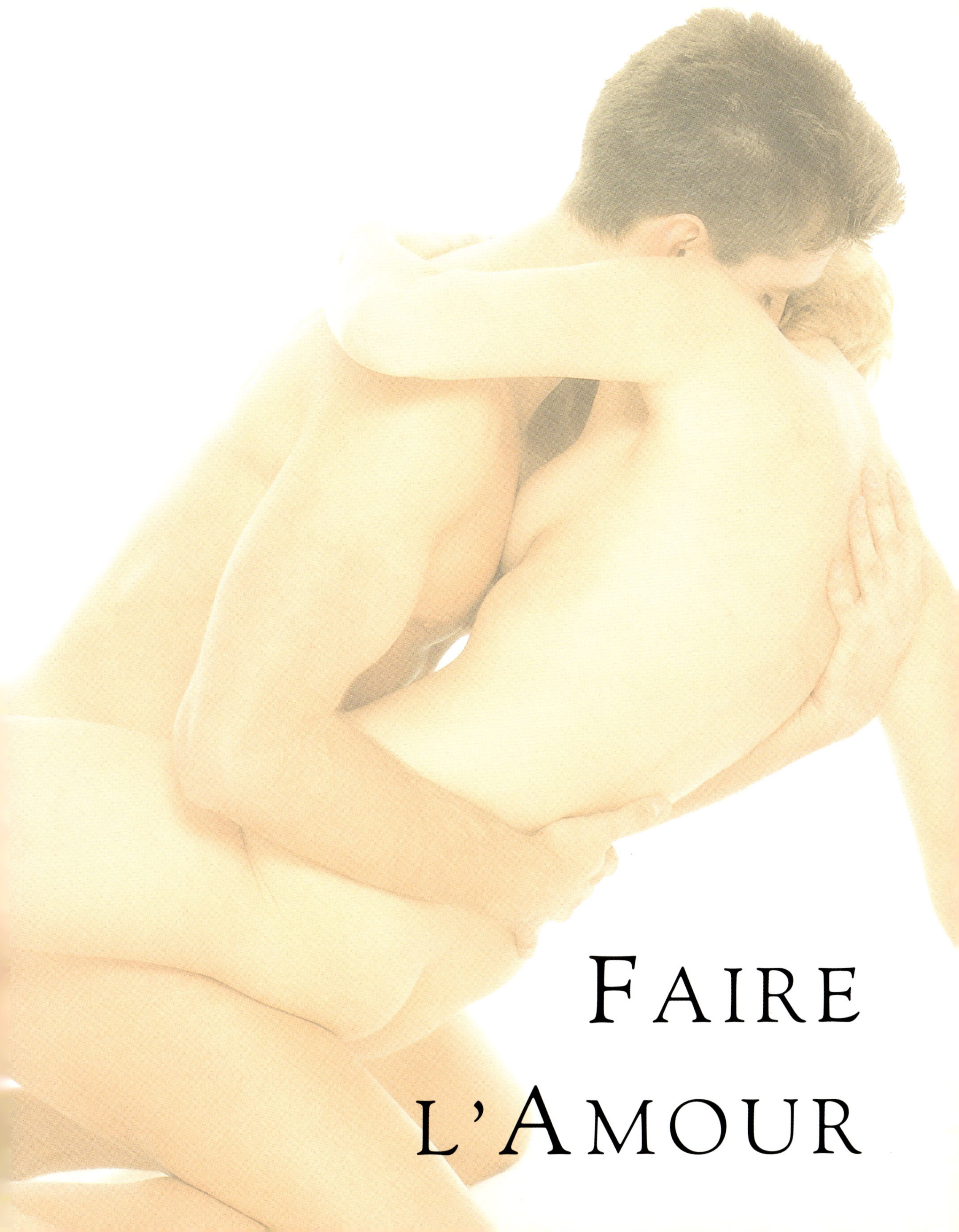

FAIRE L'AMOUR

Être un Bon Amant

Être un bon amant, c'est savoir rendre la relation excitante, ce qui veut dire explorer et maîtriser tout l'éventail des activités sexuelles ; mais en visant d'abord la satisfaction des besoins émotionnels mutuels. L'épanouissement sexuel n'est pas le résultat de techniques particulières ; il dépend des sentiments positifs que vous avez envers votre propre sexualité et celle de votre partenaire. Il n'y a pas de bonne sexualité sans bonnes relations. L'alchimie de la sexualité ne peut se développer que si les partenaires sont attirés l'un par l'autre en tant qu'individus et non pas seulement en tant que représentants de l'autre sexe. Affection, franchise, authenticité permettent aux deux partenaires d'explorer ensemble leur sexualité en gardant à l'esprit ce que l'autre aime ou n'aime pas.

L'homme oublie souvent que la femme est à la fois sentimentale et sensuelle, et que, pour elle, l'amour inclut un prologue tendre. Pour retrouver ces sentiments, rappelez-vous le moment de votre première rencontre, quand il vous suffisait d'être assis côte à côte, de parler ou de vous taire ensemble. Vous preniez alors plaisir à tous les signes d'affection — contact, regard, caresses et baisers. Votre plaisir et votre satisfaction seront plus forts si vous vous rappelez ces instants au moment de l'excitation sexuelle.

Il Faut Communiquer

Personne ne peut savoir d'instinct ce qui fait plaisir à son ou sa partenaire. À chacun de dire ce qu'il aime ou non ; ce n'est ni superflu, ni insultant. Il n'y a pas de bonne relation sexuelle sans communication.

Nous devrions tous pouvoir indiquer quelles caresses nous font plaisir, et si quelque chose est excitant ou douloureux. Les amants devraient pouvoir suggérer une autre façon de faire l'amour, poser des questions à l'autre, exprimer des désirs. L'échange de ces confidences permet de construire une meilleure relation sexuelle, tandis que son absence appauvrit la relation. Dire si quelque chose est agréable ou non, émettre des bruits encourageants, ou déplacer la main de l'autre vers un endroit où la sensation est plus agréable peuvent se faire.

Ce qui suscite le plaisir est chaque fois différent, et ce n'est pas parce que vous avez exprimé une préférence que vous n'aurez pas à l'émettre de nouveau ou que vous ne pourrez pas demander son contraire une autre fois. Des amants attentionnés ne considèrent jamais l'autre comme acquis.

Si des désirs conflictuels sont exprimés ou quand s'il y a écart entre l'excitation de l'un et de l'autre partenaire, le couple devrait pouvoir négocier. Sinon, il risque de sombrer dans une sexualité pauvre et routinière. Le meilleur partenaire peut finir par s'ennuyer après des années de même pratique, selon des séquences immuables, dans la même position, le même lit. La sexualité qui devient morne n'est bonne pour personne, surtout qu'il existe un grand nombre d'autres pratiques, nouvelles et excitantes.

Communiquer ne veut pas dire échanger des choses négatives. La meilleure communication consiste à dire ce que vous aimez et à écouter ce que vous dit votre partenaire.

Et pour que leur sexualité soit encore plus riche, les deux partenaires doivent pouvoir accepter le plaisir que donne l'autre et aimer en procurer à l'autre. La relation sexuelle la plus satisfaisante inclut la participation active de chacun. Plus vous recevez de plaisir, plus vous désirez en donner en retour. Une relation heureuse est une relation où l'on donne, non celle où l'on prend.

Parler de ses Désirs

Un nombre étonnant de personnes trouve difficile de parler ouvertement avec leur partenaire de leurs désirs sexuels, de leurs craintes, de leurs problèmes. Beaucoup, par éducation, considèrent la sexualité comme très privée, embarrassante, et hésitent à évoquer leurs sentiments et leurs désirs, même à la personne avec laquelle ils sont mariés depuis des années.

Il est essentiel que les partenaires puissent s'ouvrir l'un à l'autre de leur sexualité afin que leurs corps s'accordent dans le plaisir. Mais la plupart des couples ne parlent jamais ensemble de ce qu'ils font au lit, ne cherchent pas si cela a été bien ou mal, satisfaisant ou non. Au moment le plus intense de la relation à deux, aucun ne sait ce que pense l'autre ; les esprits restent séparés au moment où leurs corps tentent de n'en former qu'un seul.

De nombreuses femmes évoquent librement à leurs amies leurs désirs insatisfaits, leurs déceptions, leurs frustrations. En revanche, les hommes sont plus secrets. Il y aurait moins de mésententes, de disputes, de conflits si les deux sexes pouvaient formuler ouvertement leurs attentes physiques et émotionnelles. Il ne pourrait résulter que du bon de ce partage des désirs les plus intimes, aussi bizarres qu'ils paraissent.

POUR L'HOMME

Beaucoup d'hommes, aussi accomplis qu'ils soient dans d'autres domaines, sont de piètres amants. La plupart des femmes se plaignent surtout du peu de temps qu'ils accordent aux préliminaires. Une relation sexuelle s'établit sur la confiance et le respect mutuels, et débute souvent par l'amitié. Les deux partenaires ont appris à partager une intimité de plus en plus grande, jusqu'aux caresses poussées. À ce moment-là, chacun est très attentif aux besoins de l'autre. La communication est excellente, de nombreux messages circulent. Cette exploration lente et les progrès d'une compréhension réciproque permettent au couple d'être détendu lors du premier rapport sexuel. Mais avec le temps, et trop d'hommes considérant la pénétration comme le but à atteindre le plus rapidement possible, l'échange de paroles et de jeux préliminaires s'évanouit, à la plus grande déception des femmes.

ALLER À LA RENCONTRE DES BESOINS DE LA FEMME

Nombreux sont les hommes qui semblent ne pas comprendre que les préliminaires, allant progressivement des baisers et tendresses aux caresses sur les seins et le clitoris, ne sont pas seulement agréables et stimulants pour la femme, — et accessoirement pour eux —, mais indispensables à son excitation, son plaisir et sa satisfaction. Sans ces préliminaires, la femme n'est pas excitée. Elle reste inhibée et passive, n'est pas prête physiquement puisque non lubrifiée. Mais le pire est qu'elle reste insatisfaite après le coït, amère et éveillée tandis que son partenaire se tourne et s'endort. En ce domaine, hommes et femmes ne sont pas à égalité : l'homme est bien plus vite excité et peut atteindre l'orgasme en très peu de temps et en presque toutes circonstances. Il n'est alors pas étonnant que la sexualité devienne un champ de bataille, l'objet d'hostilités non déclarées, et se transforme peu à peu en désintérêt, le rapprochement sexuel risquant même de faire horreur au lieu d'être désiré.

AMÉLIOREZ VOTRE TECHNIQUE

Certains éléments qui reviennent dans le discours des femmes peuvent indiquer aux hommes ce qu'elles voudraient voir changer. « J'aimerais qu'il me touche partout — davantage de préliminaires, de caresses appuyées, de baisers sur tout le corps, de caresses buccales ».

« J'aime qu'on me caresse les seins et je me demande toujours si je pourrais avoir un orgasme simplement comme cela, mais mon partenaire est trop impatient ».

« Mon partenaire trouve inutile de m'embrasser ».

Les hommes devraient être autant sensuels que sexuels, mais beaucoup n'aiment pas passer du temps à des activités de pur plaisir qui les mettent mal à l'aise. Pour surmonter ce malaise, songez au plaisir que vous donnez à l'autre au moment où vous la caressez. La plupart des femmes jouissent énormément des préliminaires et voient dans les baisers et les caresses la preuve de votre affection. Cherchez les zones érogènes de votre partenaire et le type de stimulation qu'elle préfère, douce ou plus appuyée.

N'ayez pas peur de vous détendre et de laisser votre partenaire prendre l'initiative. Faites-lui savoir, par des paroles ou des gestes, ce que vous aimez, et, si nécessaire, guidez sa main de la vôtre. Concentrez-vous sur ce que vous éprouvez et la proximité de vos corps. Laissez sortir ce que vous ressentez par des gestes, une respiration accélérée ou des mots. Les femmes sont en général très excitées par la réaction sexuelle de l'homme. Ne croyez pas que vous devez « réussir » à chacune de vos rencontres ; un échec risquerait de vous paraître insupportable. Les femmes sont souvent très compréhensives à une panne accidentelle et y voient l'occasion de montrer leur amour.

POUR LA FEMME

Nous savons que les hommes sont facilement excités et arrivent plus vite à l'orgasme que les femmes, mais tous ne sont pas aussi directs sexuellement que les femmes l'imaginent.

ALLER À LA RENCONTRE DES BESOINS DE L'HOMME

Les hommes aussi ont besoin de l'excitation et des gratifications que procure l'aspect émotionnel de l'amour. Il n'en est pas un qui ne désire être aimé, admiré et cajolé pour éprouver la profondeur du plaisir partagé avec sa partenaire. Trop de femmes cependant font encore reposer la complète responsabilité de la sexualité sur leur compagnon. Traditionnellement, l'homme propose et la femme accepte ou refuse ; de cette façon, c'est lui qui détermine la fréquence des rapports sexuels. La charge est très lourde, et beaucoup d'hommes sensibles ne souhaitent pas l'assumer. La sexualité du couple est bien plus heureuse si les deux partenaires se sentent également libres de proposer ou de refuser de faire l'amour et agissent en conséquence. Si vous prenez l'initiative de proposer un rapport amoureux tout en acceptant l'idée qu'il soit refusé, vous vous sentirez moins coupable lorsque, votre compagnon désirant faire l'amour, vous refuserez, et moins frustrée lorsque c'est vous qui demanderez et lui qui refusera.

Prendre l'initiative du rapport sexuel signifie qu'il relève plus du désir que de l'obligation. Les femmes disent souvent oui sans s'investir pour autant. Pour un homme, une femme complaisante mais froide ne sera jamais aussi sensuelle, excitante et satisfaisante qu'une femme désirante et expérimentée.

AMÉLIOREZ VOTRE TECHNIQUE

Pour être une bonne partenaire, il vous faut veiller à ce que la sexualité reste vivante et intéressante ; n'y voyez pas seulement le moyen d'exprimer votre affection à votre compagnon, mais aussi celui d'expérimenter diverses pratiques. Vous devriez être toujours prête à prendre l'initiative. Les hommes aiment sentir que leur partenaire les accepte, et désire les séduire et leur faire plaisir. Essayez de nouvelles méthodes de séduction ; dites-lui de s'étendre sur le dos et de se laisser caresser par vous.

N'oubliez pas de faire part de votre plaisir, que vous soyez active ou passive. Ne vous sentez pas gênée par votre aspect ou les sons qui vous échappent pendant l'amour. Presque tous les hommes trouvent très excitantes les expressions de désir et les signes de plaisir. Trop de femmes donnent trop peu d'indications, et leur compagnon se sent découragé ou mal apprécié pour ce qu'il fait. À l'avenir, il risque d'être moins attentionné au moment des préliminaires.

Sachez faire preuve d'imagination, notamment dans une relation de longue date où l'ennui risque de prendre le pas sur le plaisir. Choisissez dans le vaste éventail du répertoire sexuel de nouvelles pratiques : prendre un bain ou une douche ensemble ; faire l'amour dehors ; faire l'amour au lieu de déjeûner ; abandonner le lit au profit du plancher, du divan, d'un tapis ; se regarder faire l'amour dans un miroir, ou visionner ensemble une cassette érotique ; s'offrir une orgie sexuelle.

Faites preuve d'enthousiasme pour les propositions de votre partenaire. La plupart des pratiques sexuelles humaines sont normales et sans danger, et, à moins d'être douloureuses pour vous, toutes valent la peine d'être essayées. Laissez-vous guider par votre instinct.

VARIER LES EXPÉRIENCES

Nous avons vu ce que chacun éprouvait au moment de l'orgasme. Mais toutes les expériences sexuelles devraient pouvoir être partagées. Ce qui ne veut pas dire que l'orgasme doit absolument se produire au même moment.

Certains couples s'imaginent que seul l'orgasme simultané est parfait. Cette notion romantique n'est pas valable pour tous les amants. Au moment de l'acmé, vous êtes à des niveaux de conscience différents, et chacun est totalement pris par ce qu'il éprouve. Si vous ne pouvez pas vous laisser absorber par vos sensations, simplement parce que vous restez attentif à celles de votre partenaire, vous n'atteindrez pas le paroxysme de l'amour, ou difficilement. Pour certains, le plus grand plaisir sexuel consiste à assister à l'orgasme de son partenaire.

La majorité des couples ne parvient que de temps en temps à l'orgasme simultané, sans que leur vie sexuelle en soit pour autant moins réussie. N'en devenez pas obsédés. Il existe tant de façons de bien faire l'amour sans orgasme simultané (et même sans orgasme du tout), tout en rapprochant pourtant les couples et en enrichissant leur vie familiale et sociale.

Et puis, il y a les circonstances exceptionnelles — orgasmes multiples et prolongés —, rares, et qui nécessitent de chaque partenaire la connaissance des besoins de l'autre, la générosité et les attentions. Mais ces rapports, exceptionnellement satisfaisants, nécessitent une longue pratique et ne se rencontrent que dans des relations de longue durée. Les partenaires doivent non seulement très bien se connaître l'un l'autre, mais encore avoir atteint un niveau élevé de recherche sexuelle.

L'ORGASME PROLONGÉ

Il dépend de la capacité de l'homme à maîtriser le réflexe de l'éjaculation. Les deux partenaires doivent être bien accoutumés l'un à l'autre, bien se connaître et savoir comment s'adapter aux besoins de l'autre. C'est l'un des aspects les plus riches d'une relation sexuelle de longue date.

La femme doit avoir été très excitée par les préliminaires, et la tension sexuelle entre les deux partenaires doit pouvoir se maintenir pendant un long coït entrecoupé de pauses aussi longues qu'ils le souhaitent. Quand les sensations atteignent leur paroxysme et ne peuvent plus être maîtrisées, les deux partenaires se laissent aller à fond et éprouvent un orgasme explosif que tous les deux ont attendu ensemble.

ORGASMES MULTIPLES

Récemment encore seules les femmes, pensait-on, étaient capables d'orgasmes multiples. Il s'avère que les hommes aussi. Orgasme ne veut pas dire éjaculation mais correspond à la sensation de plaisir intense et diffus qu'éprouve l'homme. Celui-ci peut très bien atteindre plusieurs acmés consécutives. Il peut, comme la femme, éprouver plusieurs orgasmes, avec ou sans éjaculation, sans aucune, sinon très faible détumescence.

L'EXPÉRIENCE MASCULINE

Des médecins américains ont observé des hommes qui pouvaient avoir de deux à neuf orgasmes consécutifs. Certains éjaculent dès le premier, d'autres, lors du dernier, d'autres encore, au milieu ; certains ont plusieurs éjaculations. Les premières expériences de ce genre se situent aux approches de la maturité.

Un nombre plus grand d'hommes pourraient connaître cette expérience en passant outre l'idée reçue qu'ils n'auront qu'une éjaculation suivie d'une détumescence du pénis. Une ambiance détendue, la proximité émotionnelle et la possibilité de prendre tout son temps ainsi que les qualités d'une partenaire, active et infatigable augmentent leurs chances d'avoir plusieurs orgasmes.

Mais, comme les femmes, les hommes capables d'atteindre plusieurs orgasmes ne le souhaitent pas tout le temps.

Ils peuvent s'entraîner en s'excitant jusqu'à la limite de l'orgasme puis en inhibant l'éjaculation jusqu'à ce qu'ils puissent discerner les deux sensations. Dans l'atmosphère détendue d'une relation amoureuse, certains s'apercevront qu'ils ne perdent pas toujours leur érection et pourront alors poursuivre le coït et atteindre plusieurs points paroxystiques. Mais bien peu désirent vraiment acquérir un tel contrôle, nombreux sont ceux qui n'apprécient pas l'orgasme sec ; pour eux, l'orgasme est inséparable de l'éjaculation.

L'EXPÉRIENCE FÉMININE

Chez la femme, cette expérience dépend de la capacité de l'homme à retenir son éjaculation tout en étant suffisamment ardent dans ses mouvements pour que sa partenaire atteigne l'orgasme. La femme peut aussi se servir d'un vibromasseur, se masturber ou se faire masturber par l'homme. Après chaque acmé, les deux partenaires se reposent un instant, puis reprennent leur activité jusqu'à ce que la femme signale à son partenaire qu'elle est prête à ce qu'il se laisse aller. De la sorte, la femme peut avoir deux, trois orgasmes, ou plus encore. Dans le meilleur des cas, son partenaire atteindra l'acmé en même temps qu'elle ; mais souvent le contrôle nécessaire requiert qu'il ne se laisse aller à l'orgasme qu'après s'être assuré qu'elle était totalement satisfaite.

Les femmes peuvent élever le niveau de leur excitation sexuelle avec un peu de pratique ; plus une femme se masturbe, plus elle y prend de plaisir, plus elle en voudra. Les femmes peuvent augmenter leur capacité orgasmique en entretenant les muscles du pelvis, en faisant part de leurs fantasmes à leur partenaire, et en l'encourageant à les aider. Si vous cherchez à avoir des orgasmes multiples, votre partenaire doit le savoir afin qu'il continue à vous stimuler de la façon que vous préférez, même après la première acmé. L'expérience masculine est très différente ; aussi votre partenaire peut s'imaginer que vous êtes satisfaite si lui l'est.

SYNCHRONISER L'ORGASME

L'EXPÉRIENCE MASCULINE Cet homme, qui a toujours eu du plaisir à faire l'amour avec sa partenaire, sent qu'il a mûri au fil des ans. Quand il était jeune, il croyait la sexualité réservée au plaisir masculin ; il a découvert, avec l'aide de sa partenaire, que le plaisir est infiniment supérieur si chacun prend et donne. Il aime lui donner du plaisir et qu'elle lui réponde bien. Il lui faut souvent faire abstraction de ses propres sensations pour se concentrer sur les besoins de sa partenaire, et il ne se détend pas suffisamment pour jouir autant qu'il le voudrait de son orgasme. Mais comme il ne veut pas être égoïste, il vise l'orgasme simultané.

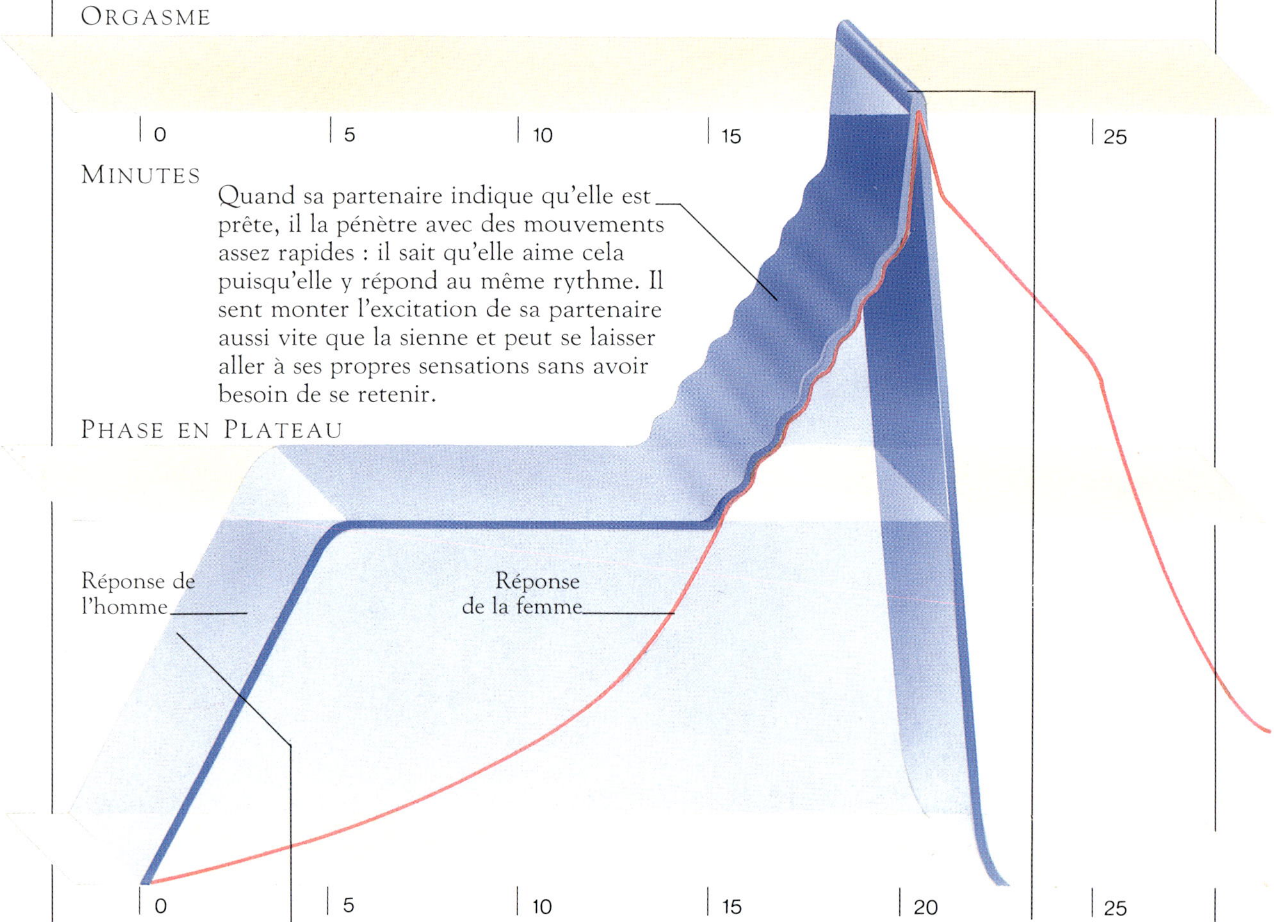

Quand sa partenaire indique qu'elle est prête, il la pénètre avec des mouvements assez rapides : il sait qu'elle aime cela puisqu'elle y répond au même rythme. Il sent monter l'excitation de sa partenaire aussi vite que la sienne et peut se laisser aller à ses propres sensations sans avoir besoin de se retenir.

Durant les premières minutes des préliminaires, les caresses de sa partenaire et celles qu'il lui donne l'excitent rapidement.

Au moment où il sent que sa partenaire atteint l'acmé, il se laisse aller, éprouvant la sensation extraordinaire de percevoir son propre orgasme en même temps que celui de sa partenaire.

L'EXPÉRIENCE FÉMININE Cette femme n'était jamais assez détendue pour prendre vraiment du plaisir à la sexualité. Mais au fil des ans, elle a découvert que la sexualité peut aussi permettre de réaliser son idéal romantique. Elle a appris à explorer son corps, à communiquer ses idées à son partenaire, à prendre conscience de ce qui la stimule. Détendue, confiante et désinhibée, elle peut exprimer ses désirs à son partenaire par des gestes qui les excitent tous les deux. Elle n'est pas obsédée par l'idée qu'ils parviennent ensemble à l'orgasme, mais de temps en temps cela se produit.

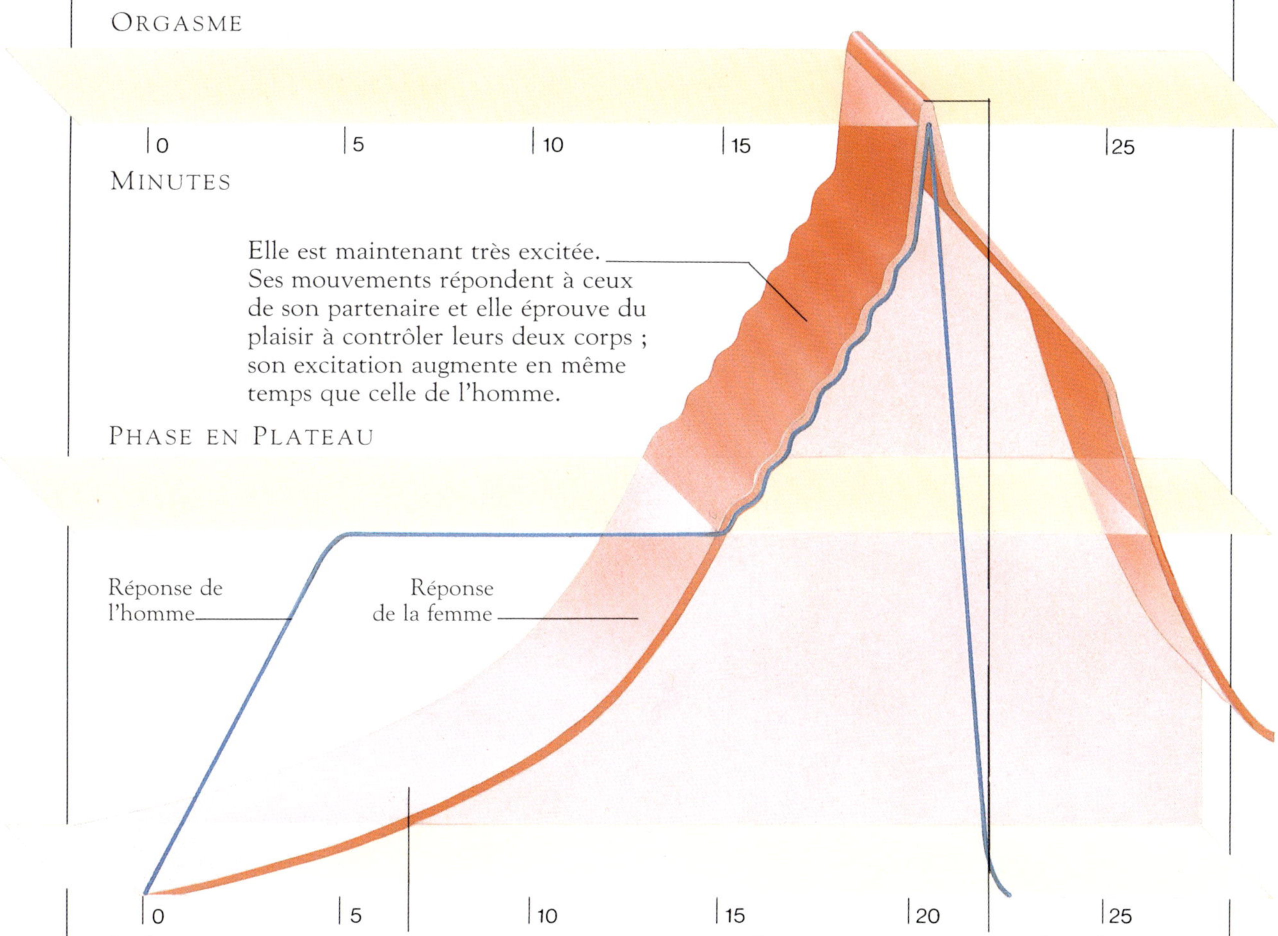

La femme commence à être excitée par les baisers et les caresses de son partenaire. Elle aime les préliminaires et est consciente des réactions de son corps tout comme de l'excitation de son partenaire.

Son excitation est maximale ; elle sait également que son partenaire est prêt à éjaculer, elle atteint l'orgasme et son plaisir est renforcé par celui qu'il éprouve en même temps.

L'ORGASME PROLONGÉ

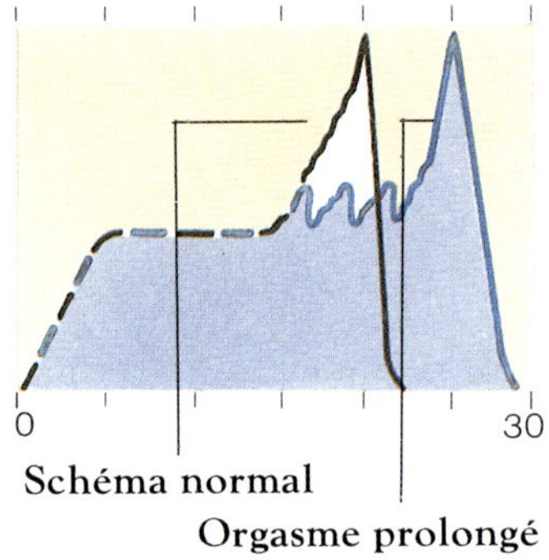

L'EXPÉRIENCE MASCULINE Cet homme fait l'amour avec la même partenaire depuis plusieurs années. Au début de leurs relations, il était très pris par son travail et considérait la sexualité comme un moyen de se débarrasser de ses tensions et de ses frustrations. Mais quand il a commencé à réussir, il a pu se préoccuper davantage de sa partenaire et savoir si elle éprouvait autant de satisfaction que lui. Il s'est aperçu qu'il pouvait augmenter leur plaisir à tous les deux en contrôlant son orgasme et en maintenant la tension sexuelle le plus longtemps possible.

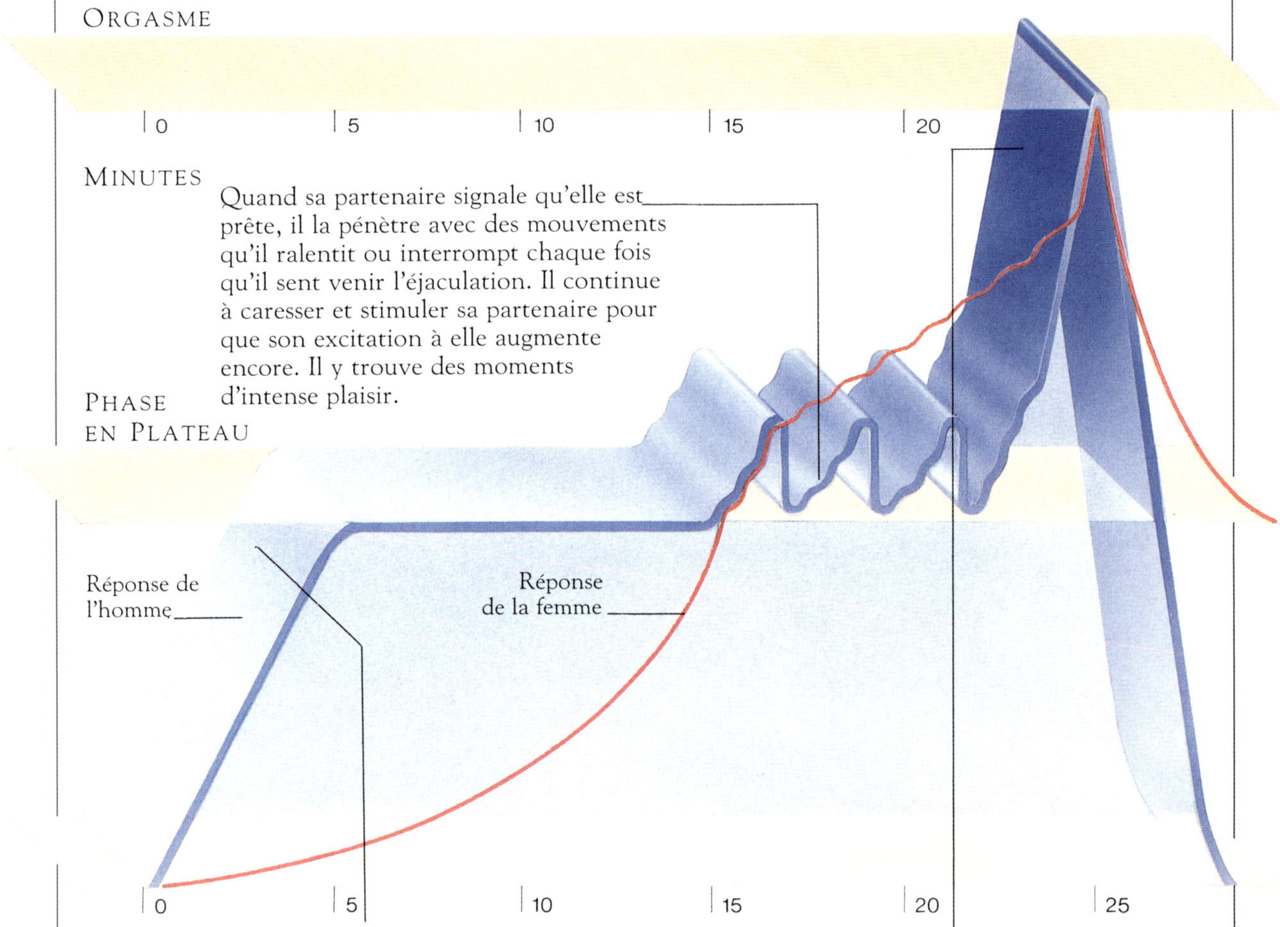

L'homme est très vite excité mais il se concentre sur le plaisir qu'il donne à sa partenaire durant les préliminaires.

Quand il ne peut plus contrôler le coït, et qu'il perçoit sa partenaire proche de l'acmé, il éjacule. La détumescence est très rapide.

L'EXPÉRIENCE FÉMININE Cette femme souhaitait souvent pouvoir prolonger le coït, ce qui est possible dans une relation de longue durée. Les deux partenaires se sont accoutumés l'un à l'autre et ont appris à « lire » les signaux corporels de l'autre. La femme a encouragé l'homme à retenir son éjaculation au cours du coït jusqu'à ce qu'elle soit satisfaite. Leur sexualité est prolongée, excitante et satisfaisante pour tous les deux.

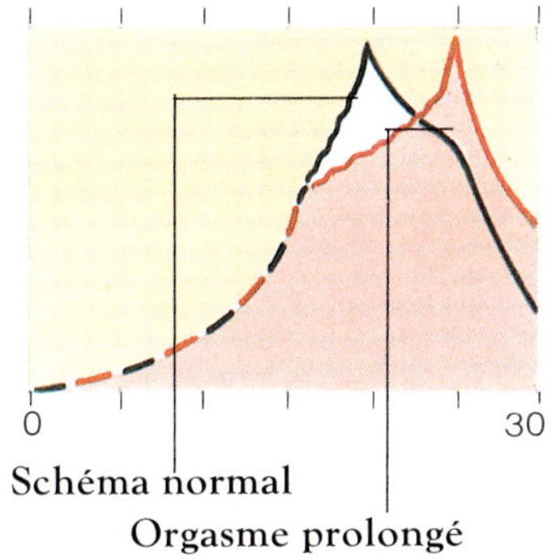

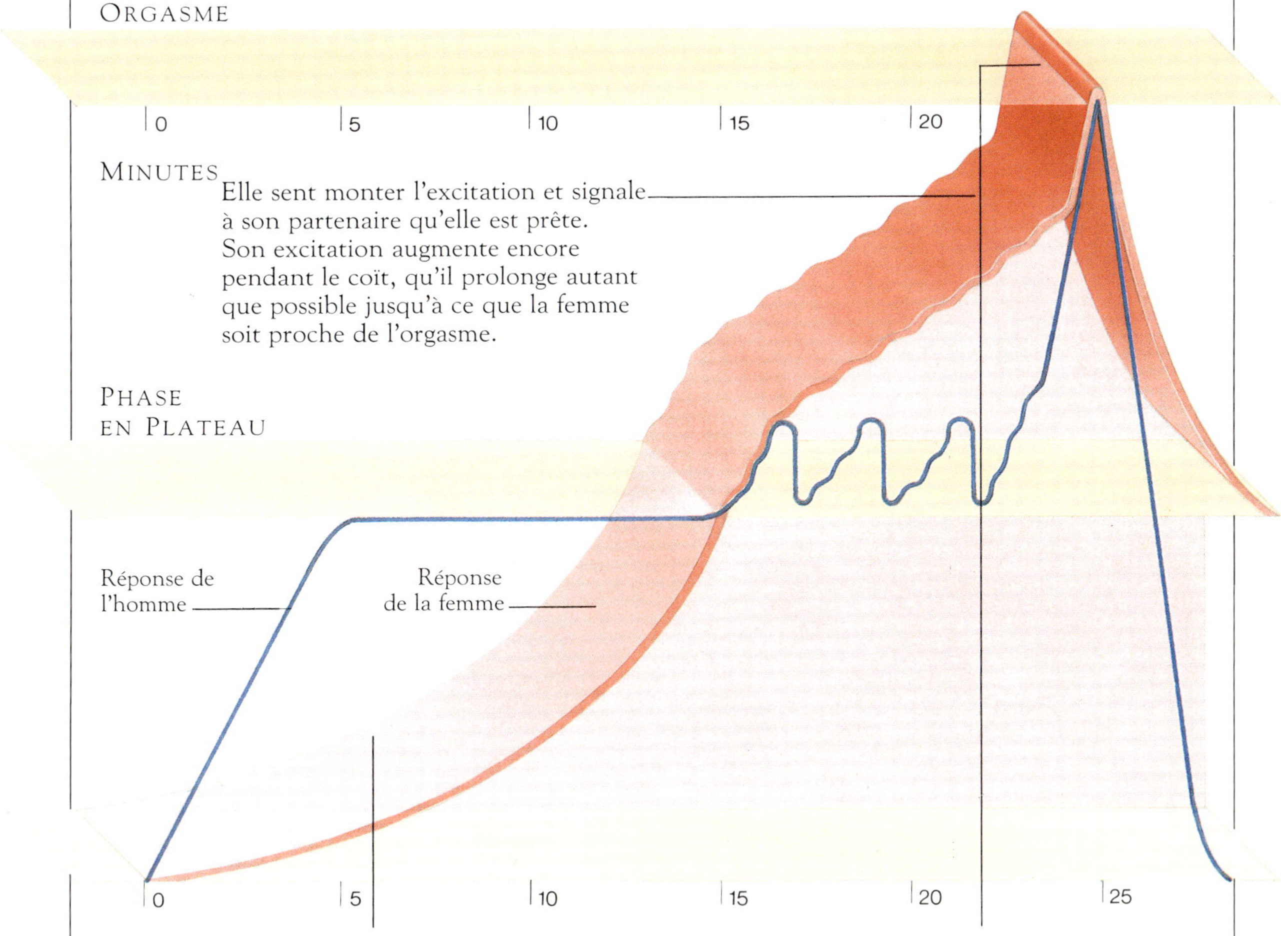

La femme est peu à peu excitée par les préliminaires. Sachant que son partenaire ne va pas précipiter les choses, elle savoure tout son plaisir.

Elle atteint l'orgasme en même temps que lui parce que chacun des partenaires connaît assez bien l'autre pour savoir quand il est prêt.

ORGASMES MULTIPLES

L'EXPÉRIENCE MASCULINE La vie sexuelle de ce couple est satisfaisante, et l'homme a toujours su que donner du plaisir en ajoutait à celui qu'il prenait. Avec la maturité, il est plus ouvert à ce que sa partenaire peut demander et mieux apte à contrôler sa propre excitation.
Que le contrôle de l'éjaculation soit dû ou non à l'âge, l'homme est content de découvrir que la rétention de l'éjaculation lui permet d'atteindre des pics de plaisir avant l'acmé finale, et de donner à sa partenaire des orgasmes multiples.

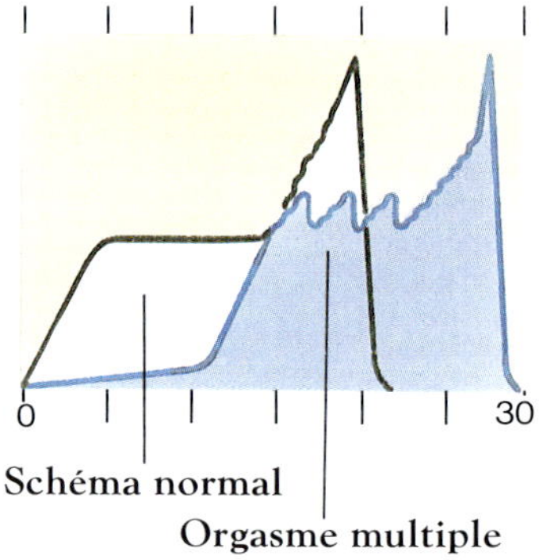

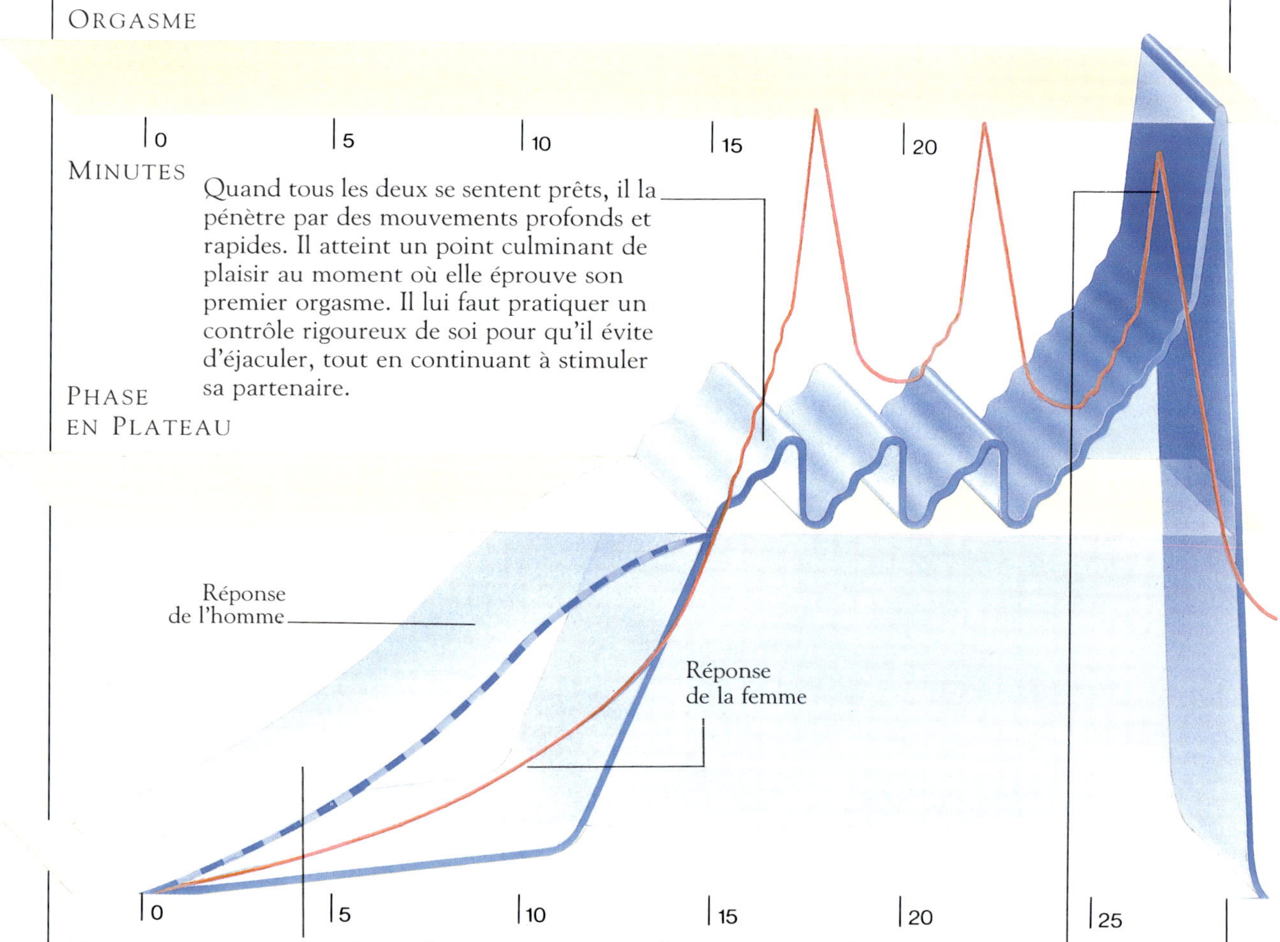

Quand tous les deux se sentent prêts, il la pénètre par des mouvements profonds et rapides. Il atteint un point culminant de plaisir au moment où elle éprouve son premier orgasme. Il lui faut pratiquer un contrôle rigoureux de soi pour qu'il évite d'éjaculer, tout en continuant à stimuler sa partenaire.

L'excitation par des stimuli visuels peut être lente ou rapide, mais il faut prolonger les préliminaires afin que la partenaire soit suffisamment excitée.

L'homme reprend les mouvements du coït, atteint un nouveau pic quand la femme a son deuxième orgasme. Il surveille son éjaculation, se repose, puis se laisse aller à l'orgasme en même temps que sa partenaire.

L'EXPÉRIENCE FÉMININE Cette femme a atteint une grande intimité avec son partenaire, chacun connaissant bien le corps de l'autre, ses désirs et ses besoins sexuels. Ils ont toujours communiqué et leurs inhibitions se sont amenuisées avec le temps, faisant renaître leur désir mutuel. Elle pensait que l'orgasme multiple était un mythe ; maintenant que son partenaire est plus attentionné et contrôle mieux son éjaculation, elle éprouve souvent deux ou plusieurs orgasmes.

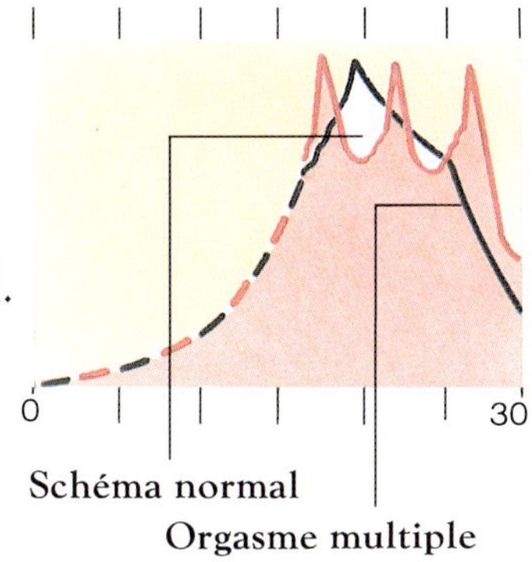

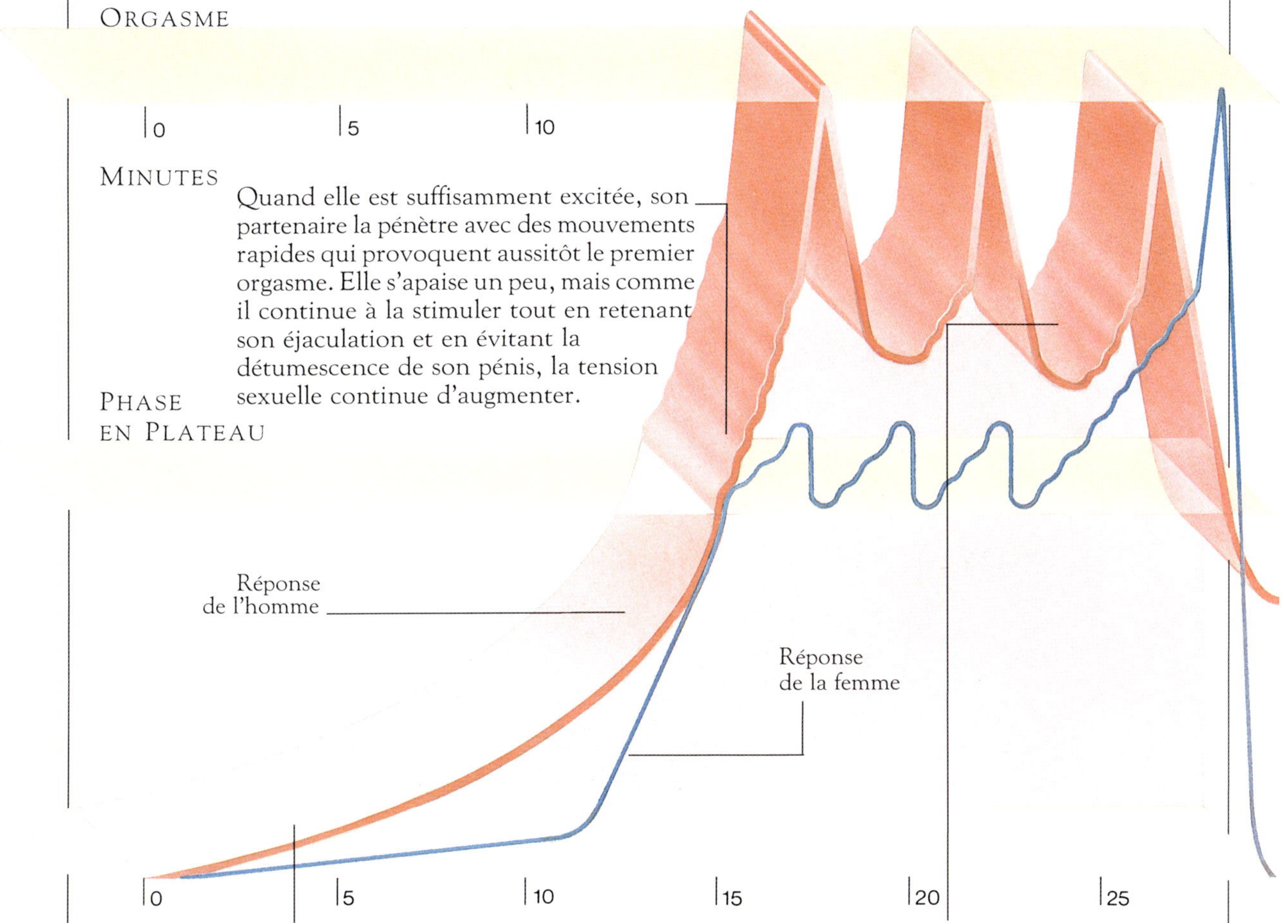

L'excitation de la femme augmente à l'unisson de celle de son partenaire car chacun connaît intimement ce que l'autre aime.

Elle a de nouveaux orgasmes, mais moins intenses. Après le dernier, et après que son partenaire a atteint le sien, la résolution est aussi rapide que celle de l'homme (alors qu'elle est souvent plus lente chez la femme).

LES POSTURES DE L'AMOUR

Lorsqu'un couple, dont la vie sexuelle va mal, vient me consulter pour trouver des remèdes, je commence par lui demander s'il varie les positions pour faire l'amour. Nombreux sont ces couples qui se restreignent à une seule et unique posture, devenue ennuyeuse. Celle du missionnaire, où l'homme est dessus et la femme dessous, est la plus fréquente, voire la seule chez certains couples. Le nom de cette position vient du fait qu'elle était la seule autorisée par les missionnaires, partis évangéliser les païens. Durant de longues années, elle fut la seule autorisée par l'Église : la femme était certaine d'être fertilisée, tout en permettant de surcroît à l'homme de garder le rôle dominant et d'avoir seul presque tout le plaisir.

Mais, dans l'amour, toutes les positions sont normales et légitimes dès lors que les deux amants sont d'accord. Notre vie sexuelle ne peut que s'enrichir d'un peu d'aventure et de nouvelles expériences.

CHOISIR UNE POSTURE

Il n'existe pas de posture idéale ; chaque couple devrait rechercher la meilleure pour lui, qui dépend de la taille et de la structure des deux corps, de la force et de la résistance des deux partenaires ainsi que de la situation vécue (grossesse, maladie, infirmité : voir L'amour dans toutes les circonstances page 150). Les couples qui font l'amour pour la première fois expérimentent souvent de nombreuses postures en peu de temps par pure curiosité.

Chacun devrait chercher à connaître le corps de son partenaire afin de s'y ajuster physiquement. L'un des buts de ce livre est d'éclairer les couples ignorants ou qui, manquant d'imagination, n'envisagent pas d'autre posture que celle qu'ils ont adoptée par hasard. Rappelez-vous qu'une expérience ne se fait pas en un jour. Il peut s'écouler des mois de recherches délicieuses avant qu'un couple ne découvre quelques postures particulièrement satisfaisantes et épanouissantes.

Les pages suivantes en présentent un grand nombre, agréables pour l'un des partenaires, ou pour les deux, et pour diverses raisons. Vous y trouverez aussi — sans ordre particulier — les points de vue de l'homme et de la femme concernant chaque position.

Chaque partenaire devrait prendre en compte les désirs de l'autre : chacun a la responsabilité d'exprimer ses préférences. Pour que le rapport soit source de plaisir, la posture doit être confortable, laisser toute liberté de mouvement et tenir compte des capacités du partenaire le moins athlétique.

Certaines postures sont inconfortables et même douloureuses pour l'un des deux, tandis que d'autres renforcent le sentiment de plaisir et l'excitation sexuelle, donc les chances d'atteindre l'orgasme, notamment pour la femme. Cela ne veut pas dire que certaines sont meilleures que d'autres ; chacune a ses avantages, compte tenu de la situation et de ce qu'éprouvent les partenaires sur le plan physique et affectif.

Ce qui guide le choix de l'Homme

- Qu'elle permette une bonne pénétration
- Qu'elle lui permette de voir la vulve de sa partenaire
- Qu'elle lui donne accès au clitoris de sa partenaire
- Qu'il puisse atteindre ses seins avec les mains ou la bouche
- Qu'il puisse bouger facilement
- Qu'elle permette de prolonger le coït, ou, au contraire, de se retirer rapidement
- Qu'elle soit ou non fatigante
- Que sa partenaire puisse bouger
- Qu'elle convienne à son pénis particulièrement petit ou gros
- Qu'elle soit réalisable lorsque l'érection n'est par très sûre
- Qu'elle lui permette d'embrasser sa partenaire et d'être tendre
- Qu'elle convienne dans le cas où la partenaire est beaucoup plus lourde ou beaucoup plus légère
- Qu'elle demande d'être tout à fait déshabillé
- Qu'elle lui permette d'être dans la position dominante (ou passive)
- Qu'elle lui permette de stimuler la région anale de sa partenaire
- Qu'elle soit réalisable pendant la grossesse

Ce qui guide le choix de la Femme

- Qu'elle puisse bouger tout en étant bien stimulée
- Qu'elle puisse voir son partenaire
- Qu'elle soit confortable même en fin de grossesse
- Qu'elle lui permette — ou à son partenaire — d'atteindre le clitoris
- Qu'elle lui permette d'embrasser son partenaire
- Qu'elle stimule le point « G »
- Qu'elle soit confortable
- Qu'elle permette que son partenaire lui touche les seins
- Qu'elle lui permette d'aller toucher le scrotum de son partenaire
- Qu'elle permette aussi la tendresse
- Qu'elle favorise le contact des peaux
- Qu'elle soit bonne pour être enceinte
- Ce qu'elle permet comme genre de pénétration, superficielle ou profonde, selon ses désirs
- Qu'elle se prête à la connaissance d'un nouveau partenaire
- Qu'elle stimule la paroi arrière ou la paroi antérieure du vagin
- Qu'elle lui permette de prendre une position dominante (ou soumise)
- Qu'elle puisse voir son partenaire et lui parler

POSTURES OÙ L'HOMME EST DESSUS 1

Les postures — en particulier celle du « missionnaire » — où l'homme est dessus, couché entre les cuisses de la femme, sont sans doute les plus usitées. Elles laissent à l'homme le contrôle absolu du coït et ne donnent que très peu de liberté de mouvements à la femme.

Ces postures conviennent aux couples débutants car elles permettent de se regarder et de communiquer, de sorte que chacun puisse noter les préférences et les réactions de l'autre. De plus, elles offrent de multiples possibilités aux baisers, à une pénétration profonde et une stimulation manuelle, et favorisent l'accès au postérieur de l'homme. Elles sont favorables à la conception.

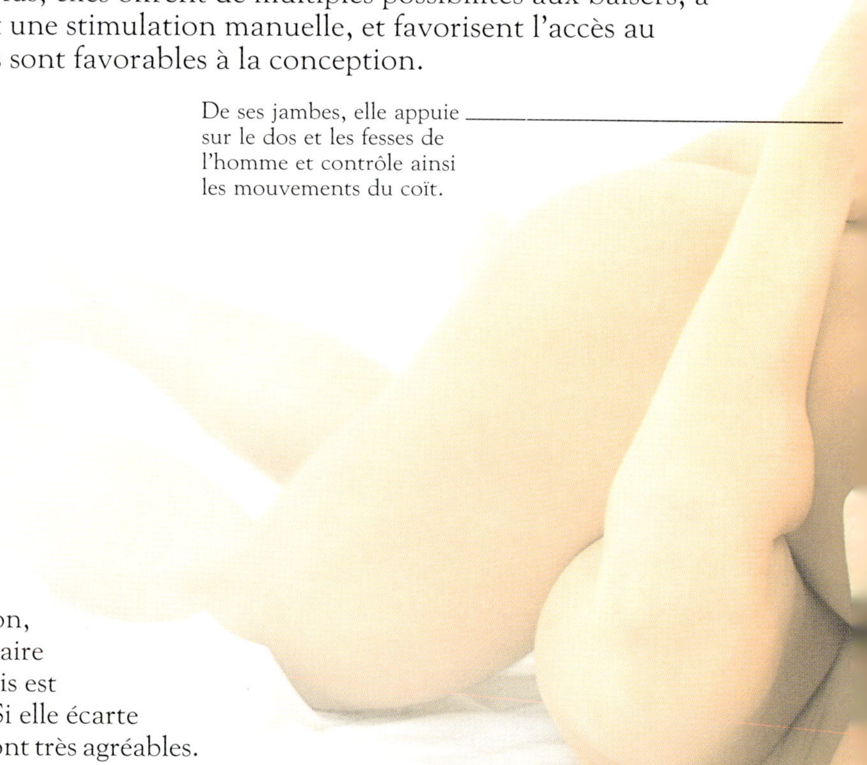

De ses jambes, elle appuie sur le dos et les fesses de l'homme et contrôle ainsi les mouvements du coït.

Face à face, ils peuvent se regarder et échanger des baisers passionnés en faisant l'amour

Il peut prendre appui sur ses coudes, permettant ainsi à sa partenaire de bouger librement le bassin.

1 Une fois qu'il est en érection, l'homme pénètre sa partenaire tout droit de sorte que son pénis est parallèle aux parois du vagin. Si elle écarte bien les jambes, les sensations sont très agréables.

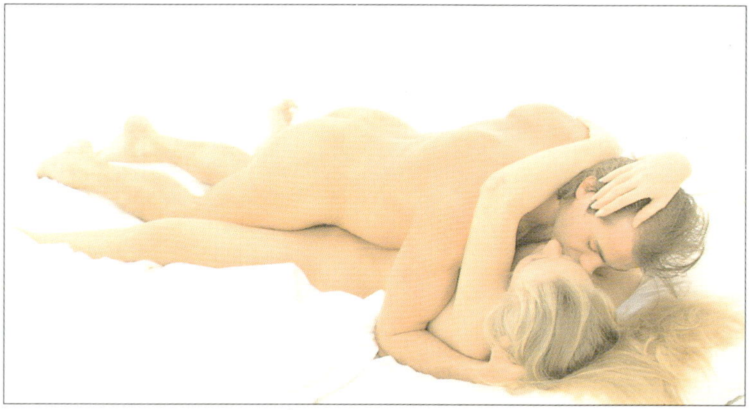

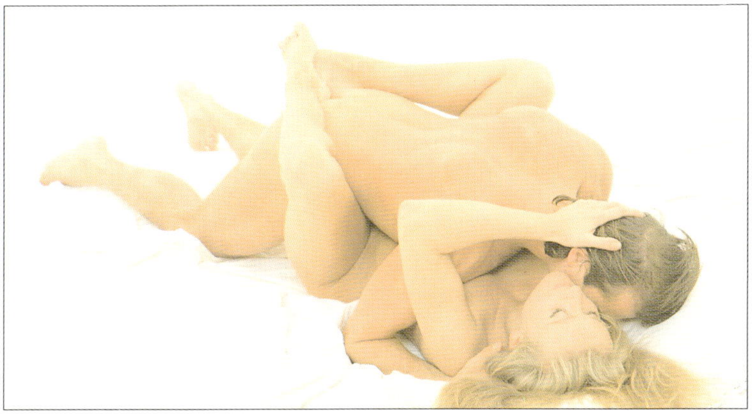

2 Si la femme passe une jambe par-dessus le dos de son partenaire, elle peut contrôler la profondeur et l'angle de poussée du pénis, de manière à ce que ce dernier s'appuie sur la paroi antérieure du vagin où se trouve le point « G ».

3 Si elle enserre le dos de son partenaire entre ses deux jambes, une femme souple et en forme modifie l'orientation de son bassin, favorisant le contact génital, et tous deux éprouvent des sensations nouvelles.

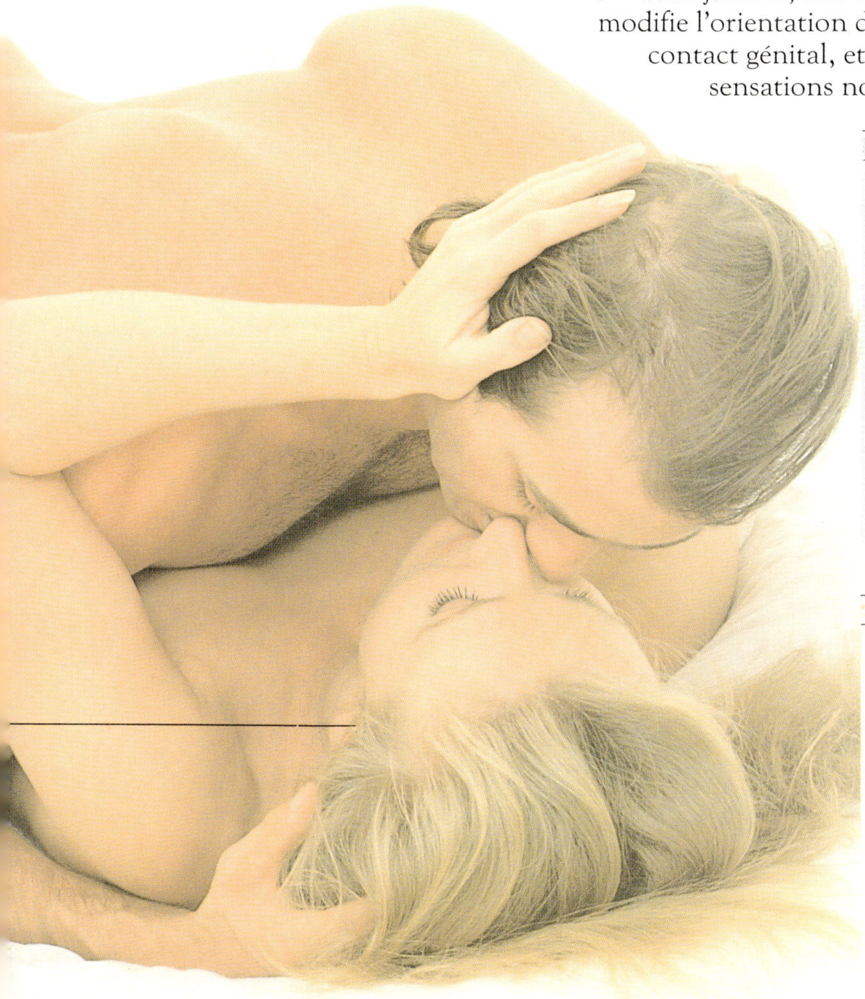

Pour l'Homme

Être sur le dessus présente des avantages évidents. Il peut embrasser et caresser le haut du corps de sa partenaire, ses seins, et parallèlement contrôler le coït, en accélérant ou en ralentissant le rythme comme il veut.

Pour la Femme

Que l'homme soit sur elle satisfait ses besoins affectifs. Il lui fait l'amour, elle n'a qu'à jouir des sensations. Les postures face à face favorisent le baiser, les conversations intimes et les caresses.

POSTURES OÙ L'HOMME EST DESSUS 2

Ce genre de position répond d'une part aux besoins de l'homme de dominer puisqu'il peut pénétrer sa partenaire profondément, et d'autre part aux désirs de la femme d'être dominée et passive. Beaucoup d'hommes aiment que la pénétration soit profonde, et les femmes aussi, surtout lorsqu'elles sont très excitées et désirent être « comblées ». Quand une femme s'ouvre toute entière à son partenaire, il se sent particulièrement désiré. Dans ces postures, l'homme peut bouger librement, contrôlant l'intensité et la profondeur de ses mouvements ; la femme peut enrichir les sensations en contractant et en relâchant les muscles de son périnée pour « traire » le pénis de son partenaire.

1 Pour pénétrer sa partenaire par-dessus, l'homme peut aussi s'agenouiller et l'approcher dans une position verticale. Il prend ainsi appui sur le lit pour pénétrer sa partenaire. Elle accentue le contact en enserrant le corps de l'homme entre ses cuisses.

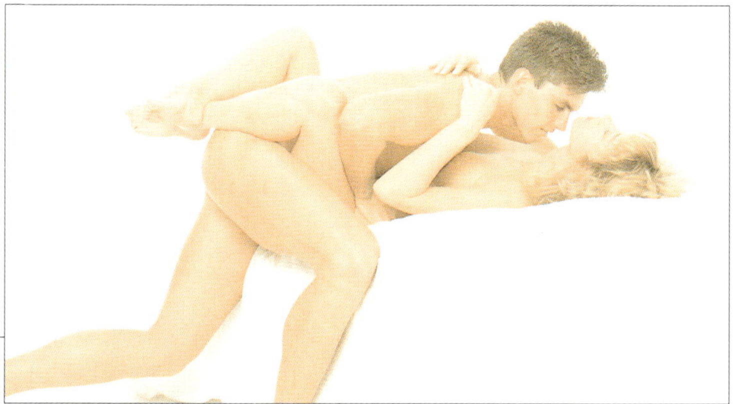

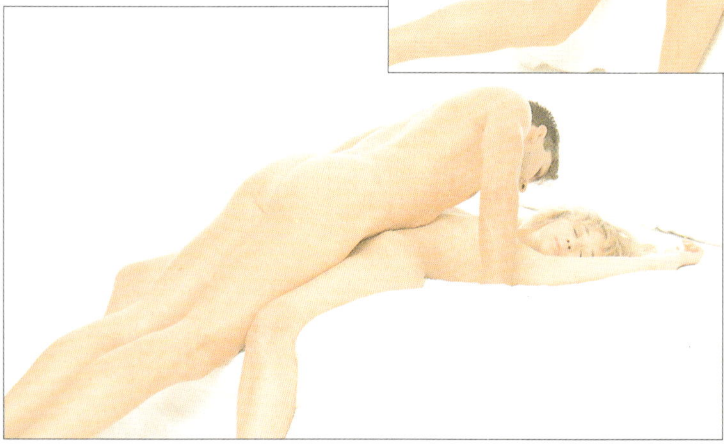

2 L'homme peut faire glisser le corps de sa partenaire sur le bord du lit et, en prenant appui sur ses avant-bras, s'étendre sur elle tandis qu'elle se détend complètement et se laisse prendre totalement. Le mouvement et la pénétration, limités, permettent de contrôler l'excitation.

POUR L'HOMME

Ces postures, où l'homme peut contrôler le coït et le moment de l'orgasme, conviennent particulièrement bien s'il craint de perdre son érection ou s'il veut retarder l'éjaculation.

POUR LA FEMME

Elle est détendue, heureuse d'être sur le dos car elle apprécie d'être prise ou dominée par son partenaire. Elle n'a plus la responsabilité de ce qui se passe pendant le rapport sexuel.

3 Finalement, il repousse sa partenaire sur le lit, ses genoux lui écartent largement les cuisses et il peut alors la pénétrer profondément. Les sensations de la femme seront plus riches si elle a les genoux ramenés tout près du corps et les fesses sur un coussin.

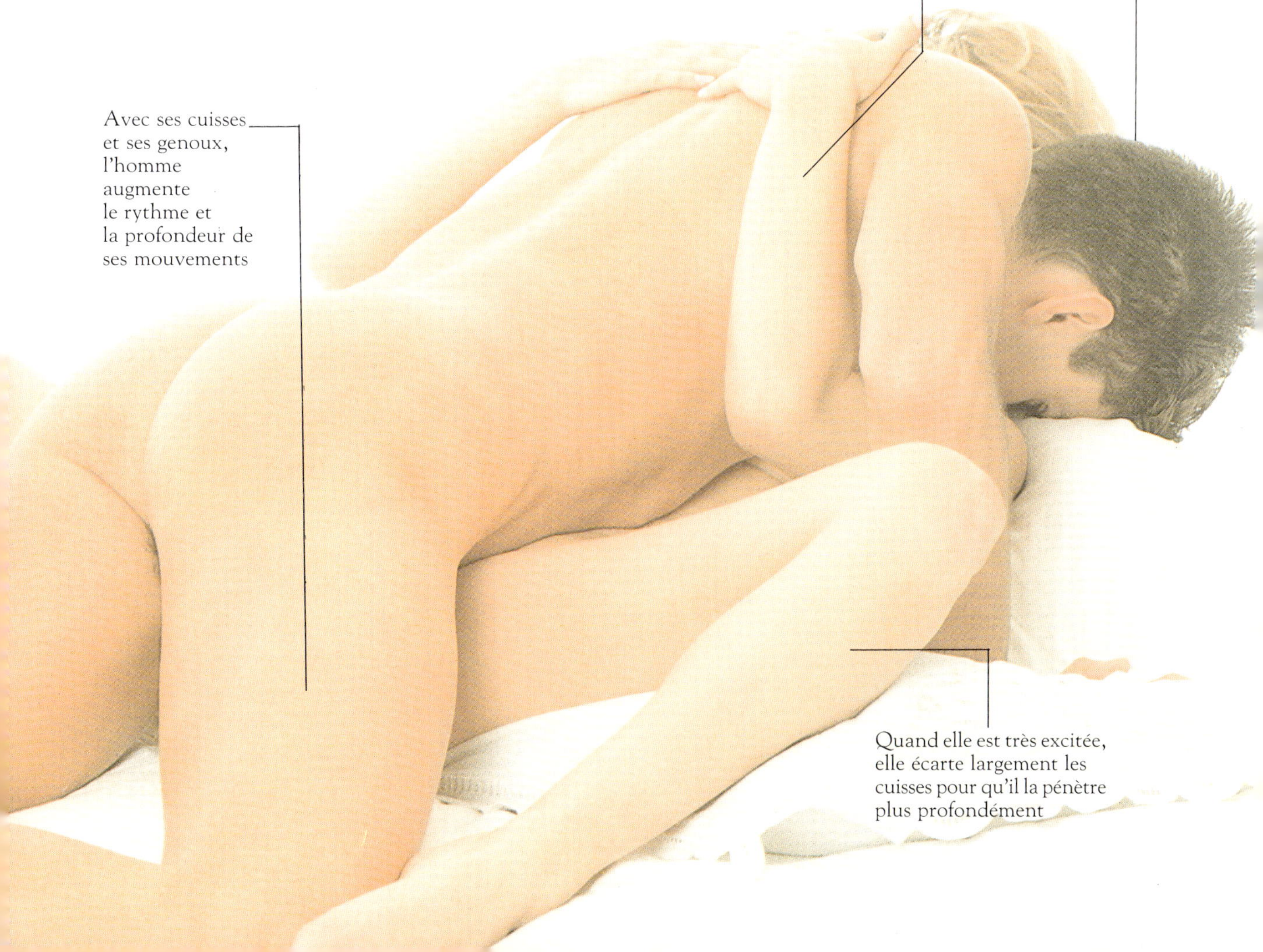

POSTURES OÙ L'HOMME EST DESSUS 3

Les postures les plus sophistiquées où l'homme est sur la femme demandent un certain degré de souplesse et d'athlétisme ainsi qu'un partenaire accommodant. Les postures qui permettent la pénétration la plus profonde sont celles où la femme ramène ses jambes sur la poitrine ; ce qui est à éviter en fin de grossesse. Les postures ci-dessous permettent différents angles de pénétration qui diversifient et enrichissent les sensations.

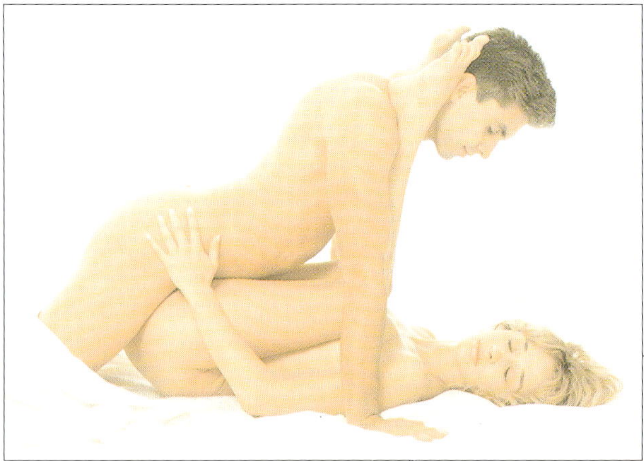

La femme a les jambes sur la poitrine
Elle ramène les genoux tout contre la poitrine et pose les pieds sur les épaules de l'homme. Il s'appuie sur les mains pour la pénétrer le plus profondément possible tout en stimulant la paroi arrière du vagin.

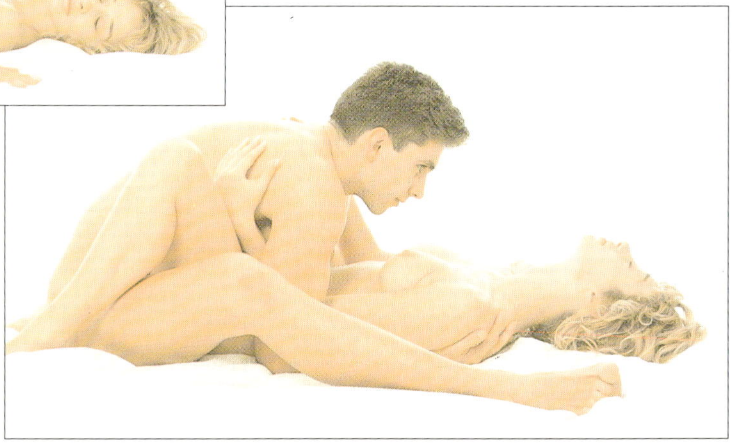

L'homme est assis, penché en avant
Il s'assied, jambes largement écartées, et aide sa partenaire à s'enfiler sur son pénis. Les diverses sensations qu'il éprouve à la faire bouger sur son pénis compensent largement la limitation de ses propres mouvements.

POUR L'HOMME

Changer l'angle de la pénétration procure des sensations à la fois satisfaisantes et excitantes. Moins la femme peut bouger, plus l'homme peut contrôler son niveau d'excitation. Dans ces postures, il décide du rythme de tout le coït.

POUR LA FEMME

Varier les postures où l'homme est dessus permet d'introduire de la diversité tout en laissant la femme passive si elle le désire. Les postures de pénétration profonde sont bonnes pour la conception, mais à éviter en fin de grossesse.

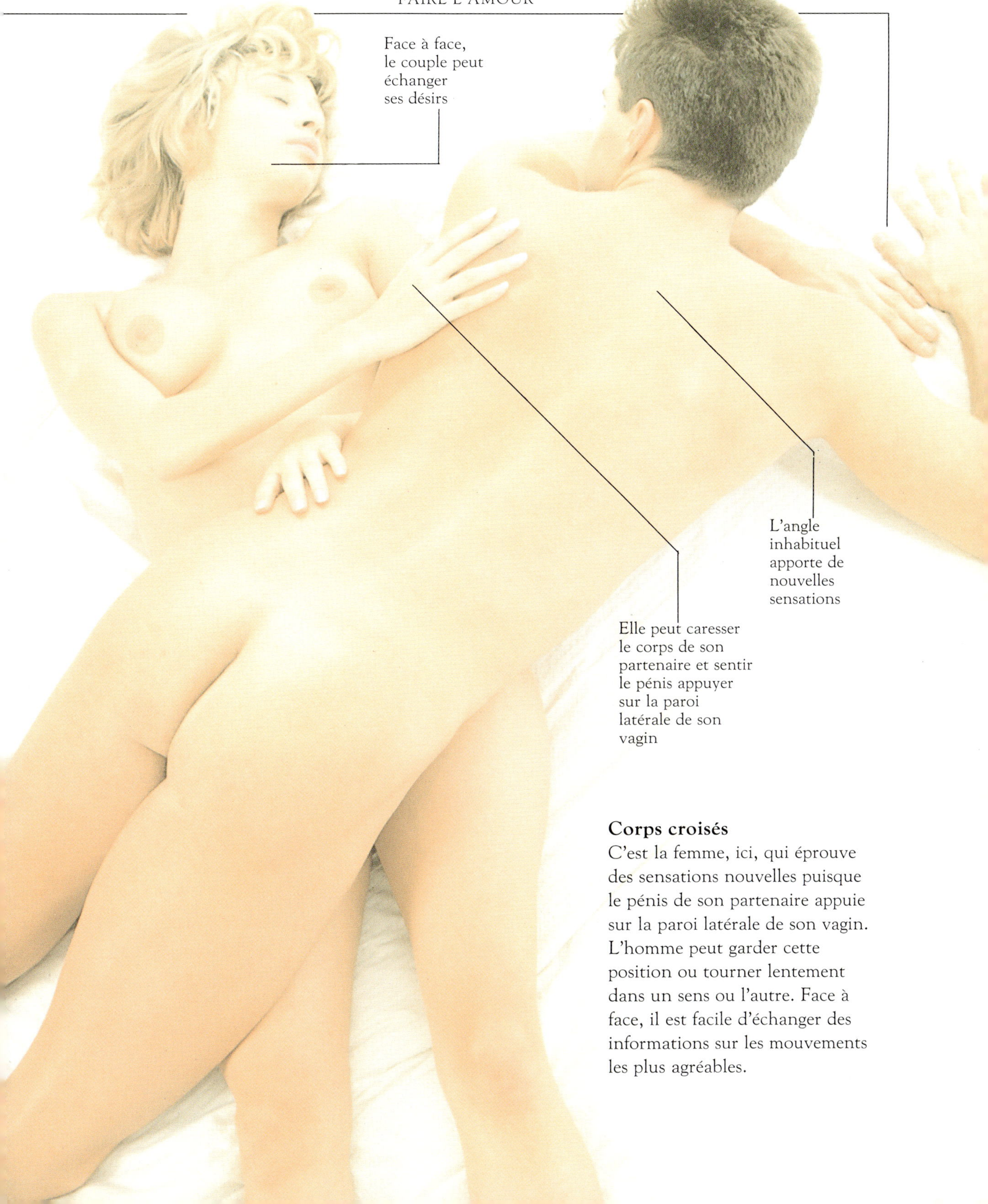

Corps croisés

C'est la femme, ici, qui éprouve des sensations nouvelles puisque le pénis de son partenaire appuie sur la paroi latérale de son vagin. L'homme peut garder cette position ou tourner lentement dans un sens ou l'autre. Face à face, il est facile d'échanger des informations sur les mouvements les plus agréables.

POSTURES OÙ LA FEMME EST DESSUS 1

L'homme et la femme apprécient les postures où cette dernière est dessus. Elle peut être plus active et contrôler les sensations qu'elle donne ou celles qu'elle reçoit. L'homme étant dessous et relativement immobile, elle peut facilement stimuler le pénis en bougeant et contrôler la profondeur de la pénétration. Pour l'homme, ces postures laissent l'initiative à sa partenaire, qui le séduit activement. Ces positions sont particulièrement confortables lorsque la femme est plus légère que son partenaire.

L'homme est passif, il se sent désiré et séduit, et se concentre sur sa propre excitation sachant que sa partenaire contrôle sa propre stimulation

1 Pour atteindre la position la plus simple, où la femme est étendue, cuisses écartées sur son partenaire, il vaut mieux que les deux partenaires commencent par s'enlacer sur le côté. La femme n'a plus qu'à passer doucement une jambe sur les cuisses de l'homme et grimper gracieusement sur lui. Il faut, bien sûr, que l'homme soit en érection afin que la femme puisse le guider en elle.

De la main, il lui caresse le dos et les fesses et peut la tenir pour guider l'angle de la pénétration

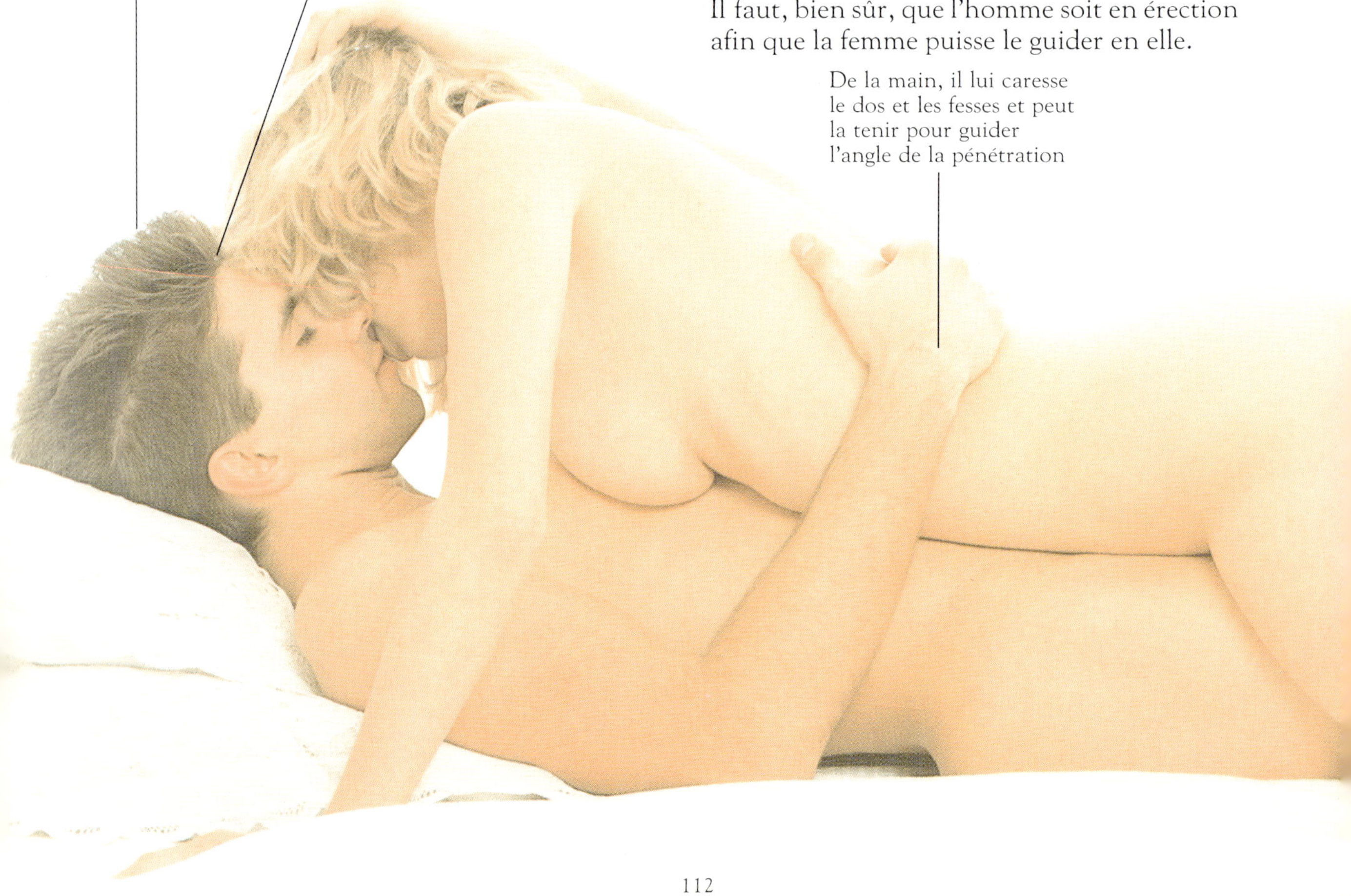

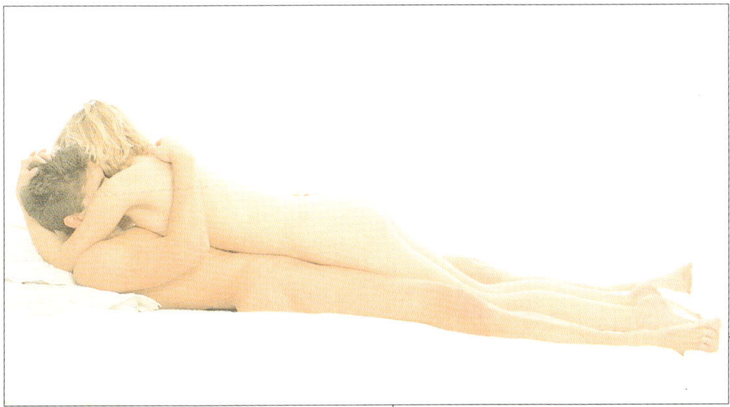

2 Si la femme place maintenant ses cuisses entre celles de son partenaire, le contact entre les deux régions génitales augmente. Si elle garde les cuisses très serrées, elle accroît la friction entre le vagin et le bassin. Elle peut aussi contracter les muscles du périnée.

3 Finalement, si la femme écarte largement les cuisses, les deux bassins sont parfaitement alignés. Elle peut prendre appui sur les pieds de son partenaire, ce qui est très excitant pour lui, puisque la femme semble se servir de lui pour se satisfaire.

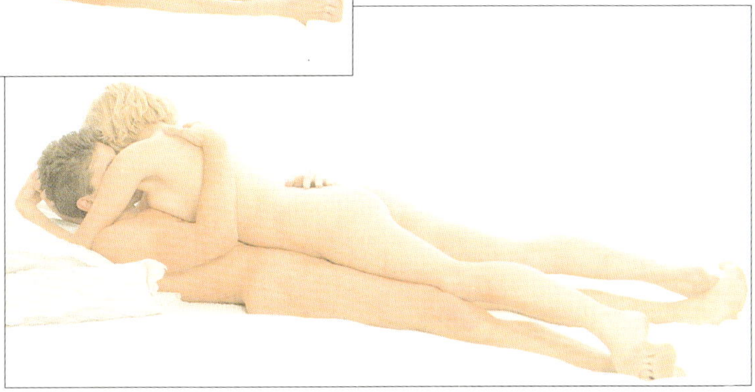

Elle est active, elle se soulève et se laisse retomber sur le pénis en érection

Elle peut écarter les jambes de l'homme ou les serrer entre les siennes, modifiant les sensations pour tous les deux

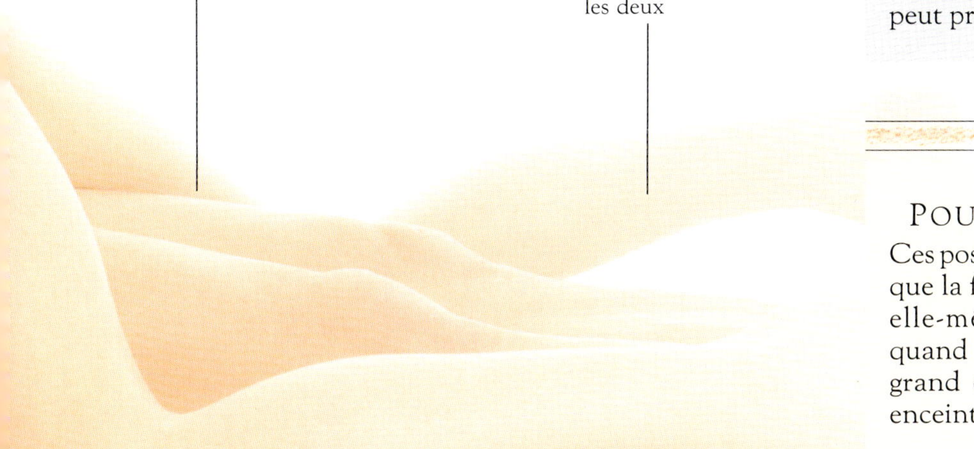

Pour l'Homme

Étendu sur le dos, il n'a qu'à ressentir ce qu'elle lui donne. Ceci est particulièrement important lorsque, fatigué ou malade, il ne peut prendre l'initiative.

Pour la Femme

Ces postures, idéales pour que la femme se satisfasse elle-même, sont utiles quand l'homme est très grand ou quand elle est enceinte.

POSTURES OÙ LA FEMME EST DESSUS 2

Ces postures, où la femme est assise, présentent plusieurs avantages pour les deux partenaires. La femme voit l'homme, et comme elle supporte elle-même tout le poids de son corps, elle peut le caresser plus activement et faire en sorte que les mouvements du pénis correspondent à ses désirs. L'homme a les mains libres pour lui caresser les seins, qui bougent librement juste sous son nez, et il peut même voir son pénis pénétrer le vagin. Tout cela l'excite beaucoup.

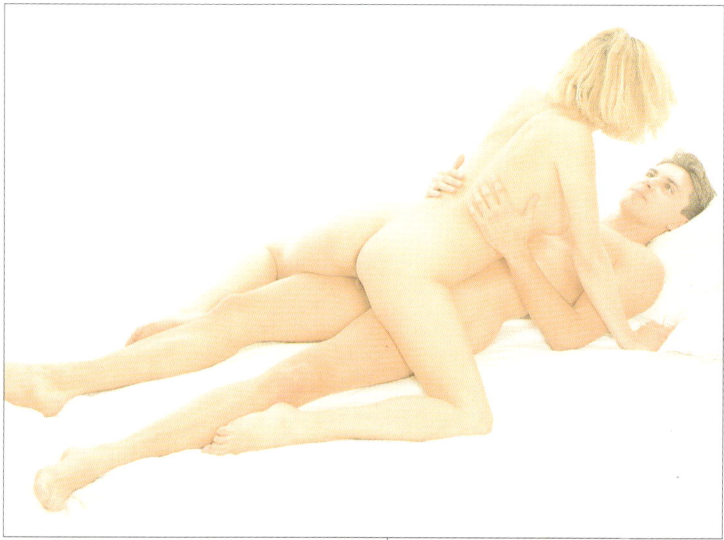

1 La femme commence par s'étendre sur l'homme. Puis elle se soulève, avance les jambes et plie les genoux. Au début, pour éviter de faire mal à son partenaire, elle fera porter le poids de son corps sur ses bras et ses genoux.

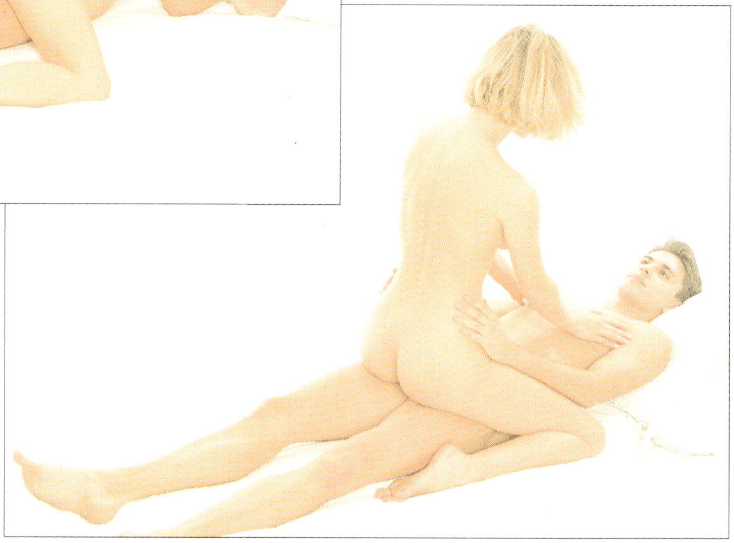

2 Elle supporte tout le poids de son corps sur les genoux et a ainsi les mains libres pour caresser son partenaire ou le maintenir couché si elle désire le dominer plus complètement.

3 Elle peut aussi se pencher en arrière et replier les jambes en les serrant tout contre le corps de son partenaire ou en les écartant comme elle le désire. Elle peut même allonger les jambes vers l'avant de chaque côté des épaules de son partenaire, ce qui lui permet de se balancer ou de tourner sur le pénis de celui-ci.

Pour l'Homme

C'est une position très excitante. L'homme voit ses organes génitaux et ceux de sa partenaire, il peut lui toucher les seins et la stimuler ou vice versa.

Pour la Femme

Dans cette position, ses seins et ses organes génitaux sont offerts à la caresse et elle peut contrôler la profondeur de la pénétration.

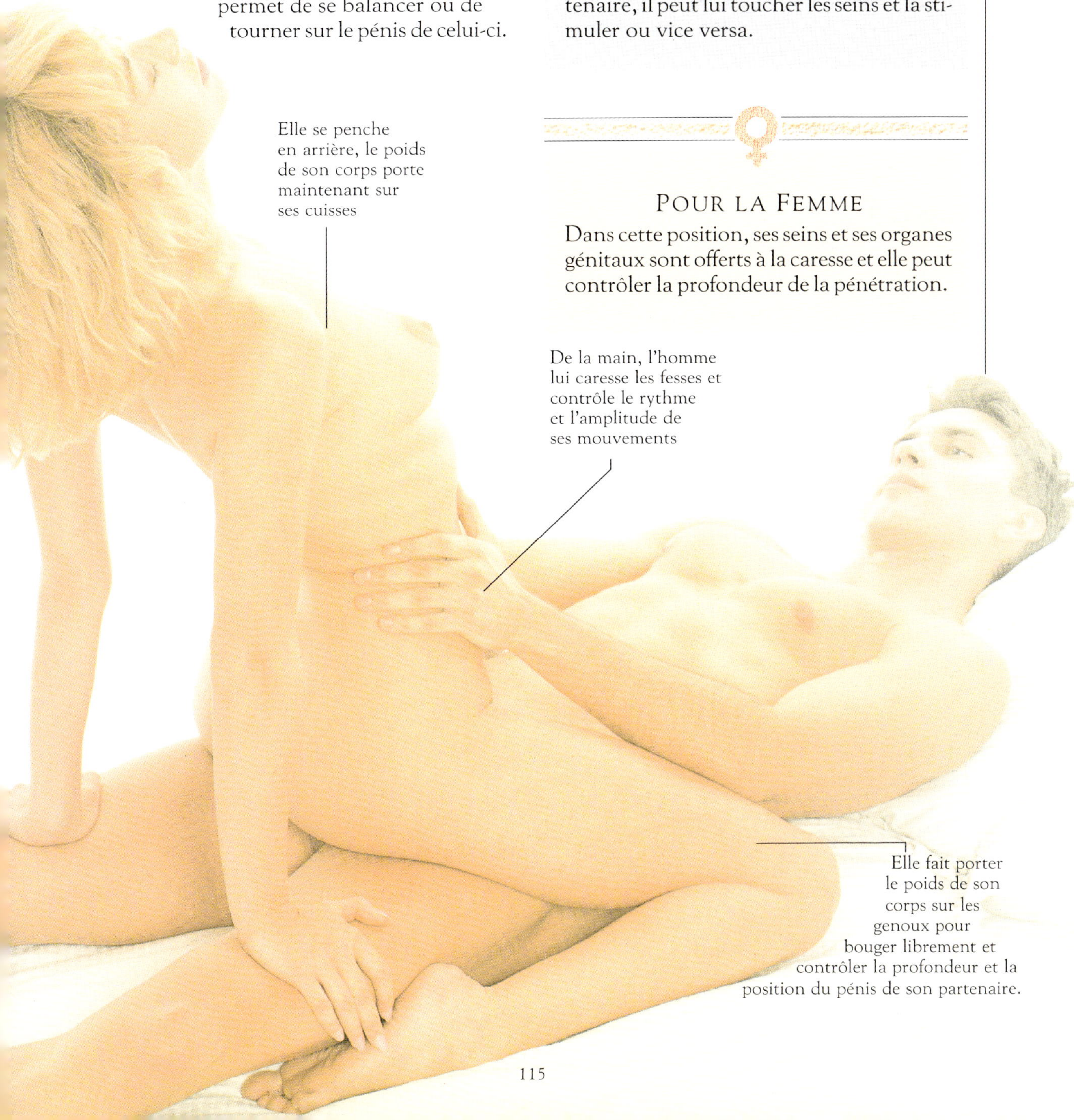

Postures où la Femme Est Dessus 3

Être sur l'homme permet à la femme de contrôler le coït, et si elle adopte une position où elle tourne le dos à son partenaire, elle pourra obtenir plus facilement les stimulations dont elle a besoin. Par exemple, il lui est plus facile de fantasmer si elle ne voit pas son partenaire ; elle peut également se toucher pour se stimuler, sans qu'il la voit, et lui évite de se sentir honteuse. Ces postures lui offrent aussi des sensations qu'elle n'aurait jamais autrement. Pour l'homme, elles sont la preuve que sa partenaire est inventive. Et si, comme beaucoup d'autres, il est fixé sur les fesses, il appréciera particulièrement qu'elle soit agenouillée sur lui en lui présentant ses fesses et ses cuisses.

La femme est assise vers l'avant

Elle peut prendre appui sur les mains pour se soulever ou se laisser retomber à volonté et deviner les préférences de son partenaire d'après ses réactions. C'est une position très reposante et décontractante pour l'homme.

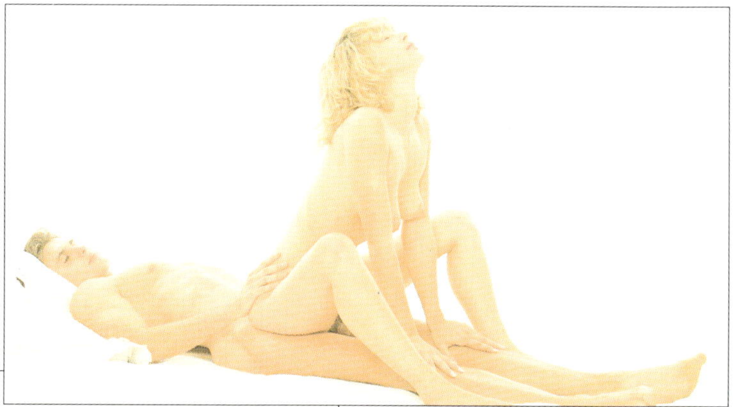

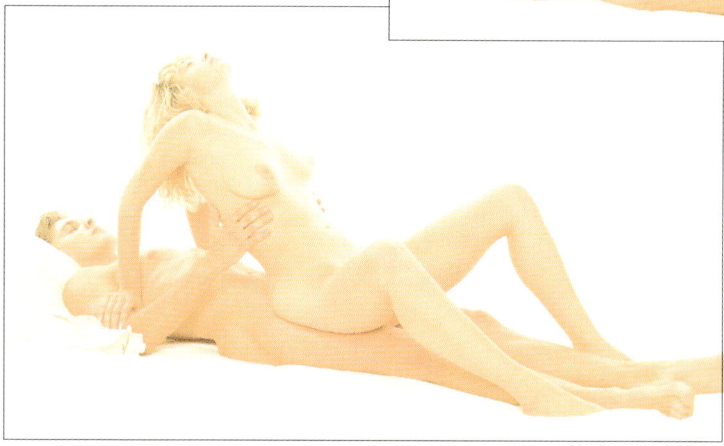

La femme s'étire vers l'arrière

Elle modifie ainsi la profondeur de la pénétration et leurs sensations. Presque tout son poids porte sur ses pieds, et son partenaire trouverait inconfortable qu'elle s'appuie trop fort sur ses bras. Il peut un peu mieux contrôler les mouvements. Veillez à ce que le pénis ne soit pas retourné, ce qui est douloureux.

Pour l'Homme

L'homme peut donner libre cours à ses fantasmes sur l'utilisation que fait sa partenaire de son pénis. Il peut être excité de ne plus la voir de face et imaginer plus facilement des situations sexuelles propres à l'exciter au maximum.

La femme a les jambes vers l'arrière

Elle est assise vers l'avant et offre à son partenaire une vue parfaite de son dos, de ses seins et des fesses. Ses jambes sont collées au corps de l'homme qui contrôle mieux les mouvements qu'elle fait sur lui. Il peut lui saisir les fesses pour en encourager ou en retenir certains.

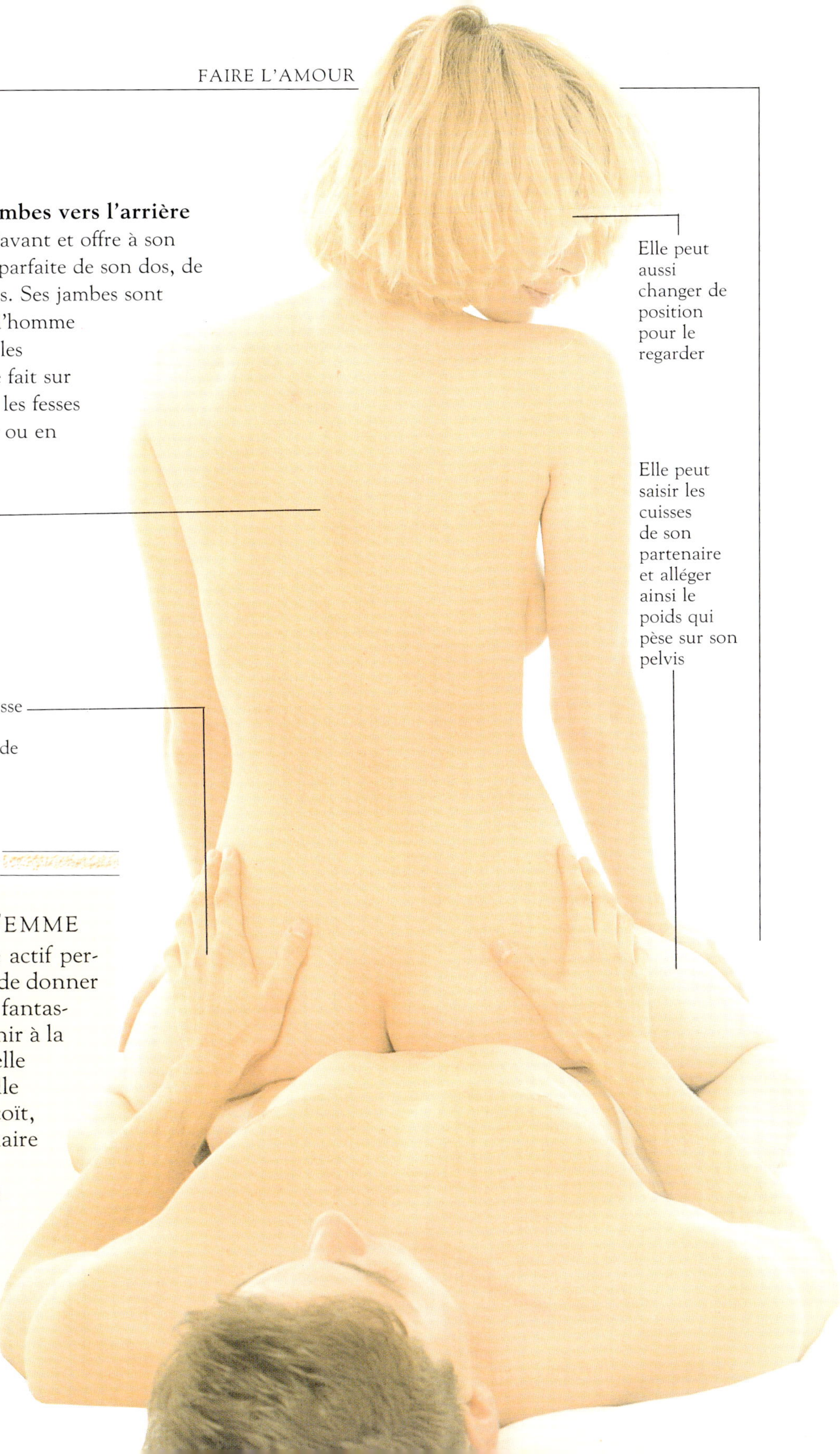

Dans cette position, elle bouge librement sur lui

De la main, il lui caresse les fesses et contrôle le rythme et l'amplitude de ses mouvements

Elle peut aussi changer de position pour le regarder

Elle peut saisir les cuisses de son partenaire et alléger ainsi le poids qui pèse sur son pelvis

Pour la Femme

Assumer le rôle actif permet à la femme de donner libre cours à ses fantasmes et de parvenir à la stimulation qu'elle désire. Si c'est elle qui contrôle le coït, elle est le partenaire actif et choisit les mouvements qui l'exciteront le plus.

Postures Assises 1

De nombreux couples les trouvent très érotiques — pour la nouveauté qu'elles apportent, et pour l'intimité qu'elles permettent. Elles laissent peu de liberté pour bouger ou stimuler la région génitale, mais elles sont reposantes et utiles quand le couple désire calmer ses ardeurs sexuelles avant de passer à de nouvelles postures plus actives.

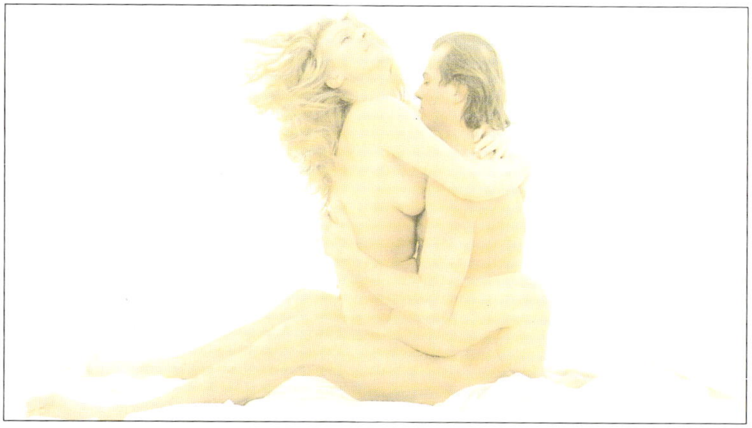

1 Les couples peuvent prendre cette position directement ou à partir d'une posture où la femme est dessus et le pénis en elle. La femme ramène ses genoux sous elle et s'accroche à son partenaire. Il doit se redresser et lui offrir l'appui de son corps tandis qu'elle glisse ses jambes vers l'arrière.

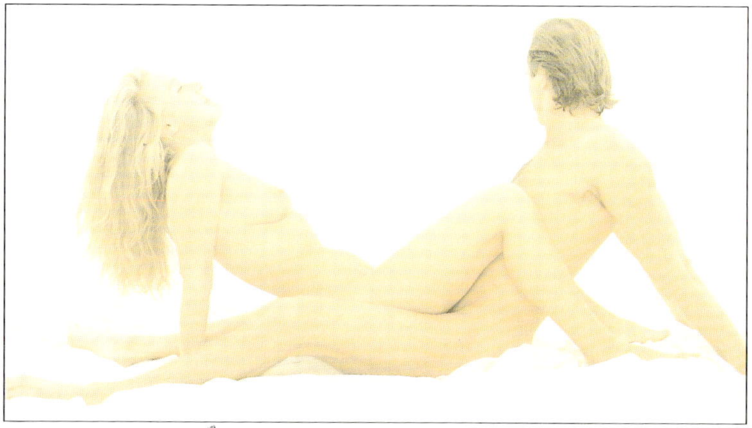

2 Finalement, chacun se penche en arrière, cuisses ouvertes, pour admirer l'union de leurs organes génitaux, ce qui les excite grandement. Si l'homme doit pénétrer sa partenaire à ce moment, il faut qu'elle ait les hanches sur les siennes.

Pour l'Homme

Ce ne sont pas des positions fatigantes, mais qui n'offrent pas non plus beaucoup de stimulation. Seule l'intimité est excitante.

Pour la Femme

Elle apprécie l'intimité et le contact visuel. Elle peut contracter les muscles du périnée pour enrichir ses sensations.

3 Dans cette position, le couple est enlacé, mais la stimulation génitale est pratiquement impossible sauf si l'homme étend le bras derrière lui et bascule le bassin vers l'avant.

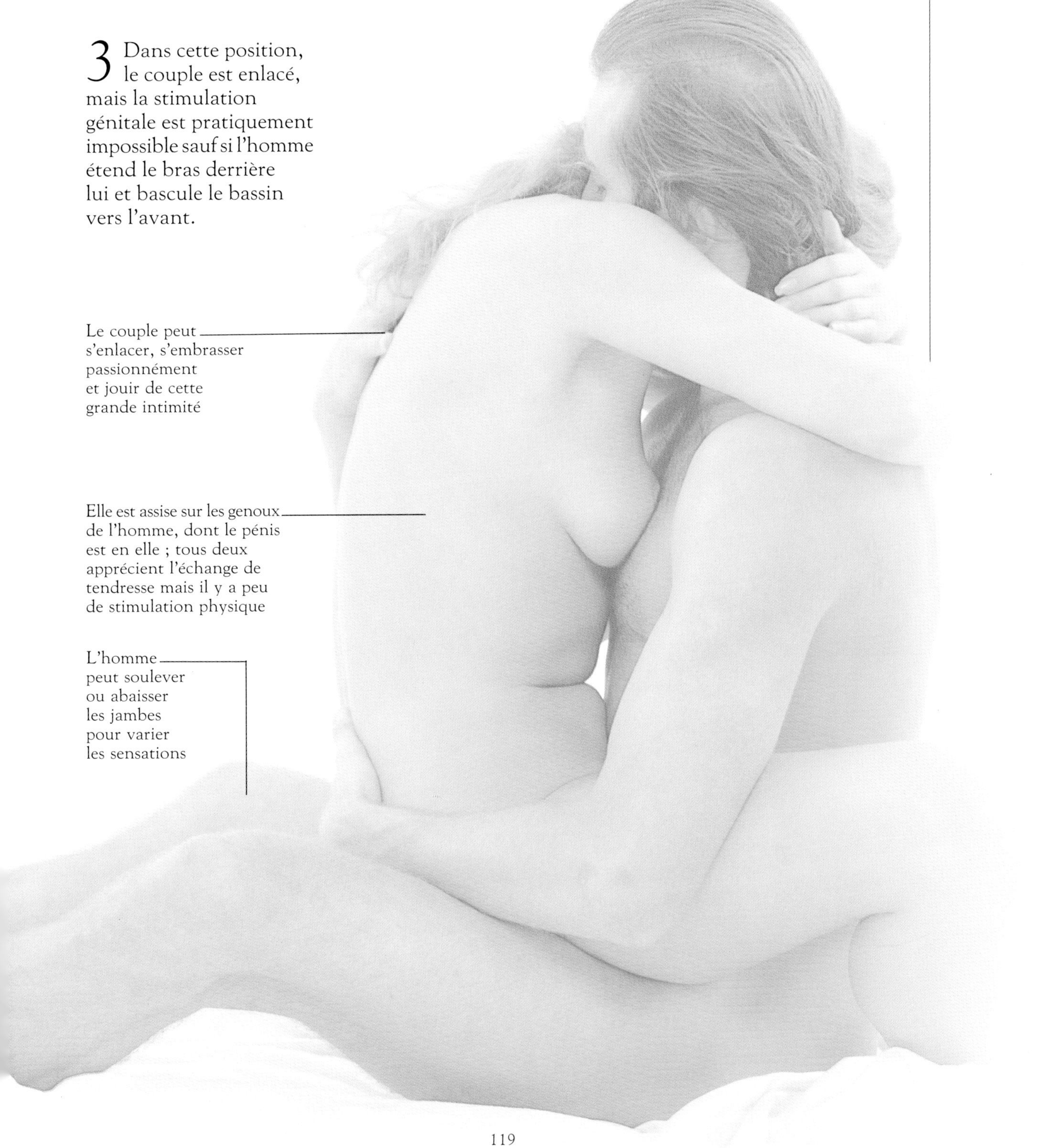

Le couple peut s'enlacer, s'embrasser passionnément et jouir de cette grande intimité

Elle est assise sur les genoux de l'homme, dont le pénis est en elle ; tous deux apprécient l'échange de tendresse mais il y a peu de stimulation physique

L'homme peut soulever ou abaisser les jambes pour varier les sensations

POSTURES ASSISES 2

Faire l'amour assis sur une chaise est une technique fréquente chez les couples, surtout s'ils sont très pressés puisqu'elle ne prend que peu de temps de déshabillage et de préparatifs. Cette pratique est particulièrement indiquée quand l'homme ne peut pas bouger beaucoup, s'il est malade par exemple. Choisissez une chaise solide et confortable. Si elle a des barreaux, la femme pourra y poser les pieds et s'en servir comme point d'appui dans ses mouvements.

Face à face
Si la femme fait face à son partenaire, la stimulation est intense. Elle peut serrer les jambes, et le vagin enserrant bien le pénis, les sensations sont grandes pour les deux partenaires. Si l'homme écarte les cuisses, la femme peut s'enfoncer encore davantage sur son pénis.

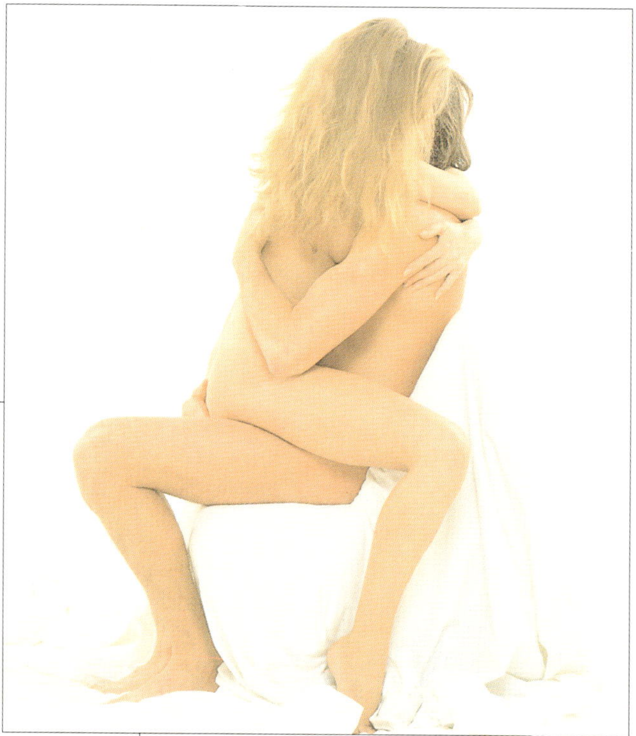

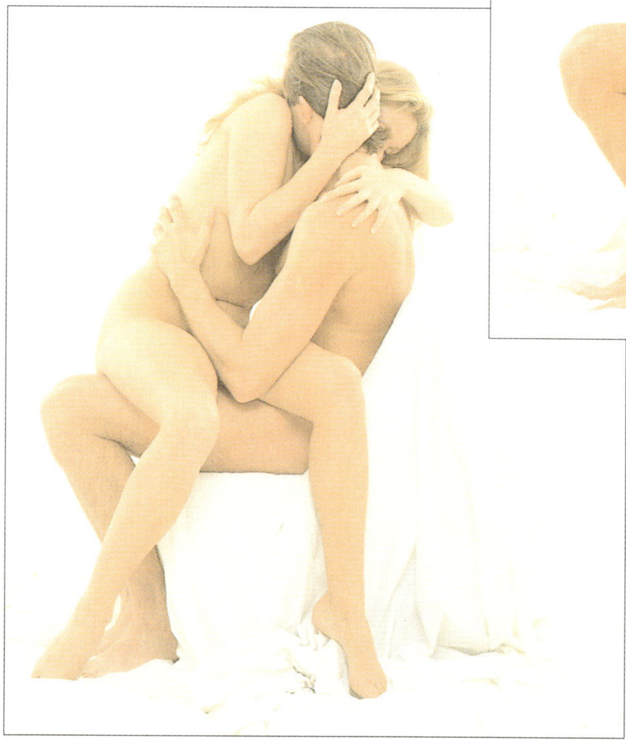

La femme assise de côté
Si elle se tourne de côté, toute la zone génitale est accessible à la stimulation manuelle — par l'homme ou par elle-même — et, sans changer la pression interne sur le pénis ni la profondeur de la pénétration, la femme éprouvera de nouvelles sensations.

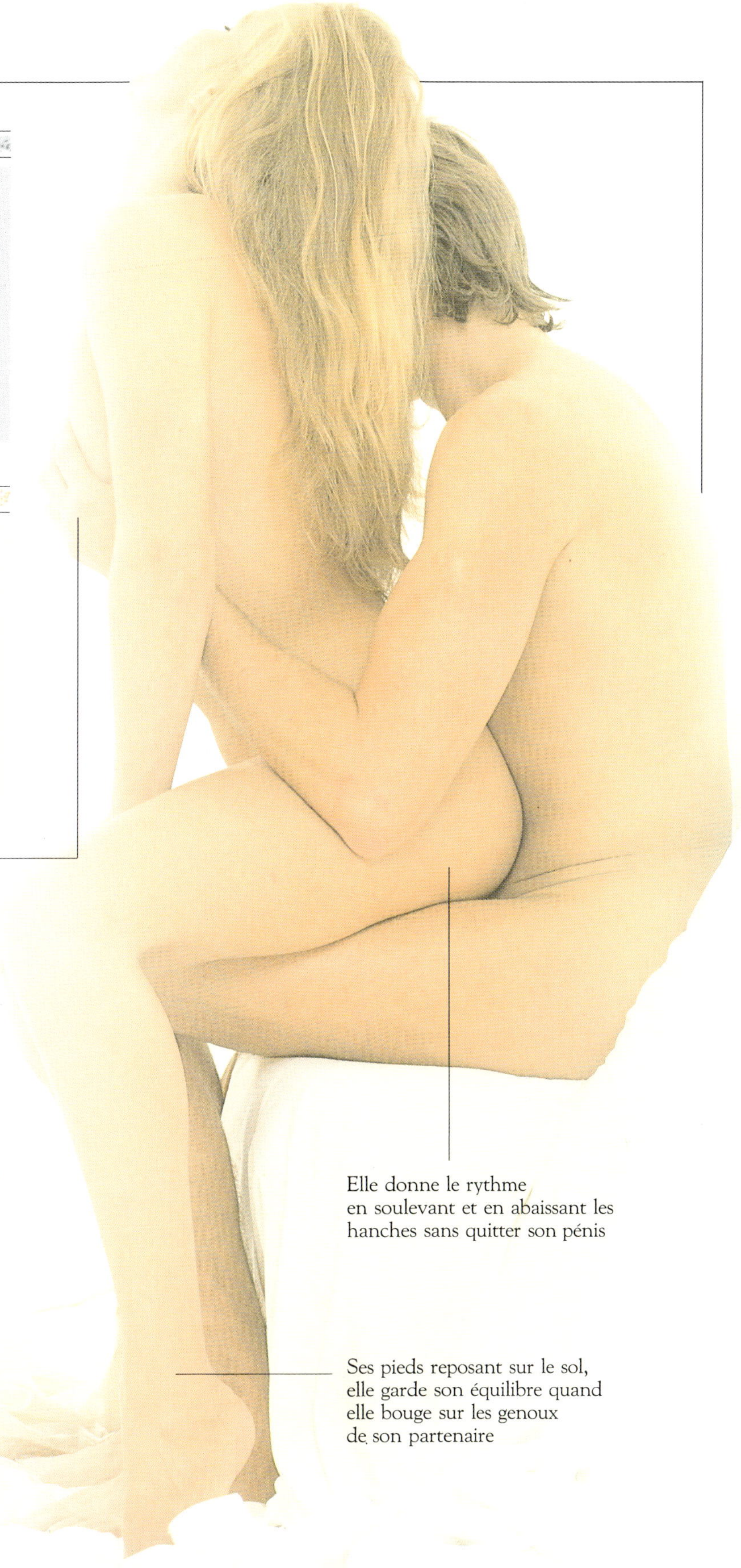

POUR L'HOMME

Ces postures, qui ne sont pas fatigantes, permettent d'atteindre une grande intimité au prix de peu d'effort. Elles sont également utiles quand on a peu de temps.

POUR LA FEMME

Ces postures permettent une grande variété de stimulations corporelles et génitales, où la femme règle le rythme. Les postures assises sont recommandées pour les gens pressés.

L'homme peut librement caresser les seins et tout le corps de sa partenaire. Leurs sensations à tous deux sont multipliées

Des deux mains, elle peut prendre appui sur les genoux de son partenaire...

La femme est assise vers l'avant

Ici, la femme tourne le dos à son partenaire, ses pieds reposent sur le sol, elle supporte donc une partie de son poids. Son partenaire ne peut guère bouger, c'est à elle de donner le rythme

Elle donne le rythme en soulevant et en abaissant les hanches sans quitter son pénis

Ses pieds reposant sur le sol, elle garde son équilibre quand elle bouge sur les genoux de son partenaire

POSTURES À GENOUX 1

Quand vous faites l'amour, vous devriez adopter diverses postures afin de varier le rythme et les sensations mais aussi pour permettre à certaines parties du corps de se reposer. Faire l'amour peut être épuisant. Les postures agenouillées dérivent de celles où l'homme ou la femme sont dessus, et des postures assises, mais on peut y venir aussi directement. Ce sont des postures très excitantes pour l'homme qui est extrêmement stimulé par la vision du corps de sa partenaire arqué et offert. La femme peut connaître de violents orgasmes car elle doit contracter tous ses muscles internes, ce qui est très excitant pour tous les deux.

2 Une femme souple peut commencer en arquant le corps, en écartant les jambes et en offrant son vagin à l'homme. Celui-ci doit placer ses mains sous les hanches de sa partenaire pour la soulever.

L'homme supporte le poids de sa partenaire sur ses jambes et la saisit sous les fesses pour la faire venir sur son pénis en érection

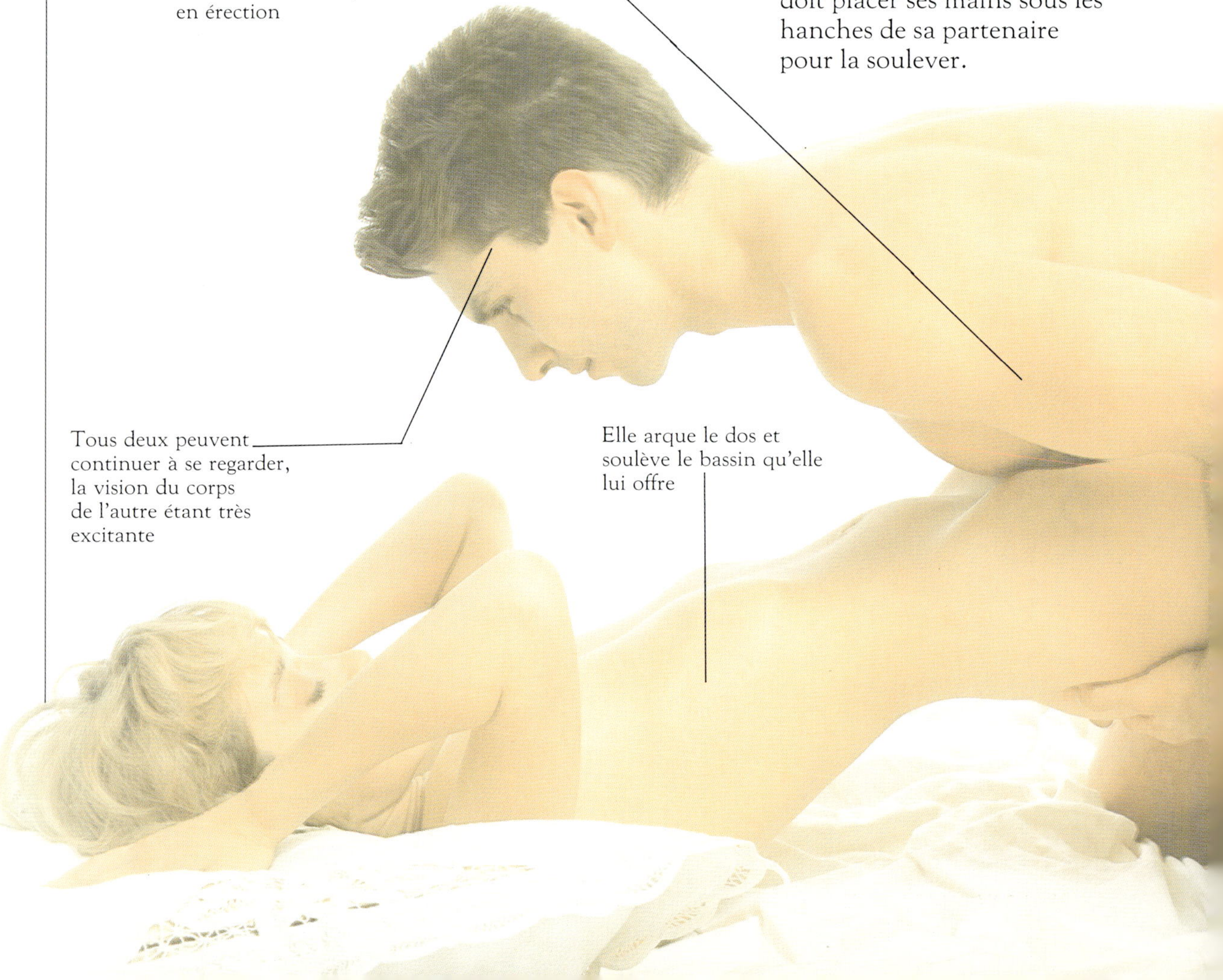

Tous deux peuvent continuer à se regarder, la vision du corps de l'autre étant très excitante

Elle arque le dos et soulève le bassin qu'elle lui offre

1 La posture la plus facile consiste à partir d'une position où l'homme est sur la femme. Il s'asseoit en ramenant ses jambes vers l'avant, puis place celles de sa partenaire sur ses propres hanches afin de la soulever un peu. Si la femme est assez musclée, les deux partenaires se mettent tous deux à genoux, la femme se laissant alors glisser doucement vers l'arrière.

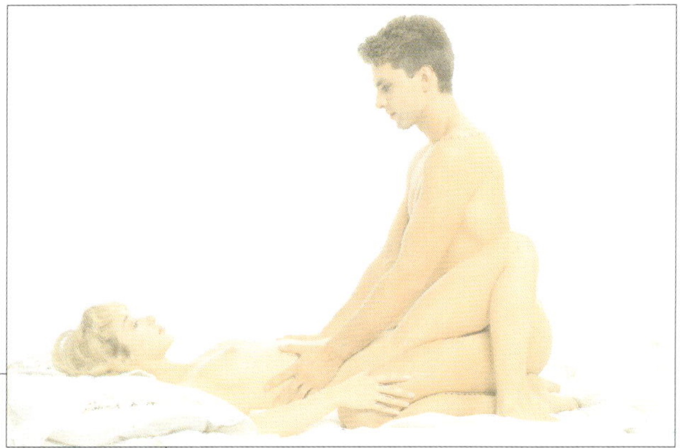

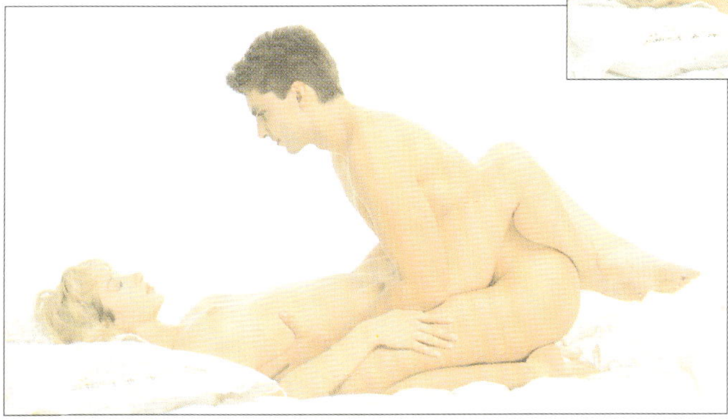

3 Finalement l'homme s'agenouille vers l'avant puis fait glisser sa partenaire sur ses cuisses. Celle-ci l'enserre entre ses cuisses pour l'exciter davantage. L'angle de pénétration est particulièrement propice et permet à l'homme la vision des organes génitaux des deux unis, très excitante. De plus cette posture, est moins douloureuse pour son dos.

POUR L'HOMME

Tant que l'homme n'a pas de problème de dos, ces postures sont excellentes pour obtenir une pénétration profonde, sans gêner le mouvement, ainsi qu'une grande stimulation visuelle.

POUR LA FEMME

Dans la plupart de ces postures, la femme est manipulée par son partenaire, ce qui lui convient si elle ne souhaite pas être très active. Elle apprécie de pouvoir le voir.

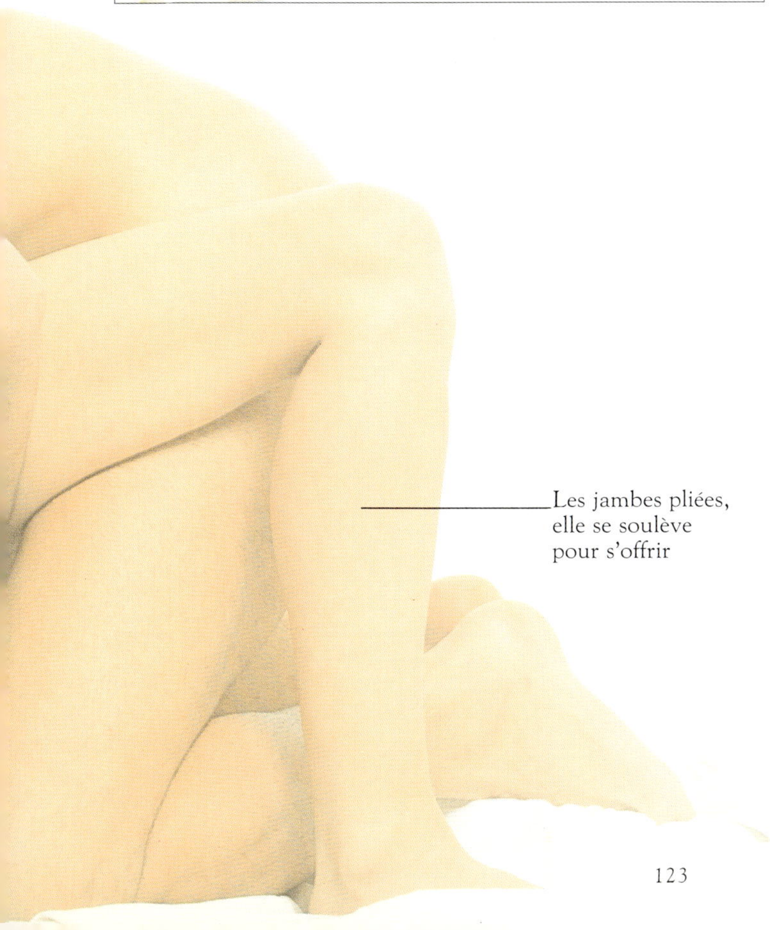

Les jambes pliées, elle se soulève pour s'offrir

POSTURES À GENOUX 2

Ces postures sont plus athlétiques que d'autres car elles impliquent souvent de se soulever, mais elles sont très variées. On peut se servir d'une chaise, d'un canapé ou d'un lit. Celles que nous vous montrons ici sont toutes frontales, mais certaines pénétrations par-derrière peuvent se faire aussi à genoux (voir pages 138 à 141). Les femmes peuvent jouer le rôle dominant aussi, et plusieurs postures à genoux peuvent être réalisées à partir de positions où la femme est dessus (pages 112 à 117).

La femme est sur l'homme
Posture athlétique, elle offre un grand contact corporel et permet à la femme de contrôler la pénétration. Elle implique que les deux partenaires soient accroupis. Elle peut être fatigante si elle dure trop longtemps, et il vaut mieux l'éviter si vous avez des problèmes de dos ou de genoux.

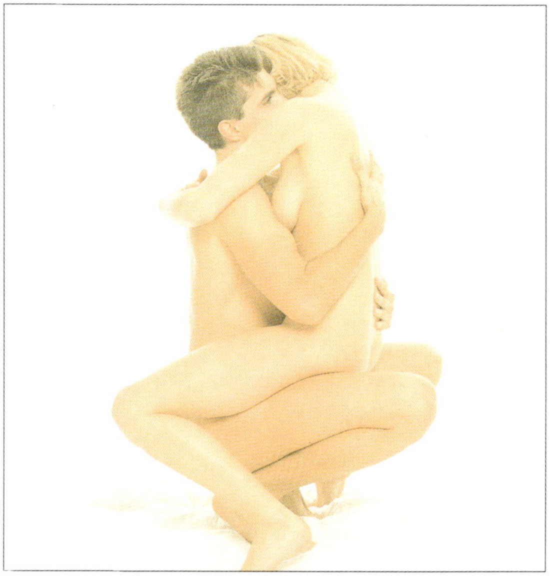

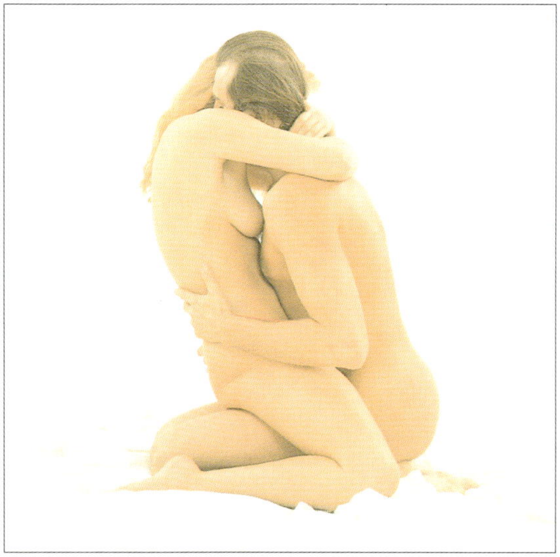

Variante redressée
Les deux partenaires sont à genoux sur une surface douce. La femme écarte les cuisses et glisse vers l'avant sur les cuisses de son partenaire qu'elle enserre, ou elle attend que celui-ci se glisse entre les siennes.

POUR L'HOMME

S'il est plus grand qu'elle, il pourra facilement stimuler la zone génitale de sa partenaire, même si son pénis n'est pas tout à fait en érection.

POUR LA FEMME

Ces postures introduisent de la diversité dans la manière traditionnelle de faire l'amour. Le pénis peut ainsi stimuler directement le clitoris et les petites lèvres.

La femme penchée en arrière

À partir d'une posture verticale, où la femme légèrement penchée en avant, l'homme pénètre sa partenaire. Puis il l'attire contre lui, de sorte que son bras passé sous ses fesses la soutienne ; il se penche alors au-dessus d'elle. Elle peut poser la main derrière elle par terre pour supporter une partie de son poids.

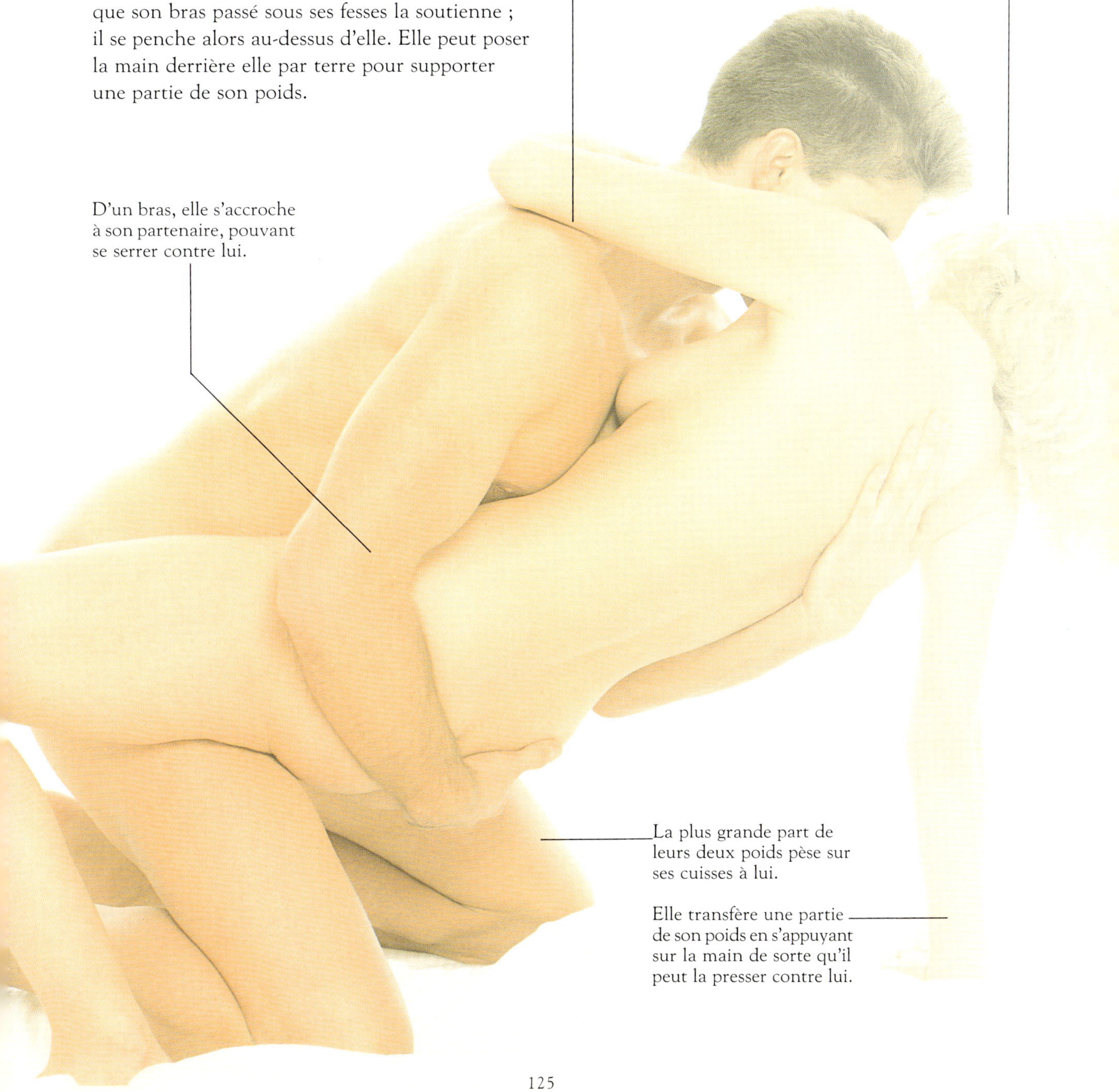

Il la saisit sous les fesses pour la soutenir.

D'un bras, elle s'accroche à son partenaire, pouvant se serrer contre lui.

La plus grande part de leurs deux poids pèse sur ses cuisses à lui.

Elle transfère une partie de son poids en s'appuyant sur la main de sorte qu'il peut la presser contre lui.

POSTURES À GENOUX 3

En utilisant un support, ces postures sont plus confortables, et l'homme peut ajuster l'angle de sa pénétration en soulevant ou en abaissant le corps de sa partenaire. Elles sont particulièrement indiquées lorsque le pénis de l'homme a des difficultés à entrer en contact avec les parois du vagin de la femme. Il faut éviter les secousses violentes car si l'homme perd le contrôle, il risque de repousser sa partenaire loin de lui ou de la heurter contre le support.

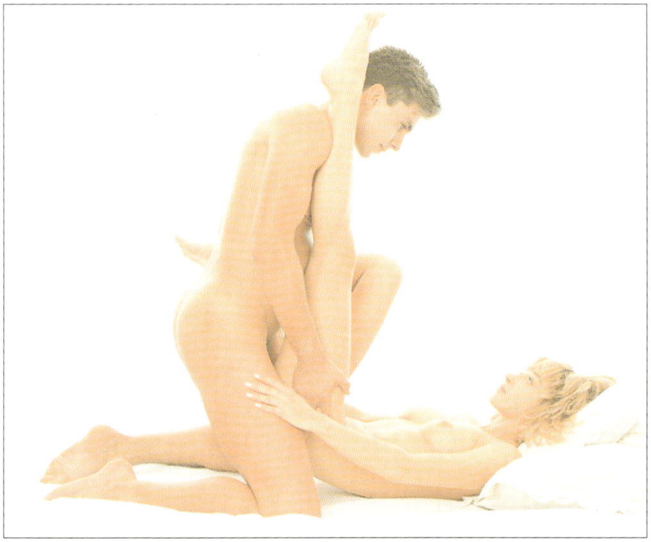

Les jambes levées à la verticale
L'homme s'agenouille devant sa partenaire étendue, lui place les jambes au-dessus de ses hanches et la pénètre. Il peut lui stimuler le clitoris et lui caresser les seins.

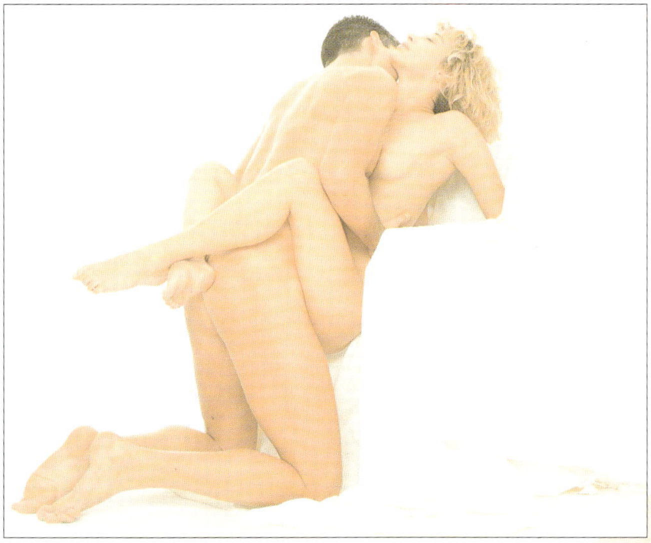

La femme est en position surélevée
La femme est appuyée sur une chaise ou sur un canapé devant lequel l'homme est agenouillé. Elle peut aussi être étendue sur une table, son partenaire debout devant elle. Elle n'a qu'à se laisser aller en arrière et jouir de son plaisir.

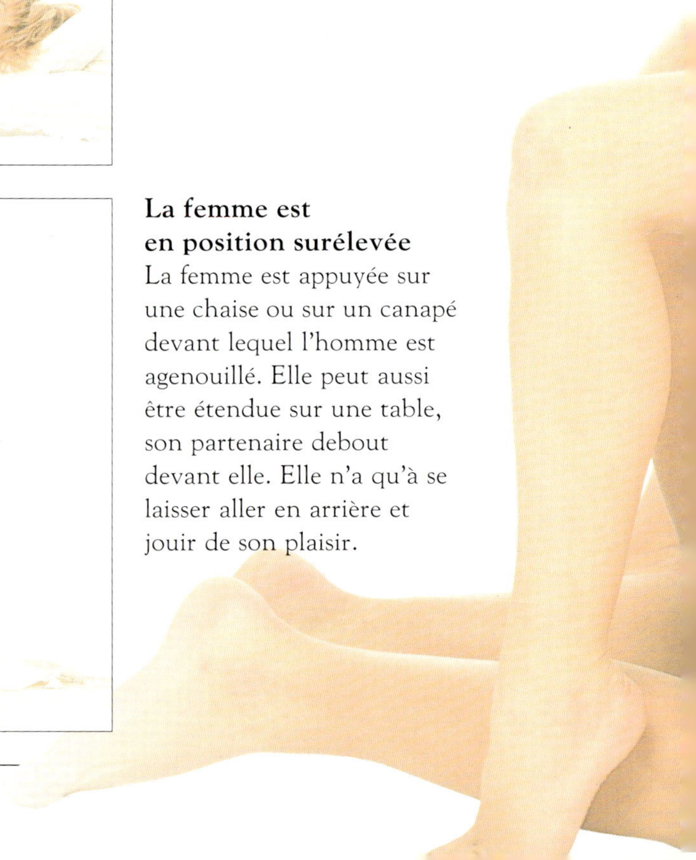

Les organes génitaux parallèles

Cette position confortable donne libre accès au pénis ainsi qu'aux seins et au clitoris. Si l'homme est las d'être à genoux, les partenaires peuvent changer de position : la femme resserre les cuisses tandis que l'homme vient sur elle.

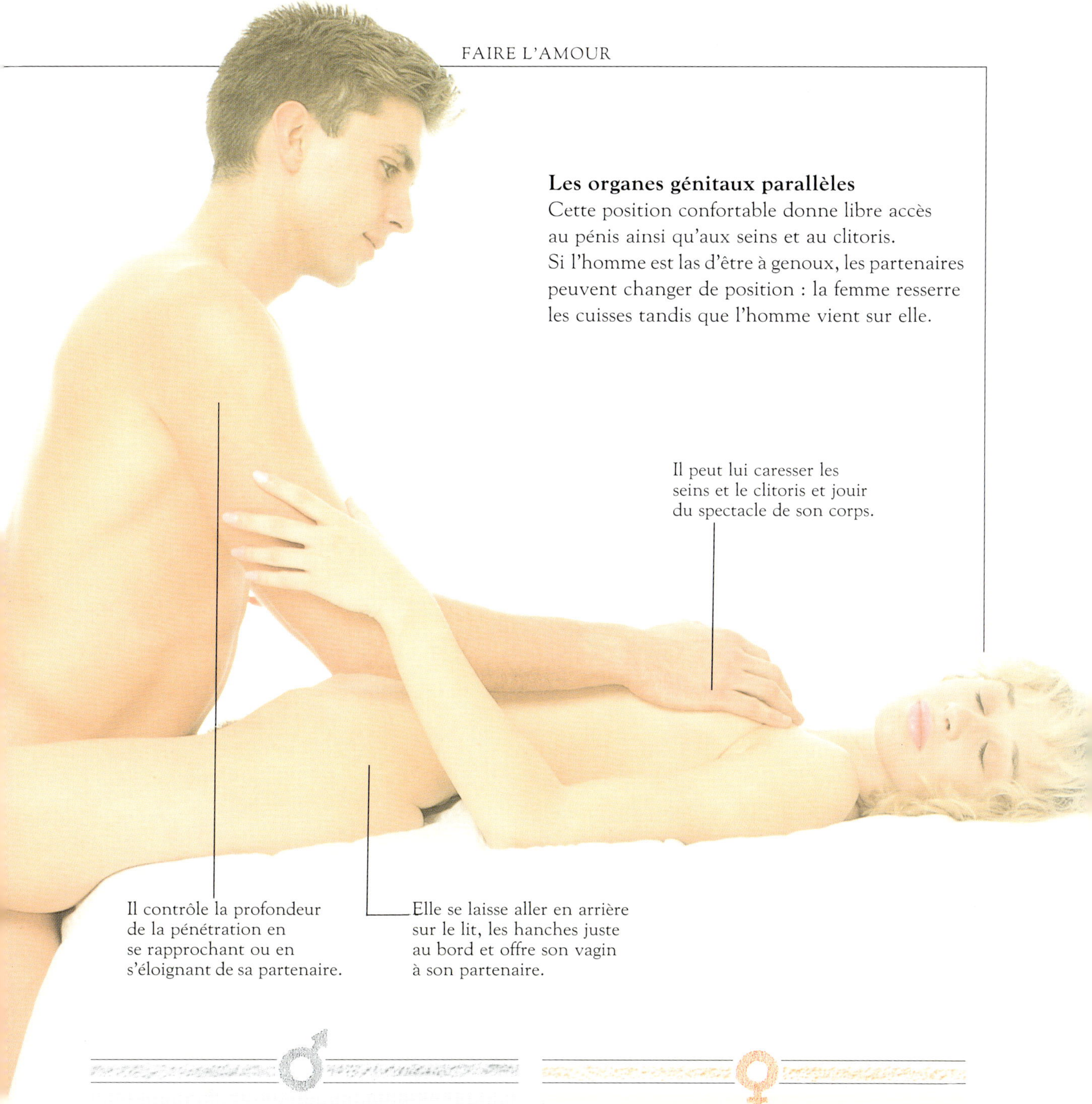

Pour l'Homme

Ces postures lui offrent une grande stimulation visuelle et lui permettent d'exciter directement la région génitale de sa partenaire tout en contrôlant son éjaculation.

Pour la Femme

Ces postures à genoux sont les moins fatigantes pour elle et lui permettent de se stimuler elle-même. Elle peut aussi être plus active en se penchant vers son partenaire.

Postures Debout 1

Faire l'amour debout est plus facile si les deux partenaires sont de même taille. Si l'homme est beaucoup plus grand que sa partenaire, la pénétration et le coït sont assez difficiles. Faire l'amour debout peut être fatigant à la longue, mais aussi très excitant car tous les muscles sont sollicités.

Si l'homme soulève sa partenaire, il fournit la plus grande part de l'effort physique. Quand il y est parvenu, la position est moins fatigante à tenir car le poids est réparti entre les deux partenaires. Il est possible de continuer à faire l'amour debout, en marchant ou en dansant.

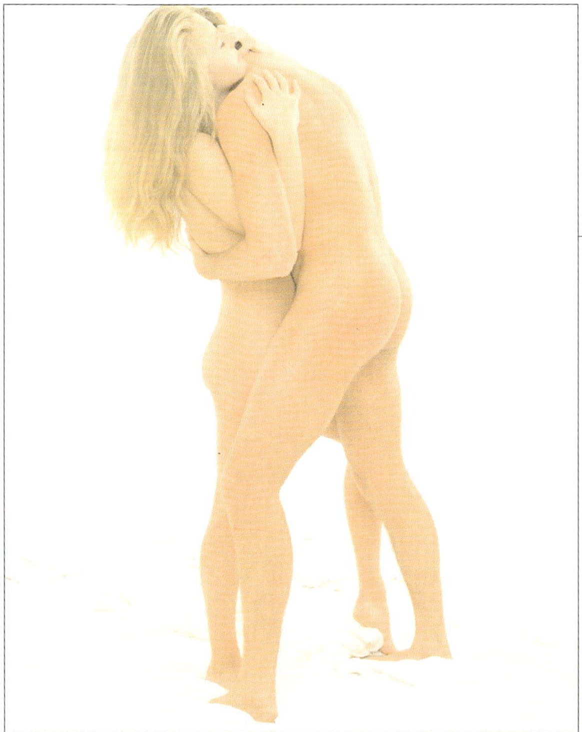

1 La femme soulève une jambe pour que son partenaire la pénètre, puis elle répartit son poids sur ses deux jambes. Le vagin enserre bien le pénis et elle peut bouger le bassin.

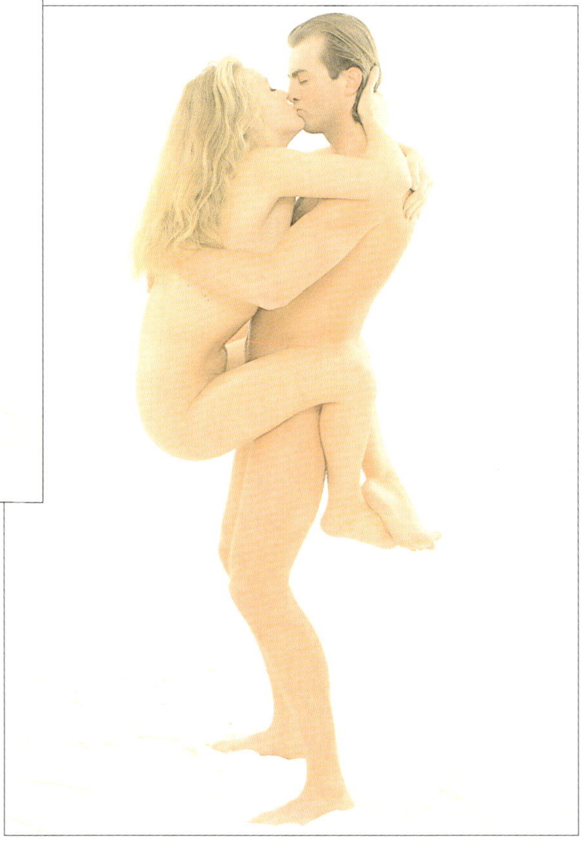

2 Quand il l'a pénétrée, l'homme la soulève en passant les mains sous ses cuisses, tandis qu'elle s'accroche à sa nuque. Elle referme ses jambes autour de son corps et serre les cuisses sur ses hanches.

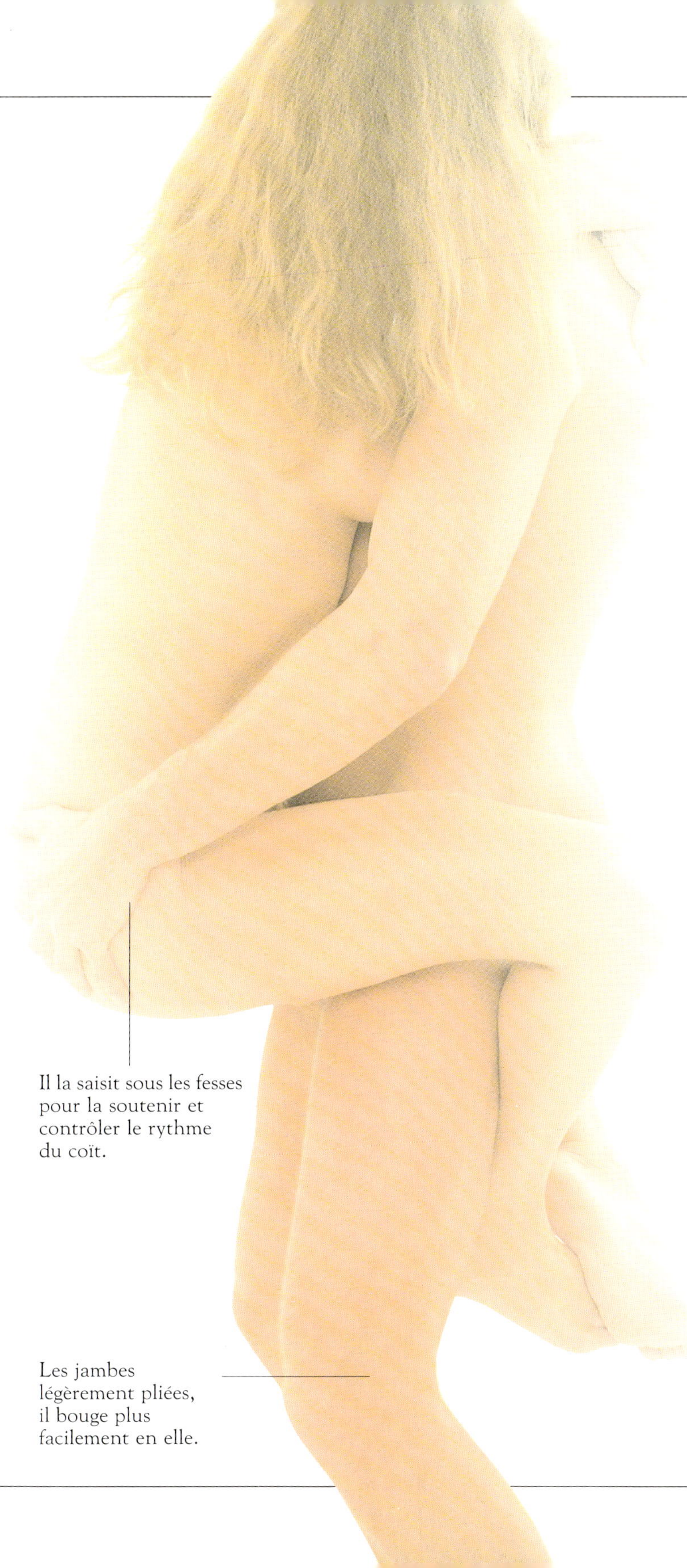

Elle se presse contre son corps et accroche ses bras et ses cuisses pour répartir son poids. Sa tension musculaire augmente leur excitation à tous deux.

Il la saisit sous les fesses pour la soutenir et contrôler le rythme du coït.

Les jambes légèrement pliées, il bouge plus facilement en elle.

3 Lorsque les deux partenaires sont agiles, l'homme ne pénètre la femme qu'après l'avoir soulevée. Il peut alors la faire bouger d'avant en arrière pour modifier le rythme et l'angle du mouvement.

POUR L'HOMME

L'intérêt principal de ces postures réside dans leur nouveauté, qui requiert un certain degré d'agilité et de force. Elles sont idéales si l'homme veut se dispenser des préliminaires. Les mouvements seront plus vigoureux si la femme est appuyée contre un mur ou une porte.

POUR LA FEMME

Cette position est utile si la femme dispose de peu de temps et d'espace pour faire l'amour et si elle veut varier sa vie sexuelle. Elle peut stimuler intensément son clitoris et ses petites lèvres en se penchant en avant et en pliant les genoux après avoir posé les pieds sur le sol.

Postures debout 2

Il est encore plus important que les deux partenaires soient de la même taille si l'homme veut pénétrer la femme par-derrière. Si ces postures favorisent l'homme, qui est libre de tous ses mouvements, elles offrent en revanche peut de liberté de mouvement et d'intimité à sa partenaire. Pourtant la plupart des femmes sont très excitées d'être prises par-derrière, et la paroi arrière du vagin est très sensible.

1 Quand l'homme est plus grand que sa partenaire, celle-ci peut l'aider en se penchant un peu en avant et en écartant une jambe. Il peut aussi se plier légèrement vers l'avant. Quand il est en elle, elle ramène la jambe et se redresse.

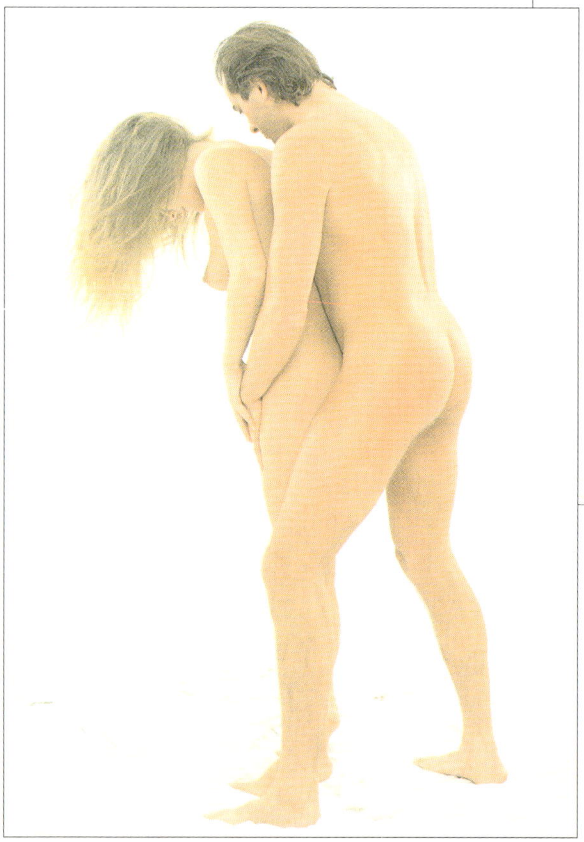

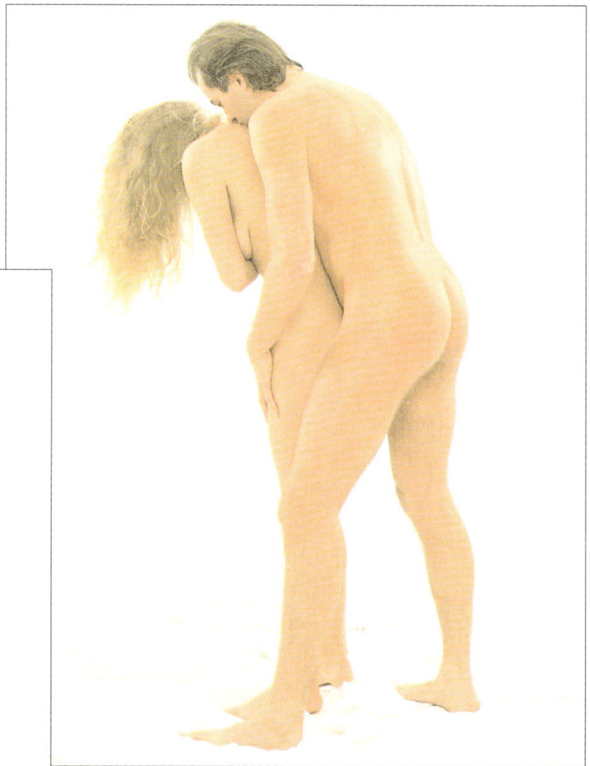

2 L'homme peut passer un bras autour de la femme afin de lui caresser le clitoris et les seins tandis qu'elle garde les jambes fermées pour bien enserrer son pénis.

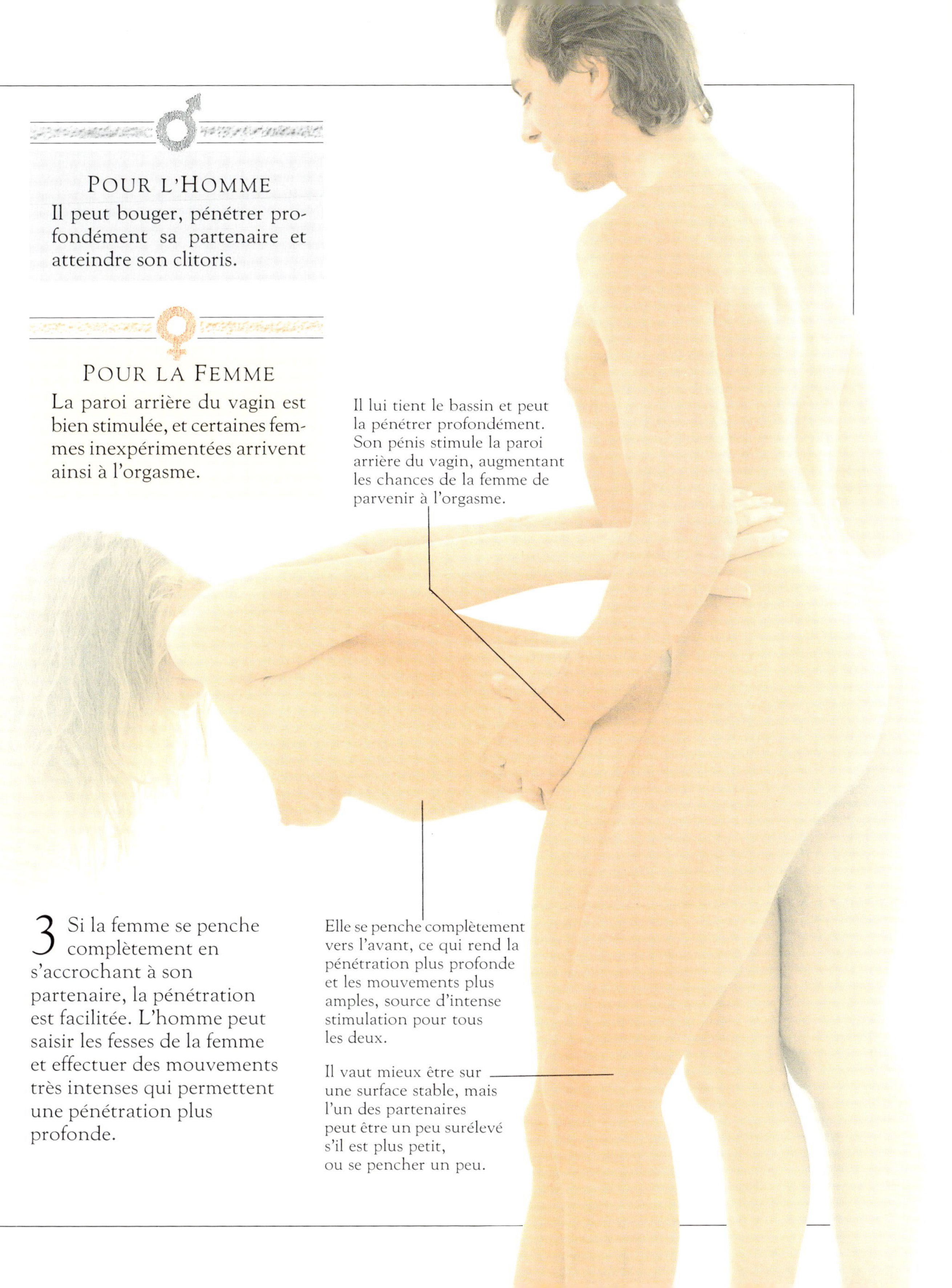

POUR L'HOMME

Il peut bouger, pénétrer profondément sa partenaire et atteindre son clitoris.

POUR LA FEMME

La paroi arrière du vagin est bien stimulée, et certaines femmes inexpérimentées arrivent ainsi à l'orgasme.

Il lui tient le bassin et peut la pénétrer profondément. Son pénis stimule la paroi arrière du vagin, augmentant les chances de la femme de parvenir à l'orgasme.

3 Si la femme se penche complètement en s'accrochant à son partenaire, la pénétration est facilitée. L'homme peut saisir les fesses de la femme et effectuer des mouvements très intenses qui permettent une pénétration plus profonde.

Elle se penche complètement vers l'avant, ce qui rend la pénétration plus profonde et les mouvements plus amples, source d'intense stimulation pour tous les deux.

Il vaut mieux être sur une surface stable, mais l'un des partenaires peut être un peu surélevé s'il est plus petit, ou se pencher un peu.

POSTURES SUR LE CÔTÉ 1

Pour faire l'amour sans se presser et sans se fatiguer, rien n'égale ces postures. Il est fréquent que le couple s'endorme enlacé après avoir eu des rapports sexuels de cette façon. Quand tous les deux sont sur le côté, la pénétration arrière est facile, et le coït peut être prolongé sans fatigue. Le contact des corps est favorisé, ainsi que les caresses.

Pendant la grossesse, et si l'homme est de grande taille, ces postures, où la femme tourne le dos à son partenaire, sont idéales, car il ne risque pas de l'écraser. Elles sont aussi un changement agréable après des postures plus athlétiques.

1 La posture en « cuiller », l'homme étant lové contre le dos de sa partenaire, est l'une des plus tendres et des plus confortables. Si la femme relève les genoux, il la pénètre très facilement.

Il enveloppe de son corps celui de sa partenaire, il peut l'embrasser et la caresser amoureusement le dos et la nuque, et l'enlacer pour lui stimuler les seins et le clitoris.

Toute sa peau en contact avec le corps de son partenaire, la femme apprécie la douceur et l'intimité de cette position très reposante.

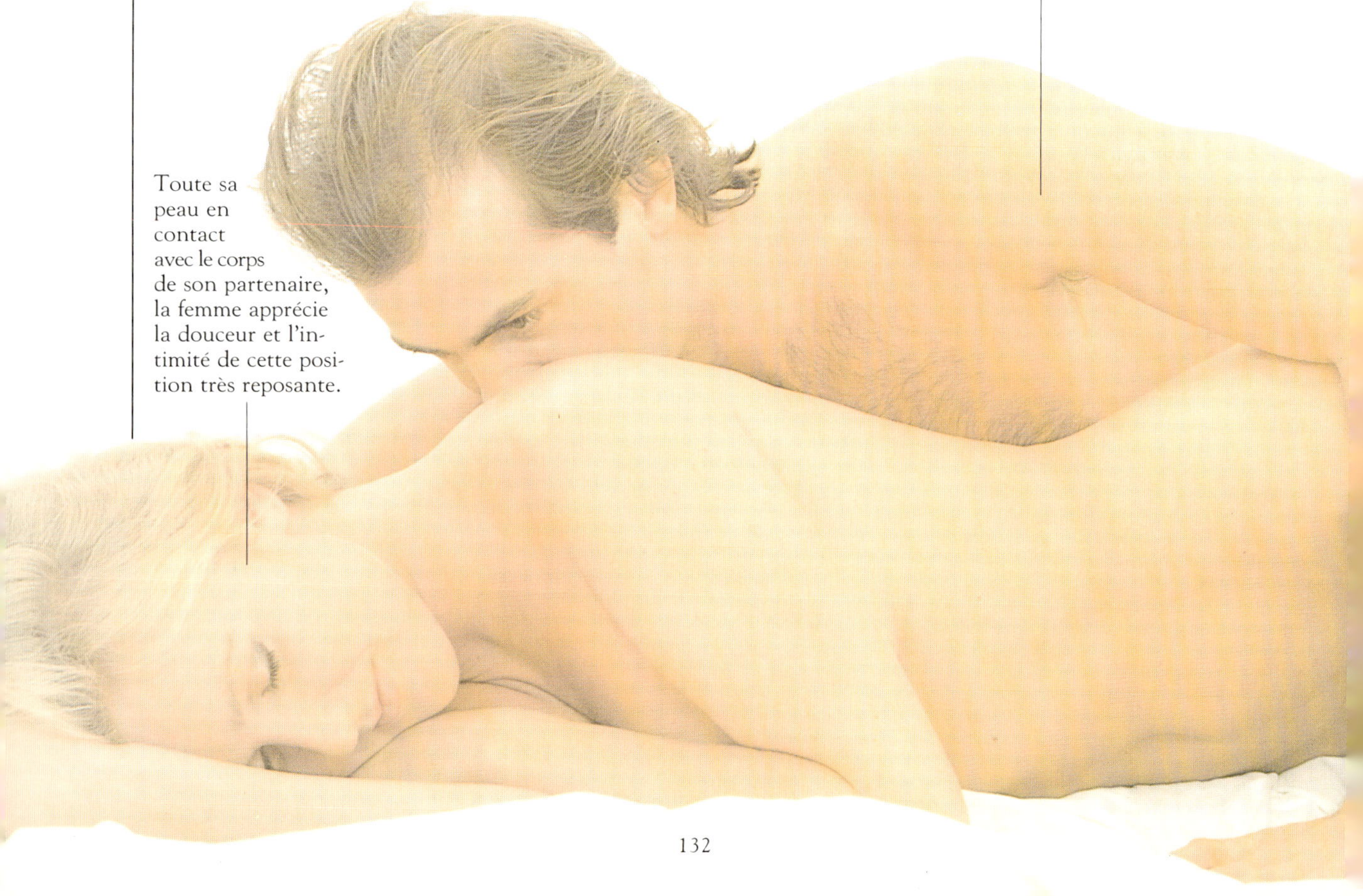

2 S'il se glisse légèrement sur le dos de sa partenaire et lui soulève les fesses, il la pénètre plus complètement tout en ayant accès à son vagin et à ses seins. Le contact des peaux est grand et le couple peut échanger des baisers passionnés.

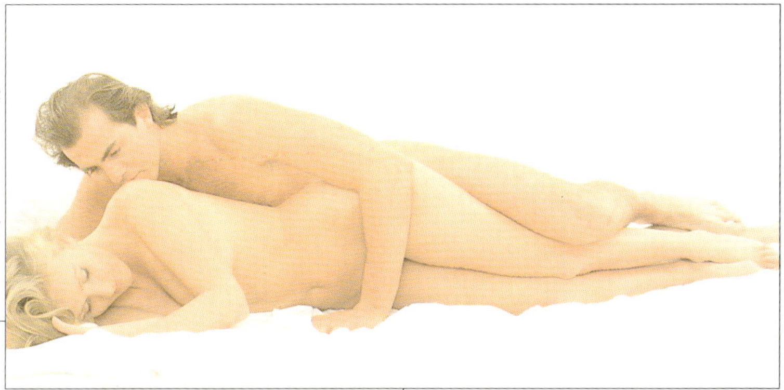

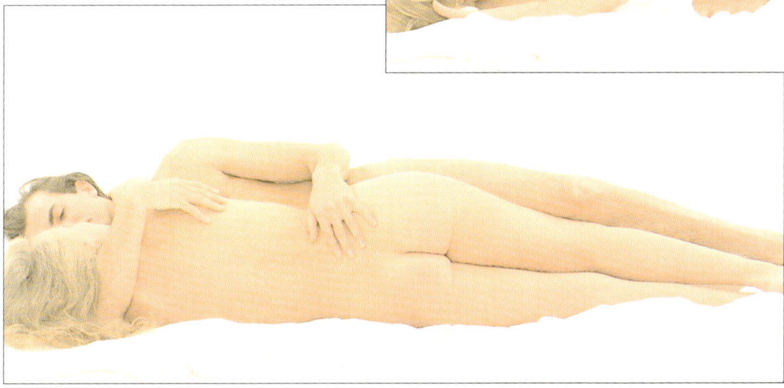

Elle soulève légèrement le genou afin que son partenaire la pénètre. La position est confortable pour les deux partenaires qui peuvent prolonger le coït.

Variante en face à face
L'homme est dessus, sans interrompre le coït, les deux partenaires se laissent glisser sur le côté. Il est aussi possible à la femme de soulever la jambe et de la plier pour favoriser la pénétration.

POUR L'HOMME

Ces postures favorisent une pénétration profonde et le contact des corps. L'homme peut toucher les seins, le clitoris, la vulve, le ventre, le dos, la nuque de sa partenaire.

POUR LA FEMME

Ces postures favorisent l'intimité et le contact des peaux. Elles permettent conversations, caresses et baisers, ce qui les rend sensuelles et romantiques.

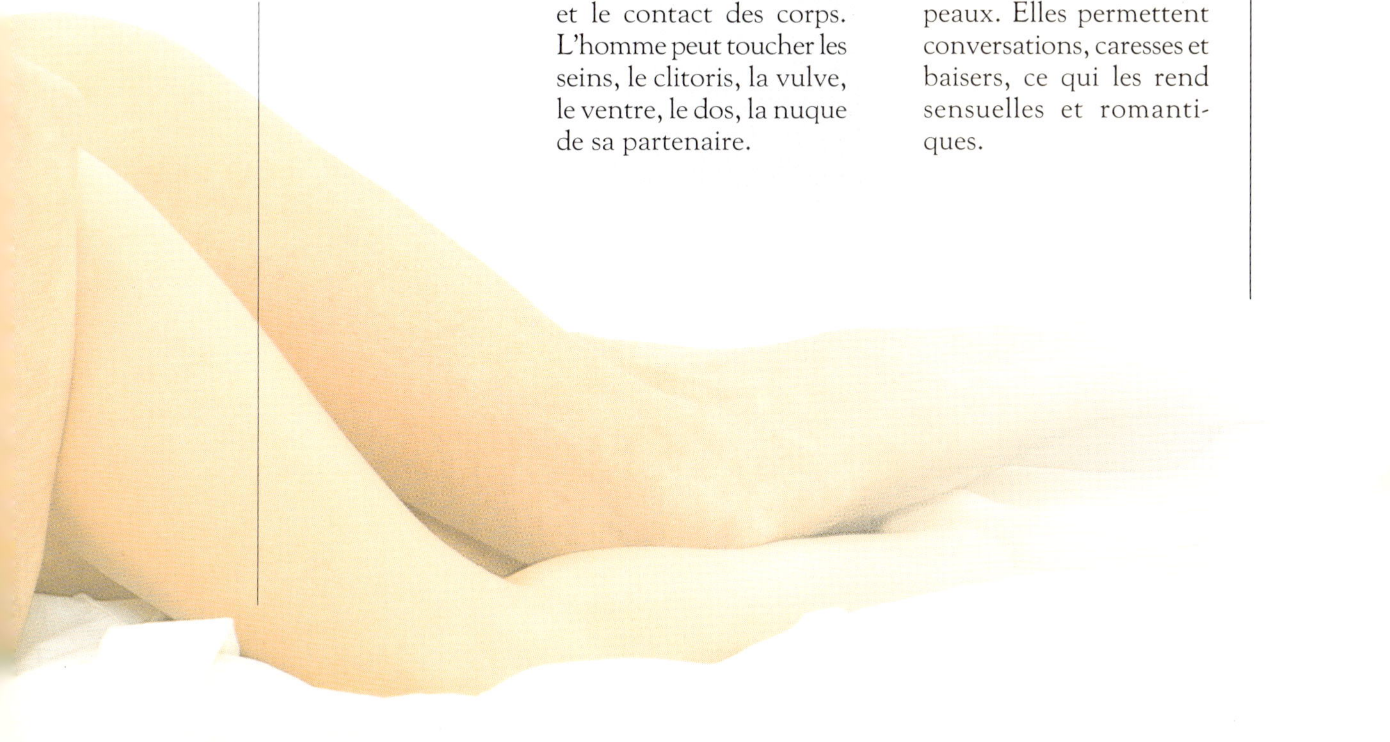

POSTURES SUR LE CÔTÉ 2

Avec de légères modifications du mouvement, ces postures produisent de nombreuses sensations nouvelles. La femme peut rouler en arrière ; ouvrant ainsi sa vulve, elle offre son clitoris aux caresses de son partenaire, ou aux siennes. Si elle lève les jambes, la pénétration est plus profonde. Lorsque l'homme change la position de ses jambes ou de ses cuisses, il modifie ses mouvements et contrôle la pression qu'exerce la base de son pénis sur la vulve de sa partenaire.

Elle ramène les jambes le long dû dos de son partenaire pour augmenter la pénétration, et peut à l'aide des jambes et des pieds, l'inciter à le faire encore plus profondément.

1 La femme replie la jambe sur la hanche de son partenaire qui glisse sa cuisse entre les siennes. Elle se laisse aller en arrière tandis qu'il la pénètre en gardant les jambes bien droites. De sa main libre, il la caresse ; elle garde les deux mains libres pour s'occuper de lui. L'homme peut faire des mouvements actifs sans cesser de caresser sa partenaire.

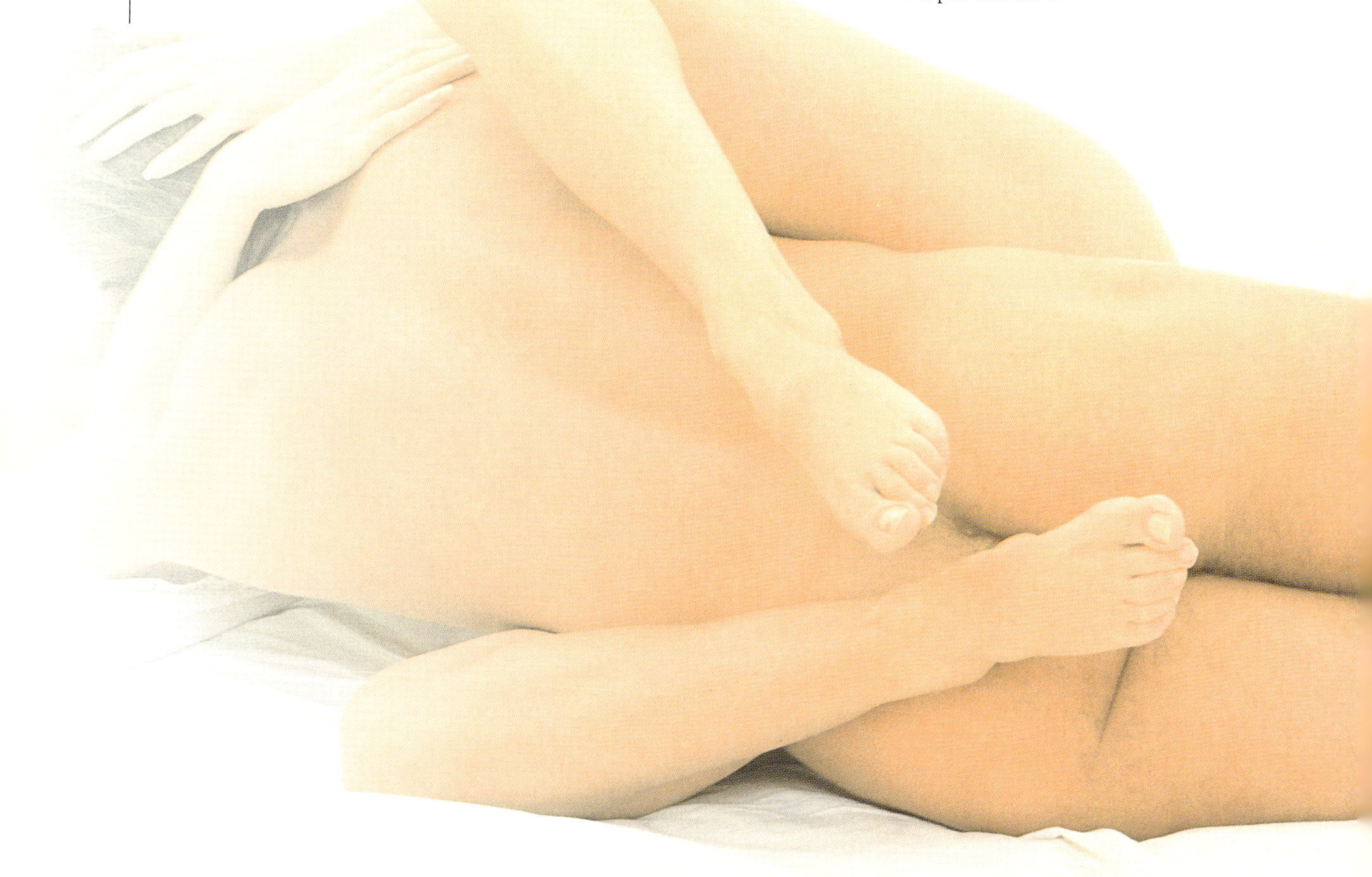

Pour l'Homme

Ces postures permettent à la fois le contact des corps et l'exploration de nouveaux mouvements en quête de nouvelles sensations. Les mouvements de l'homme sont un peu limités, mais il peut saisir les fesses de sa partenaire pour l'attirer sur son pénis.

Pour la Femme

Ces postures appuient sur la vulve et sont très stimulantes. Elles sont recommandées en fin de grossesse car elles créent une place suffisante entre la femme et son partenaire, et permettent de contrôler la pénétration et les mouvements du coït.

2 En ramenant la jambe vers le haut, l'homme accentue sa poussée. Il peut aussi l'augmenter après avoir saisi les fesses de sa partenaire pour les presser sur ses hanches.

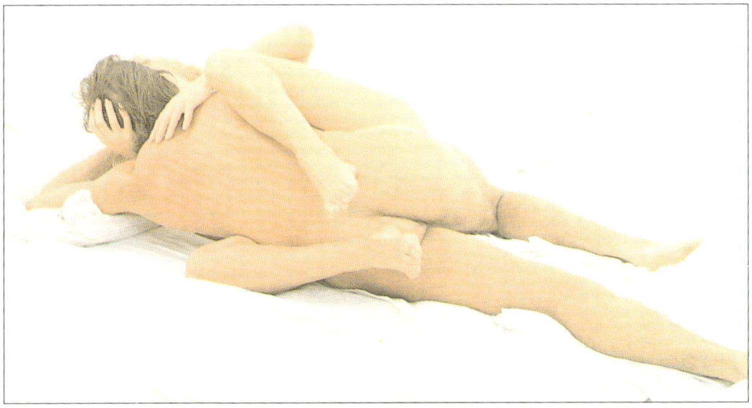

S'il change la position de ses jambes et de ses cuisses, il varie les mouvements du coït et procure aux deux partenaires de nouvelles sensations.

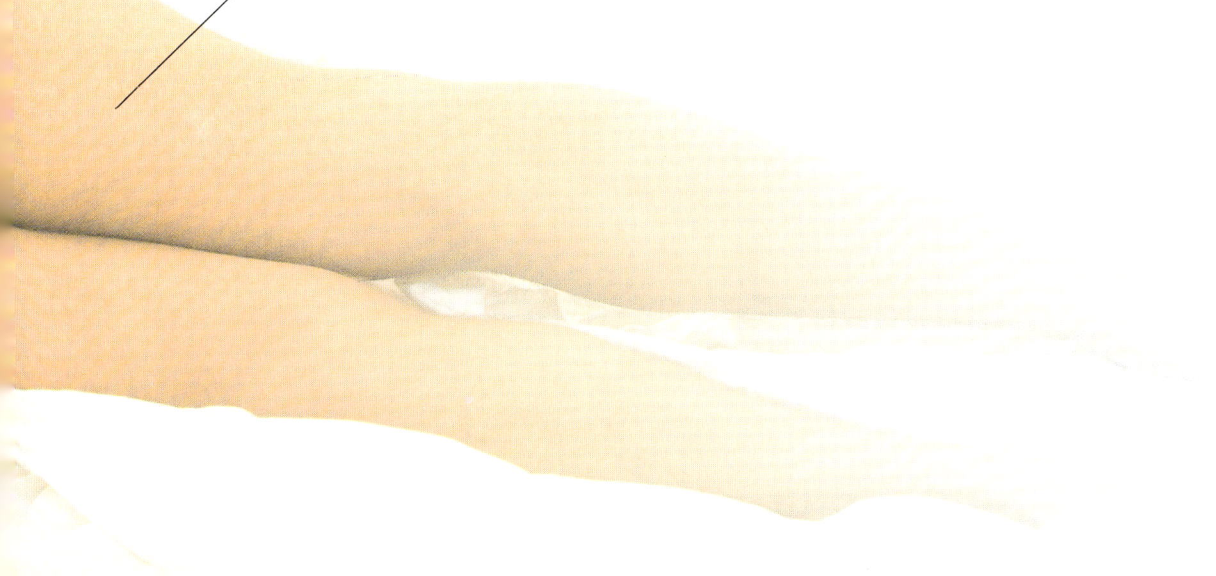

POSTURES SUR LE CÔTÉ 3

Comme elles sont confortables, elles demandent qu'on les essaye même si le couple est peu sûr de lui, dans ce cas par exemple où les deux partenaires ne se connaissent pas encore bien. Les variantes de ces postures permettent une pénétration profonde avec de légers mouvements, conviennent bien à l'homme qui veut contrôler son orgasme, et procurent de nombreuses occasions de baisers et caresses passionnés. Comme elles stimulent le point « G », les femmes y trouvent du plaisir. Elles donnent également leurs chances à celles qui ont du mal à atteindre l'orgasme.

Les deux partenaires se regardent et s'embrassent passionnément.

1 L'homme est d'abord étendu tout contre sa partenaire, dont les jambes sont pliées sur ses cuisses. Il se penche et introduit doucement son pénis dans le vagin. Elle garde les cuisses serrées pour retenir le pénis.

Saisissant le corps de sa partenaire, l'homme accentue sa poussée.

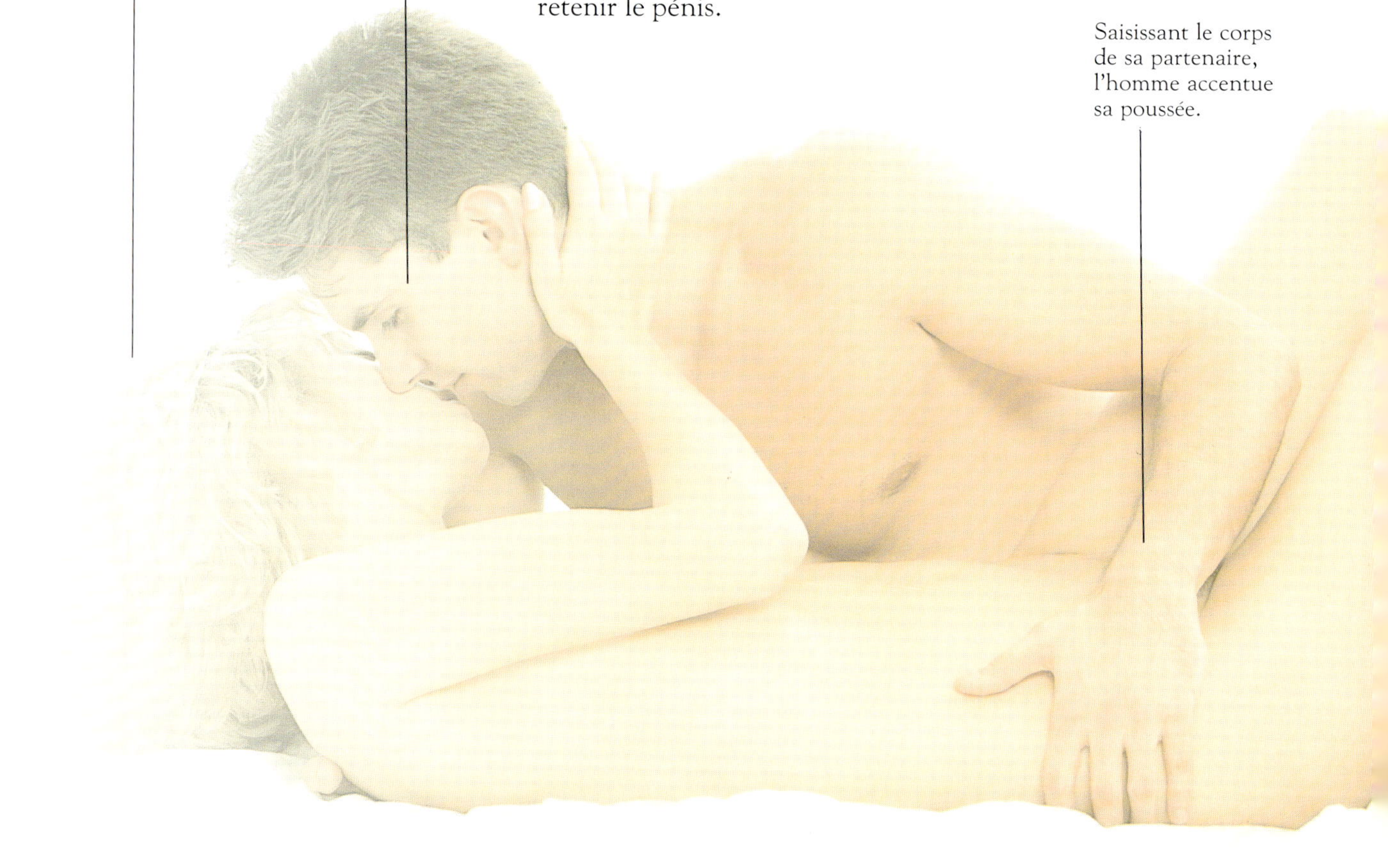

2 Si la femme laisse tomber une jambe et que l'homme amène une cuisse sur elle, la vulve s'ouvre davantage. La pression de la cuisse de l'homme sur celle de la femme procure une sensation de chaude intimité.

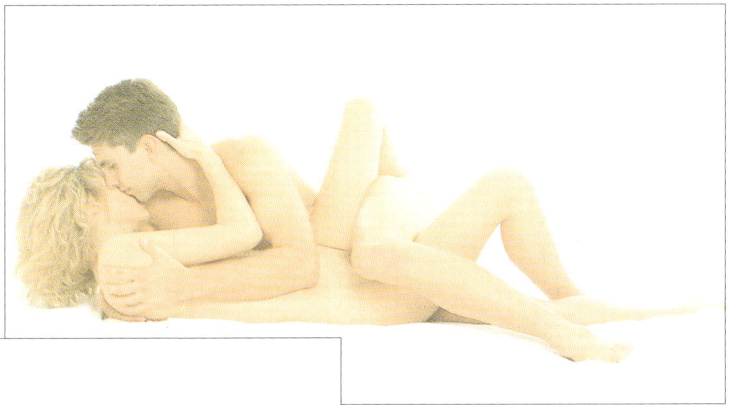

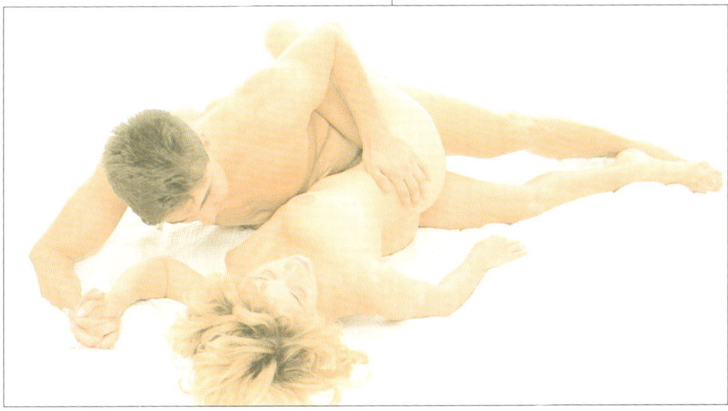

3 Si les deux partenaires sont un peu sportifs et aiment la diversité, la femme peut s'écarter de son partenaire en soulevant un genou. En s'en emparant pour accentuer sa poussée, l'homme modifie sa posture et accroît le contact génital.

Le déplacement de la cuisse de la femme pour modifier l'angle entre le vagin et le pénis déclenche de nouvelles sensations.

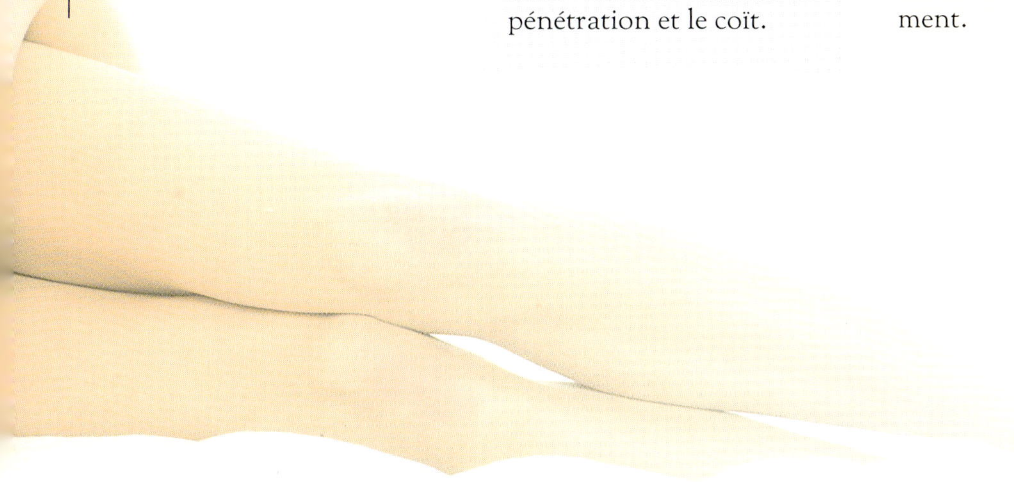

Pour l'Homme

Idéales avec une nouvelle partenaire, ces postures permettent des caresses passionnées, des conversations intimes durant la pénétration et le coït.

Pour la Femme

Ces postures confortables et intimes permettent des approches tendres et rassurantes. Elles favorisent souvent l'endormissement.

PÉNÉTRATION PAR-DERRIÈRE 1

Ces postures ne sont pas aussi populaires ni romantiques que celles où les partenaires sont face à face, mais les couples qui font souvent l'amour apprécient la diversité qu'elles apportent. Elles permettent à l'homme de maîtriser sa poussée, de modifier à son gré l'angle et l'amplitude des mouvements du pénis. Pour les femmes qui ont trouvé leur point « G », ces postures sont les plus stimulantes. Pour les autres, les sensations nouvelles sont aussi très excitantes.

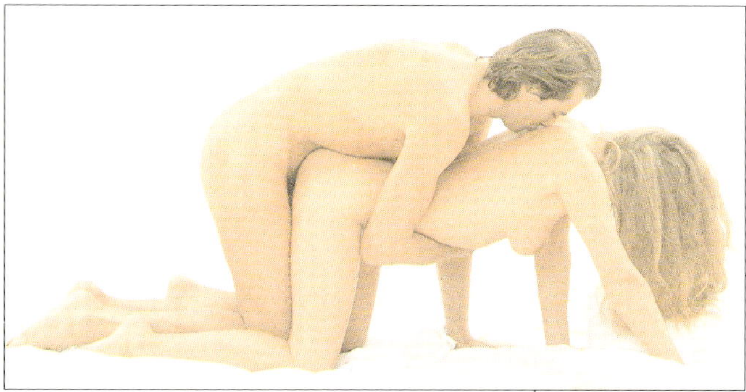

1 La posture de pénétration arrière la plus connue et la plus usitée est celle appelée familièrement la « levrette ». La femme se met à quatre pattes sur le lit ou le tapis, et son partenaire s'agenouille derrière elle.

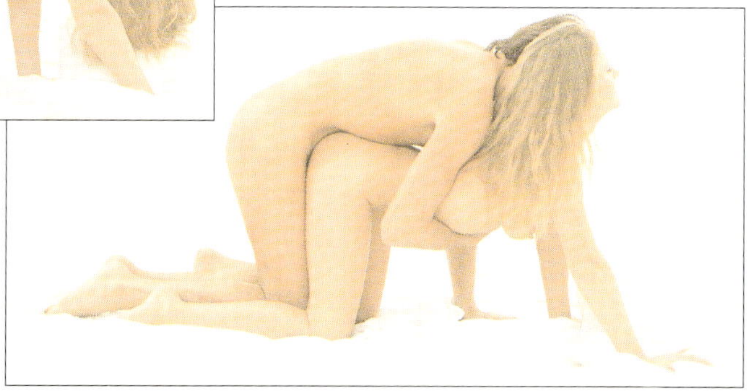

2 Dans cette position, le vagin est directement offert à l'homme qui se presse contre la femme. Celle-ci peut modifier l'angle de son bassin de façon à varier leurs sensations à tous deux. Elle peut se balancer d'avant en arrière en s'appuyant sur les mains et les genoux.

3 Cette position sera plus reposante pour la femme, si celle-ci se laisse glisser doucement jusqu'à se trouver à plat ventre tandis que l'homme supporte son propre poids en prenant appui sur les mains (on peut aussi commencer directement ainsi). La pénétration sera plus profonde si la femme soulève les fesses.

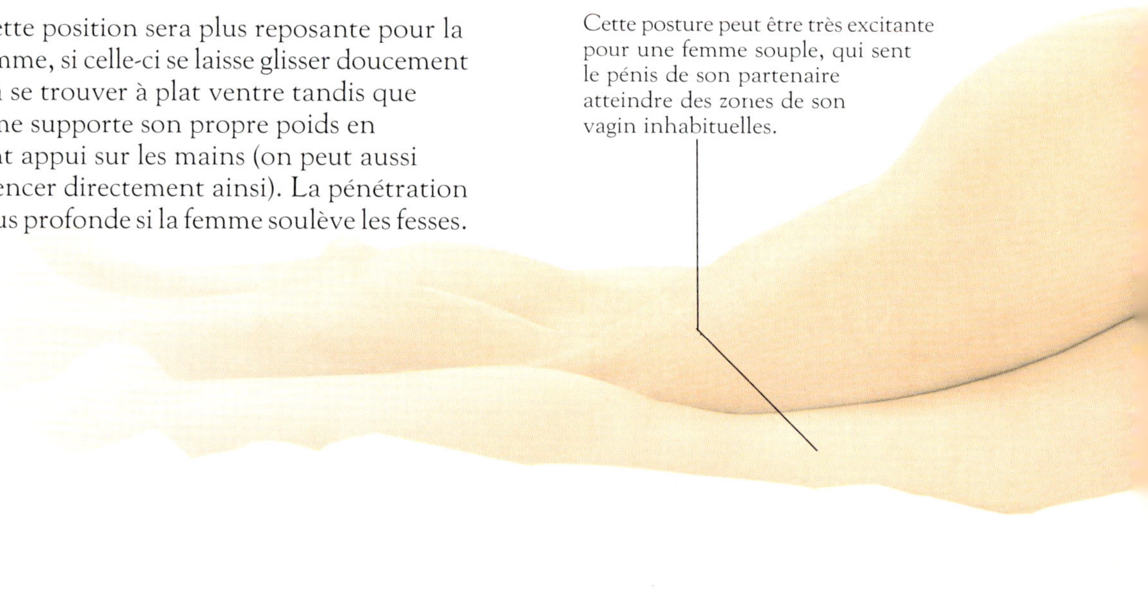

Cette posture peut être très excitante pour une femme souple, qui sent le pénis de son partenaire atteindre des zones de son vagin inhabituelles.

4 La femme s'étend complètement et serre les jambes, le clitoris et les petites lèvres sont alors stimulés indirectement ce qui prolonge son plaisir, tandis que son partenaire peut rester en elle en effectuant les mouvements qu'il préfère pour maintenir son excitation.

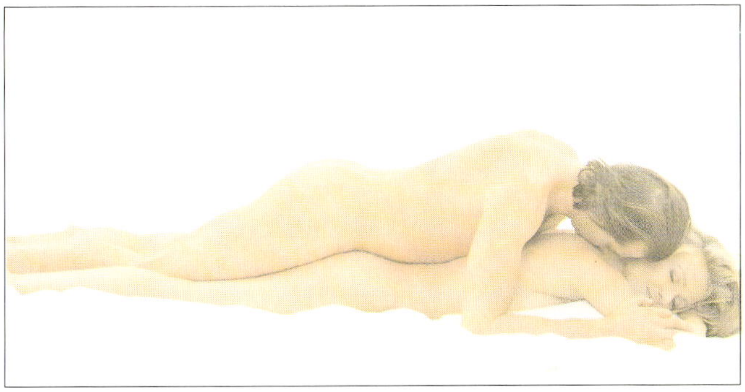

La pénétration par l'arrière est très excitante pour l'homme qui éprouve le sentiment de sa domination.

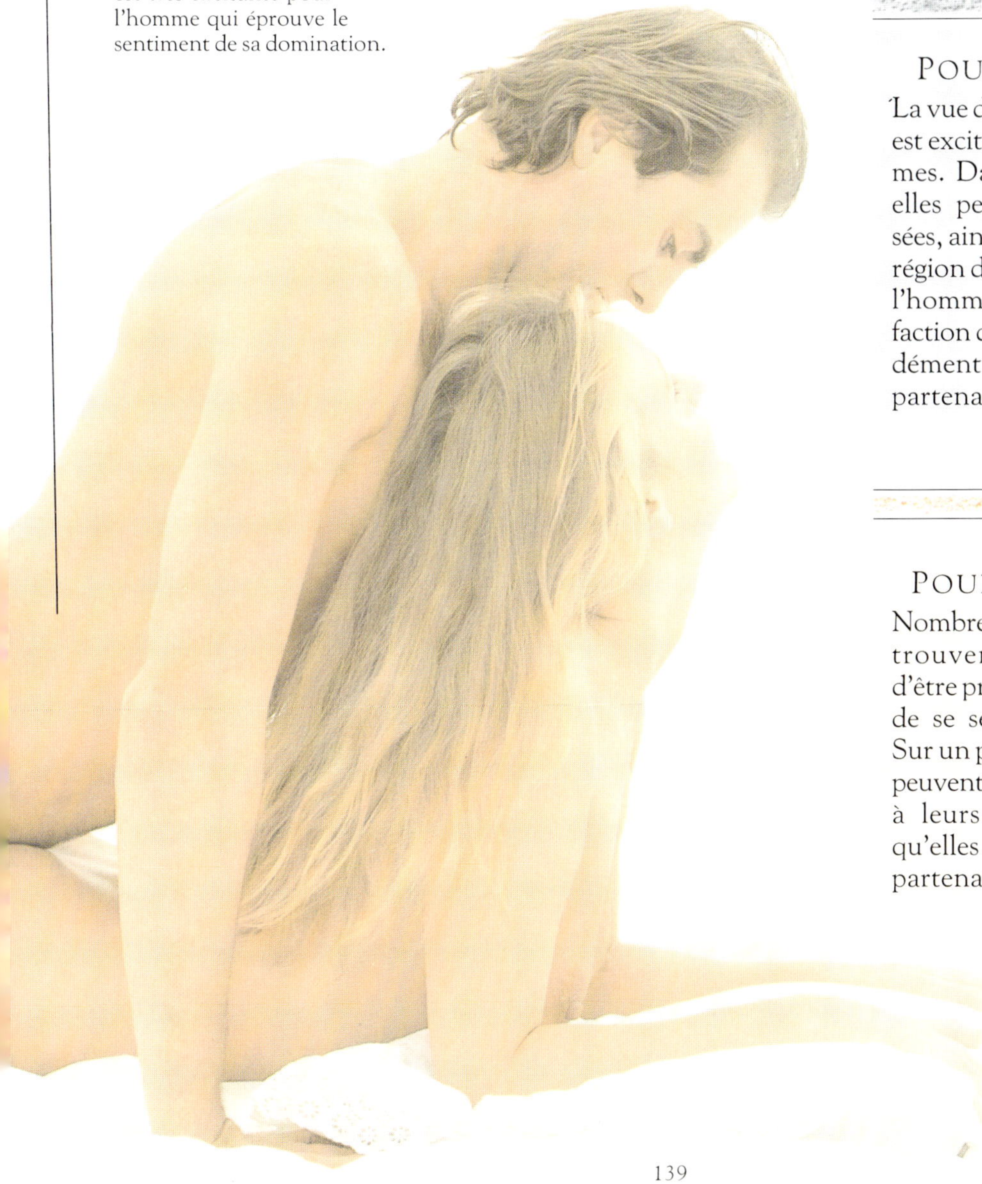

Pour l'Homme

La vue des fesses féminines est excitante pour les hommes. Dans cette posture, elles peuvent être caressées, ainsi que les seins et la région du vagin tandis que l'homme éprouve la satisfaction de pénétrer profondément et de dominer sa partenaire.

Pour la Femme

Nombreuses sont celles qui trouvent très excitant d'être prises par-derrière et de se sentir vulnérables. Sur un plan pratique, elles peuvent donner libre cours à leurs fantasmes puisqu'elles ne voient pas leur partenaire.

PÉNÉTRATION PAR-DERRIÈRE 2

Ces postures, parfois très sportives, ont la faveur des amants aventureux. Les deux partenaires doivent être à l'aise ; si l'un d'eux trouve que la posture choisie est bizarre, douloureuse ou fatigante, il ou elle ne pourra prendre tout son plaisir risquant alors de se sentir contraint — ce qu'il faut éviter.

Les femmes sont particulièrement vulnérables dans ces positions. Certaines trouvent cela excitant, d'autres, inquiétant. Il faut que l'homme soit sensible à ce qu'éprouve sa partenaire et l'approche avec autant de tendresse que possible.

La « levrette » dressée

La femme est moins soumise puisqu'elle est agenouillée au pied du lit, son partenaire, à genoux, derrière elle. Elle se penche sur le lit en ouvrant les jambes pour qu'il la pénètre par-derrière. Il peut venir lui toucher les seins et lui communiquer facilement son plaisir et son excitation.

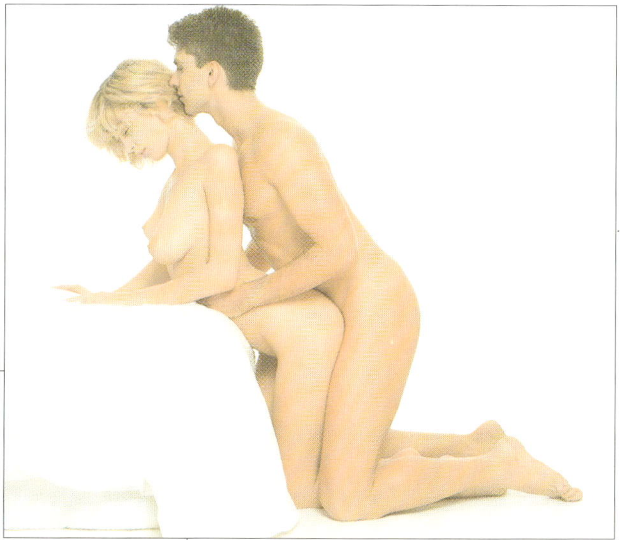

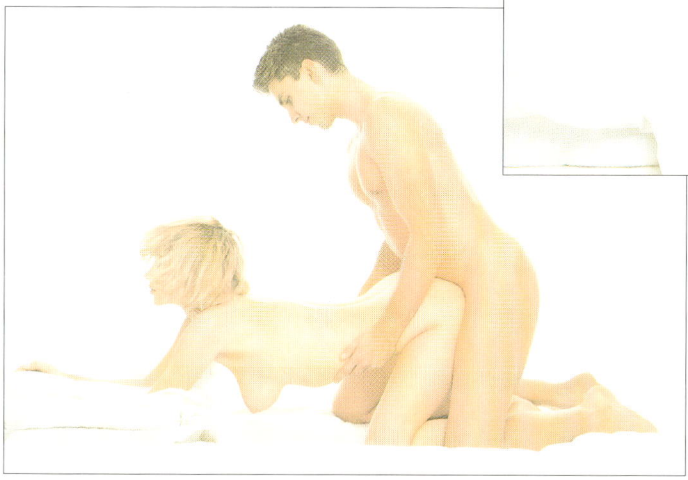

La femme est penchée en avant

Les deux partenaires peuvent être à genoux, ou la femme agenouillée sur un lit légèrement surélevé tandis que son partenaire est debout derrière elle, les jambes un peu pliées. La femme ouvre grand les jambes. Son vagin, tourné vers le haut est offert. Dans cette position, le contact avec le pénis est très étroit.

Pour l'Homme

Ces postures sont parmi les plus excitantes et permettent une profonde pénétration. Elles sont indiquées pour les hommes qui ont des difficultés pour pénétrer leur partenaire.

Pour la Femme

C'est l'occasion d'expérimenter une grande diversité de sensations nouvelles, mais elle doit avouer tout ce qu'elle ressent afin d'éviter le malaise ou la peur.

La femme est dessus

L'homme est assis et la femme accroupie au-dessus de lui en lui tournant le dos. Il soulève sa partenaire pour la faire venir sur son pénis. La pénétration est ici exceptionnelle. Mais la femme doit se soulever et se laisser descendre pour donner les mouvements du coït, ou bien contracter les muscles du périnée pour stimuler son partenaire.

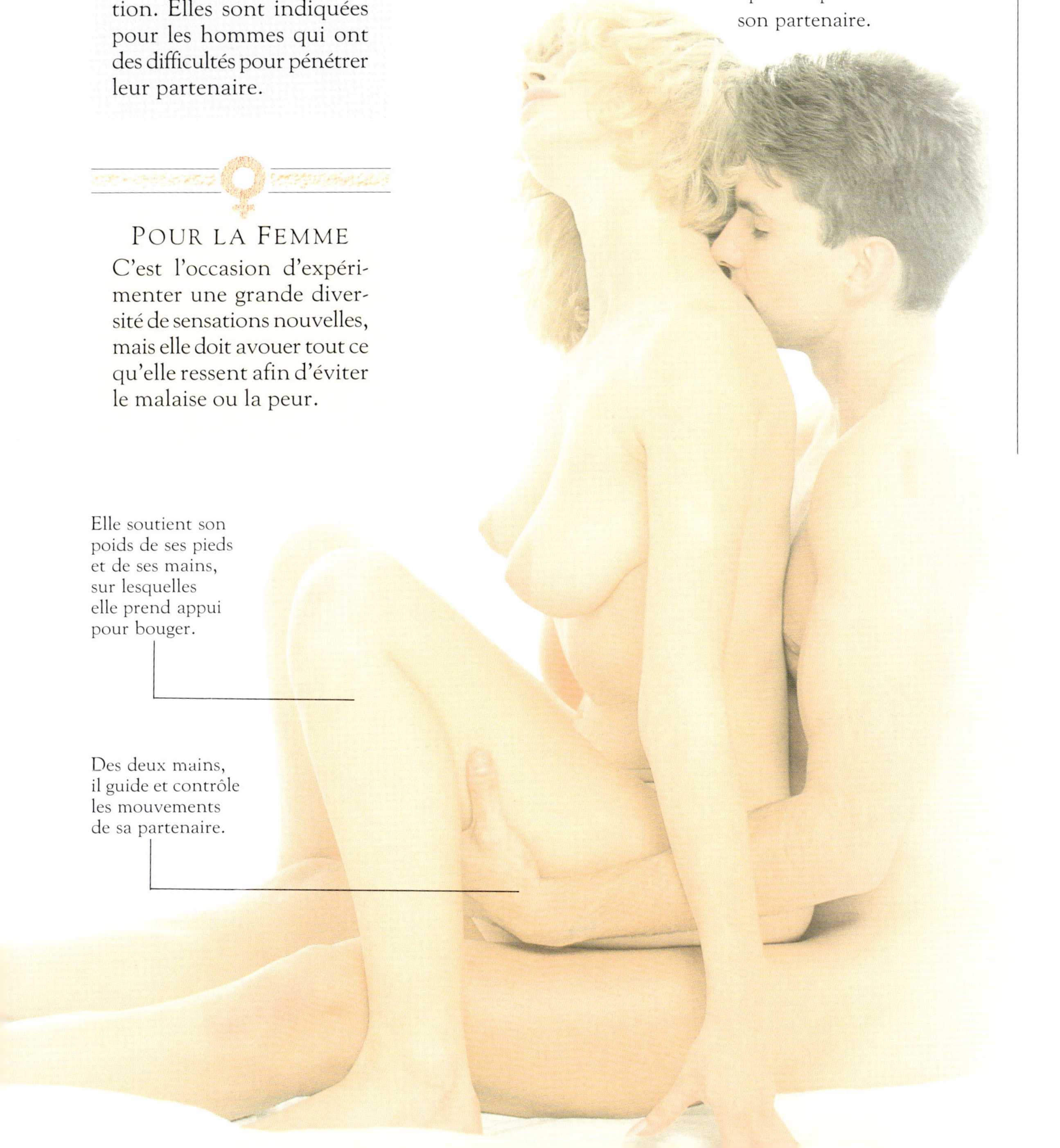

POSTURES PLUS SOPHISTIQUÉES

Les couples hésitent souvent à modifier leurs habitudes en matière d'amour et à introduire des postures inusitées. Pourtant un peu d'aventure enrichit énormément la vie sexuelle en l'agrémentant de nouvelles sensations excitantes.

Il ne s'agit pas de devenir un athlète du sexe, mais, année après année, faire toujours l'amour dans la même position devient un peu ennuyeux. Chaque couple a besoin de tenter des expériences pour trouver la posture qui procure à chacun les meilleures sensations. Certaines, parmi les plus exotiques, sont justement celles qui satisfont au mieux les besoins de certains couples. Sans en faire une habitude, à moins que vous ne les trouviez particulièrement gratifiantes, donnez-vous la peine de les essayer à l'occasion.

N'oubliez pas cependant que ces postures requièrent des partenaires souples et musclés, et de tailles à peu près semblables.

POUR L'HOMME

La diversité met du sel dans la vie, et si votre appétit fléchit ou si votre désir mollit, vous avez intérêt à le revivifier en essayant l'une de ces postures.

POUR LA FEMME

Certaines postures, très inhabituelles, stimulent des zones du vagin qui ne sont jamais touchées autrement et valent donc la peine d'être tentées.

Tête-bêche

La femme est étendue, jambes relevées et largement écartées. L'homme se place sur elle en lui tournant le dos et la pénètre en sens inverse. Il peut alors bouger en elle tandis qu'elle peut lui toucher les fesses, les testicules et l'anus.

Elle peut caresser les fesses et les testicules de son partenaire.

Des coussins ou les draps roulés rendront la posture plus confortable pour elle.

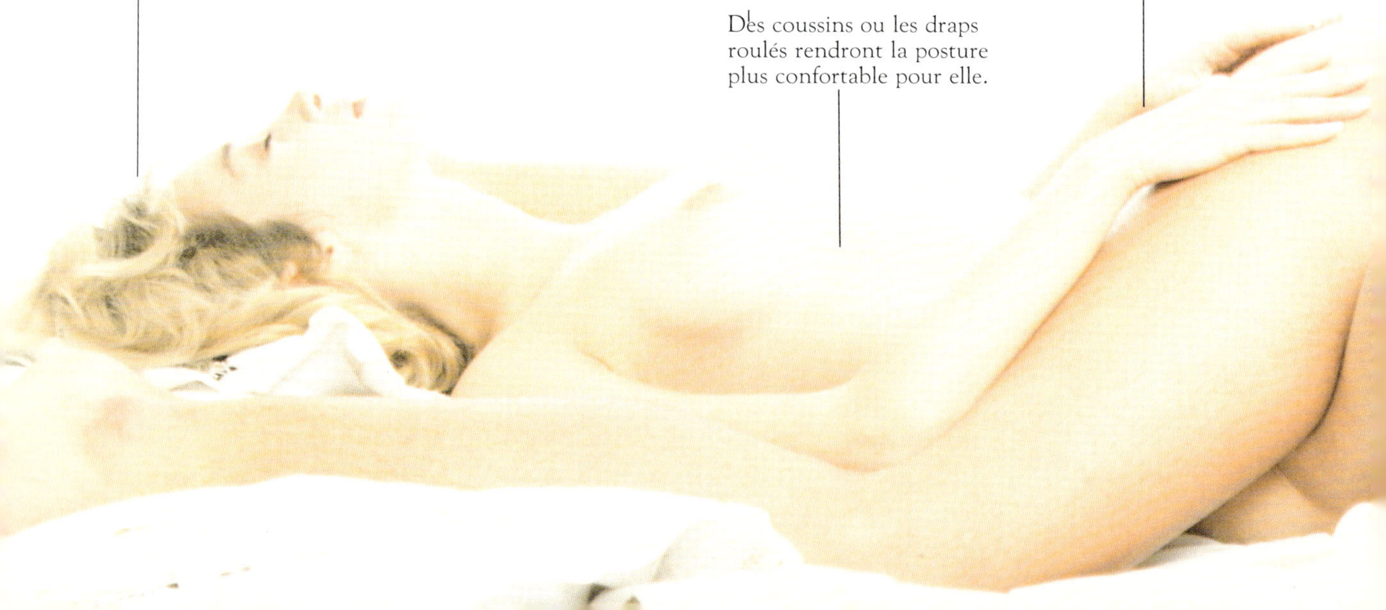

En arrière, la femme dessus
L'homme est étendu sur le dos, la femme s'agenouille au-dessus de lui en lui tournant le dos et se laisse descendre sur le pénis en érection. Puis elle s'incline en arrière aussi loin qu'elle le peut. Dans cette position, l'avant du vagin est stimulé, et les seins et le clitoris peuvent être caressés.

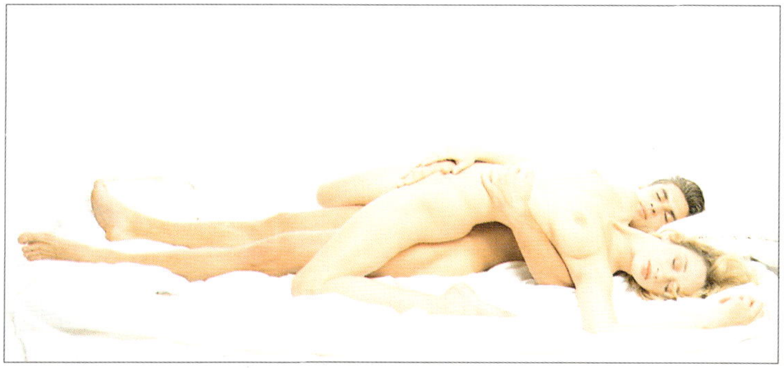

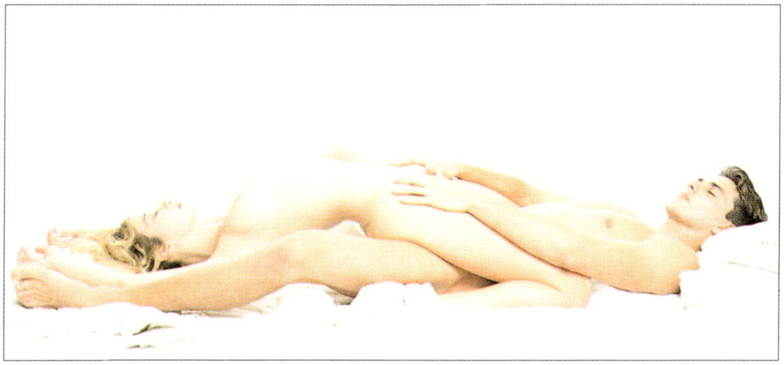

Tête-bêche sur le dos
La femme est dessus, face à son partenaire, puis elle se laisse glisser en arrière tout doucement jusqu'à ce que sa tête touche le sol. La paroi avant du vagin reçoit alors la stimulation maximale. La femme peut allonger les jambes vers l'avant pour modifier les sensations.

La posture est reposante, et l'homme éprouve des sensations nouvelles en raison du coït vers l'arrière.

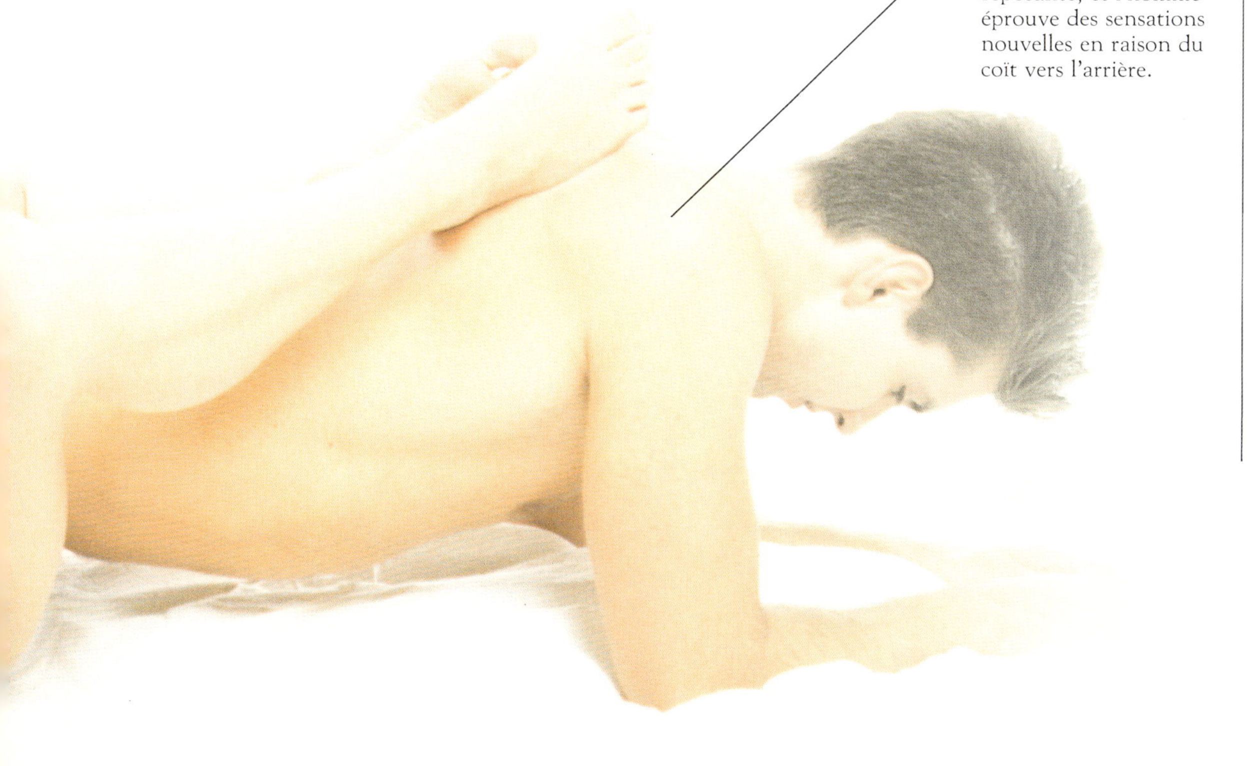

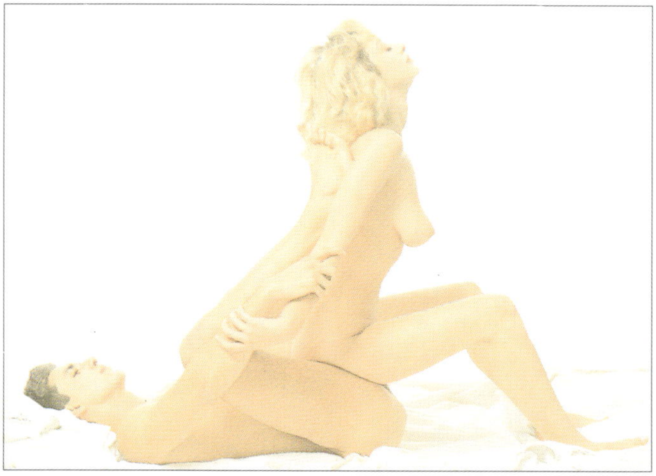

La femme est assise de dos

L'homme est étendu sur le dos et ramène ses genoux sur la poitrine. La femme se laisse descendre sur son pénis et aide à la pénétration. Elle s'appuie contre les jambes de l'homme tandis que celui-ci la maintient en équilibre.

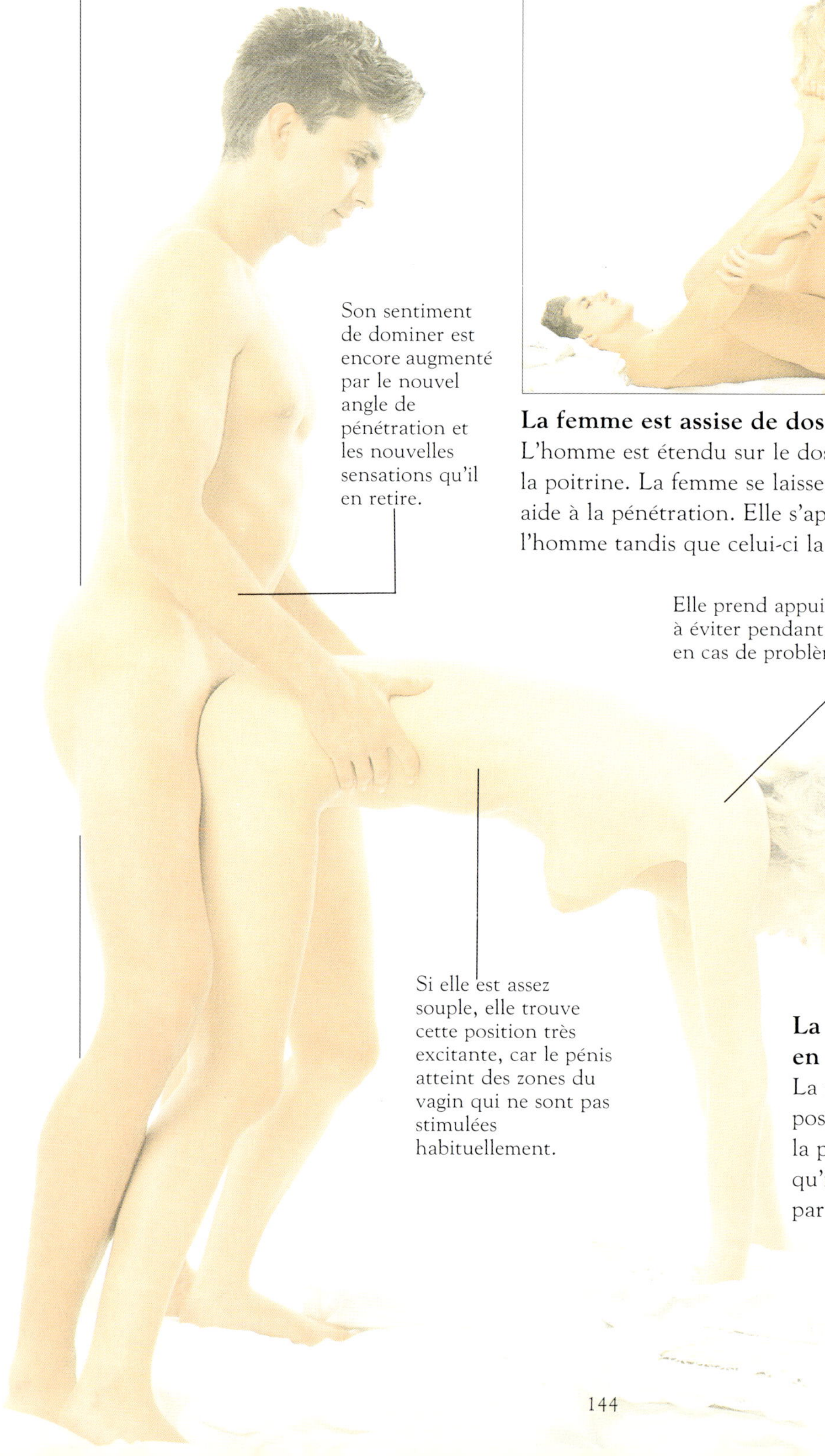

Son sentiment de dominer est encore augmenté par le nouvel angle de pénétration et les nouvelles sensations qu'il en retire.

Elle prend appui sur la literie. Posture à éviter pendant la grossesse ou en cas de problèmes de dos.

Si elle est assez souple, elle trouve cette position très excitante, car le pénis atteint des zones du vagin qui ne sont pas stimulées habituellement.

La femme est penchée en avant

La femme peut prendre cette position avant que l'homme la pénètre ou bien se plier après qu'il l'a pénétrée par-derrière en partant d'une posture debout.

LA PÉNÉTRATION ANALE

Le coït anal — le pénis dans le rectum — est d'abord une pratique homosexuelle, mais les couples hétérosexuels y ont également recours car il est source de sensations très fortes. Les hommes — quand ils le reconnaissent — aiment aussi être pénétrés. Si la femme a eu plusieurs enfants, l'anus présente une étroitesse agréable. L'homme est derrière sa partenaire, peut lui stimuler les seins, le clitoris et le vagin plus facilement.

Ce sont presque toujours les hommes qui proposent cette posture, tandis que la majorité des femmes reconnaissent que c'est celle qu'elles aiment le moins. Certains hommes souhaitent élargir ainsi le répertoire sexuel du couple, et certaines femmes y répondent avec enthousiasme. Malheureusement, d'autres hommes cherchent également de cette manière à tester la relation et ce n'est jamais une bonne raison.

LE SIDA

La sexualité anale est impliquée dans la diffusion du virus HIV, cause du SIDA. Elle est deux fois plus dangereuse que la sexualité vaginale pour les couples qui ne se protègent pas, et ne devrait jamais être tentée avec un partenaire occasionnel. Si le vôtre est régulier, que vous êtes tous les deux fidèles, et qu'aucun de vous n'est séropositif, vous pouvez pratiquer la sexualité anale sans risque. Utilisez un préservatif, mais ce n'est pas sûr à 100 %.

D'autres germes peuvent migrer de l'anus dans le vagin et entraîner des infections ennuyeuses. Après une pénétration anale, le pénis doit être immédiatement lavé avec soin.

N'oubliez pas que l'anus n'est pas une partie anatomique prévue pour le coït. Même l'amant le plus délicat peut causer blessures ou infections. La sexualité anale fréquente peut avoir pour résultat la perte du contrôle sphinctérien lié à des incontinences.

Si vous désirez passer à ce type de pénétration, allez-y progressivement et doucement. Il serait souhaitable que les partenaires commencent à pratiquer la stimulation anale durant un certain temps (voir page 90) avant d'essayer la pénétration complète.

Lorsque les deux partenaires sont prêts, l'homme doit veiller à être bien lubrifié avant de pénétrer sa partenaire lentement et doucement. Il doit s'arrêter dès qu'elle le lui demande car le coït anal peut être très douloureux pour elle. La femme peut participer en adoptant une posture sur le dessus, le dos tourné et en relâchant son sphincter anal autant qu'elle peut en se penchant vers l'avant. La pénétration n'est pas très profonde, notamment lors des premières tentatives.

APRÈS L'AMOUR

Sur tous les plans — physique, émotionnel et mental — l'expérience de la période de résolution chez l'homme et chez la femme est profondément différente. Si tous les deux se sentent détendus, calmes et satisfaits après cette communion extatique hors du temps, et reprennent peu à peu conscience de l'environnement, le phénomène se produit beaucoup plus vite pour l'homme que pour la femme. La détumescence est très rapide ; le pénis retrouve sa flaccidité en une minute. La femme, en revanche, met beaucoup plus de temps à revenir des profondeurs de l'orgasme, surtout si l'expérience a été intense.

Beaucoup de femmes souhaitent rester dans les bras de leur partenaire alors que celui-ci préfère se lever, fumer une cigarette ou s'endormir. Cet exemple typique montre bien la nécessité qu'il y a pour les partenaires à parler de ce qu'ils souhaitent, afin qu'ils trouvent ensemble une solution harmonieuse. Sinon des frustrations et des ressentiments peuvent en découler.

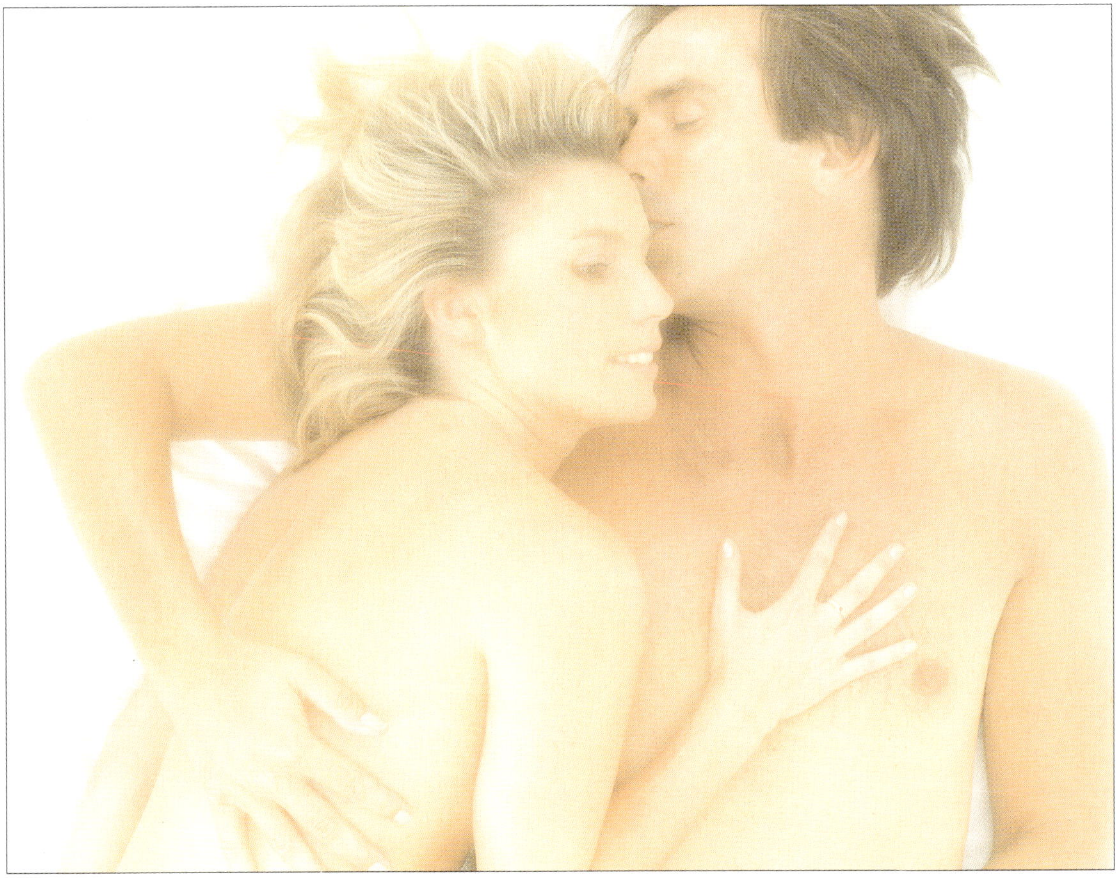

L'Expérience Masculine

Dès que l'homme a éjaculé, son intérêt pour le sexe, et peut-être pour sa partenaire, décline rapidement. Son pénis se rétracte, ainsi que ses désirs sexuels. Pendant une période, dont la durée dépend de l'âge et de la forme, il ne pourra pas avoir de nouvelle érection, d'où ce désintérêt sexuel.

Pour de nombreux hommes, leur pénis juste après l'orgasme étant hypersensible, ils doivent se retirer du vagin. Ils ont alors tendance à se détourner complètement de leur partenaire.

En outre, beaucoup d'hommes sont sujets à la somnolence post-coïtale. Durant la période d'excitation, une grande quantité de sang afflue dans toute la région du bassin, les muscles se contractent et se raidissent. Le sang refluant rapidement de la région pelvienne après le coït, les muscles se relâchent de sorte que l'excitation cède place à la somnolence et à une sensation de léthargie générale — ce que la plupart des femmes ignorent. L'homme a souvent tendance à rouler sur le côté et à s'endormir sans plus se préoccuper de sa partenaire.

S'Accorder à sa Partenaire

Beaucoup d'hommes ignorent complètement la façon dont leur partenaire interprète cette attitude car après l'orgasme, celle-ci ne connaît pas un tel état d'hypersensibilité. Pendant la phase de lente détumescence, savourant encore les effets de l'orgasme, nombreuses sont celles qui désirent rester enlacées à leur partenaire, en maintenant le contact avec lui par des baisers et des caresses tendres et non plus passionnés.

Même si l'homme n'est pas en mesure de combattre sa réaction physiologique à l'orgasme, il peut et doit être sensible aux besoins émotionnels de sa partenaire. Il peut au moins lui offrir cajoleries et baisers avant de s'endormir sans que cela lui demande trop d'effort. Par ailleurs, faire l'amour le matin, alors que les deux partenaires sont dispos, ou au cours de la journée, peut aider l'homme à rester éveillé.

L'Expérience Féminine

Durant la phase de lente détumescence, la femme savoure encore les effets de l'orgasme et aimerait rester enlacée dans les bras de son partenaire en partageant avec lui caresses et baisers tendres et non passionnés. Certaines souhaitent garder en elles le pénis après qu'il a retrouvé sa flaccidité.

Les femmes désirent en général maintenir un contact étroit. Elles voudraient rester longtemps allongées auprès de leur partenaire, complètement détendues mais en gardant bien le partenaire sur elles ou entre leurs jambes. L'instinct de la femme pour le plaisir sexuel, dit-on, est si profondément ancré dans sa nature qu'elle éprouve un besoin absolu de maintenir le contact des corps après l'orgasme afin de prolonger ce moment d'enchantement.

Si son partenaire se lève pour fumer une cigarette, ou se retourne et s'endort, la femme se sent négligée et frustrée. Cette façon de se détourner sans explication après l'union sexuelle fait qu'elle se sent très seule et accepte mal ce comportement brutal.

Prolonger l'Intérêt de l'Homme

La réaction physiologique normale de l'homme à l'orgasme est la somnolence et la léthargie ; elle sera d'autant plus grande s'il fait l'amour lorsqu'il est déjà fatigué et prêt à dormir. En revanche, le matin est un bon moment et donc un bon moyen d'obtenir plus d'affection après le coït.

Pour encourager votre compagnon à rester éveillé, parlez-lui sur un mode léger et romantique. Dites-lui combien vous l'aimez et comme il est merveilleux. Évitez de parler de problèmes domestiques, vous seriez sûre de l'endormir. Êtes-vous sûre de n'être pas de celles qui bondissent hors du lit juste après l'orgasme pour aller se laver ? Si vous en ressentez le besoin, proposez plutôt de prendre un bain ensemble.

LE PREMIER RAPPORT

On y vient par amour, mais tout aussi bien par plaisir ou par curiosité. La plupart des gens sont tendus et un peu craintifs, et se trouvent un peu déçus : la première expérience sexuelle est rarement aussi extatique qu'ils l'avaient imaginée. Comme beaucoup de choses, la sexualité s'améliore avec la pratique et à mesure que les partenaires se familiarisent. Si l'orgasme est à peu près automatique dès le premier rapport pour beaucoup d'hommes, c'est rarement le cas pour les femmes : elles ont besoin d'apprendre.

METTRE TOUTES LES CHANCES DE VOTRE CÔTÉ

Du moins pouvez-vous mettre en œuvre les meilleures conditions en vous assurant une parfaite intimité qui éloigne les craintes d'être interrompus. Décidez à l'avance si vous allez passer toute la nuit ensemble ou si vous vous séparerez avant le matin. Dans le premier cas, il vous faut prévoir non seulement des vêtements de rechange, mais aussi vous préparer à ce que vous allez éprouver en vous réveillant auprès de quelqu'un que vous ne connaissez pas très bien.

Accordez-vous le plus de temps possible ; l'amour ne se fait pas à la hâte, surtout la première fois : la moindre nervosité de l'un ou de l'autre partenaire peut entraver l'excitation. L'homme, surtout, ne doit pas être trop pressé.

Assurez-vous que votre contraception est fiable. Les amants doivent savoir que le SIDA et toutes les autres maladies sexuellement transmissibles peuvent se transmettre et dès le premier rapport sexuel. L'homme devrait utiliser un préservatif (Voir La sexualité sans danger page 244).

Si la femme est vierge, elle doit le dire, afin que son partenaire soit délicat et ne la pénètre pas trop brutalement. L'homme doit prendre le temps d'exciter sa partenaire par des caresses et diverses stimulations — au moins dix minutes — avant de la pénétrer. La lubrification naturelle sera ainsi suffisante. Il est aussi possible d'utiliser la salive ou des lubrifiants artificiels pour faciliter la pénétration.

Les partenaires choisissent une posture où l'homme est dessus ; la femme place un coussin sous ses hanches, ce qui sera plus confortable pour elle. La pénétration doit se faire avec douceur mais fermeté, et les mouvements du coït être légers. La femme peut aider l'homme en guidant son pénis pour qu'il la pénètre et en relâchant les muscles du périnée à ce moment-là.

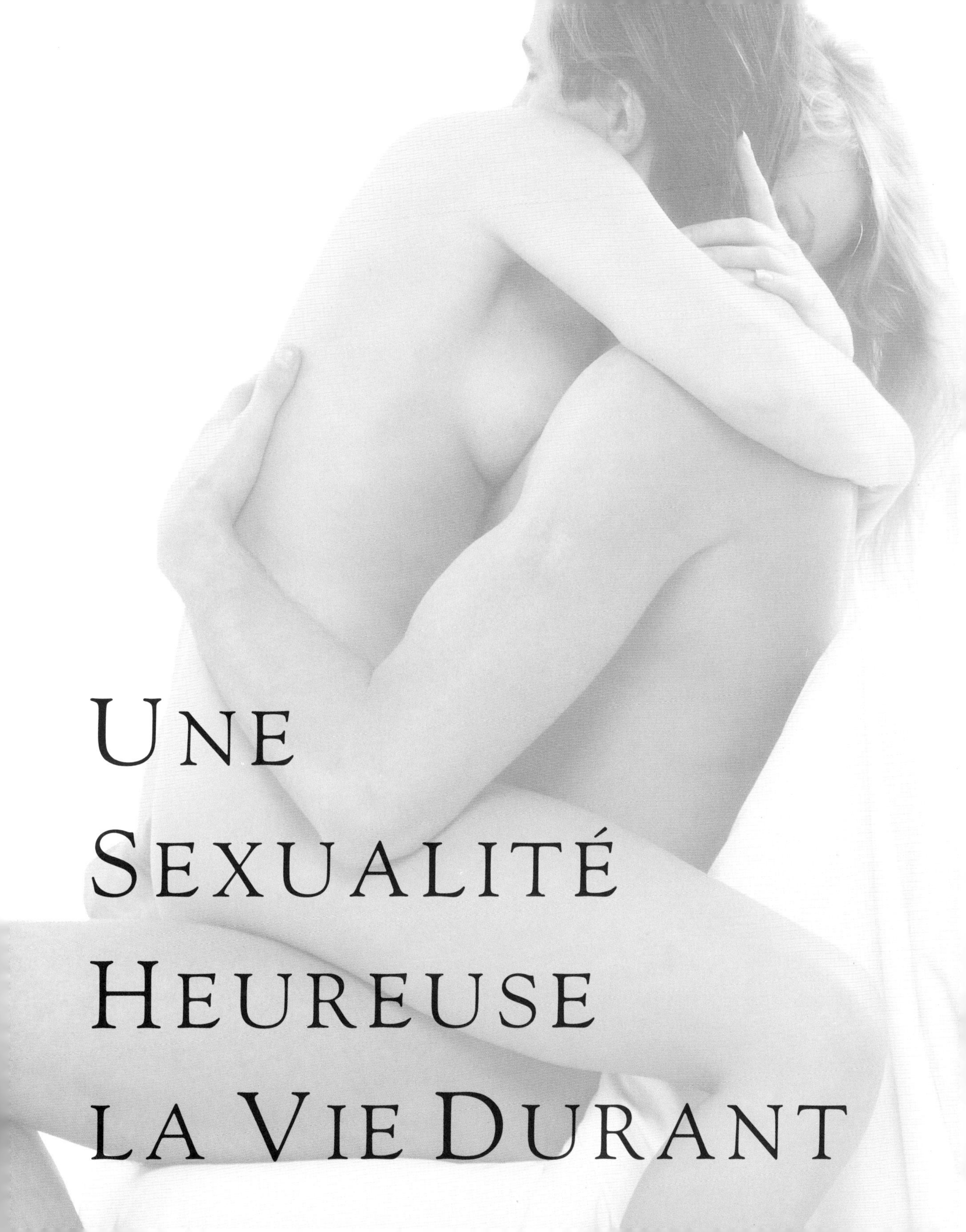

Une Sexualité Heureuse la Vie Durant

ADAPTER SA SEXUALITÉ

La sexualité est nécessaire à une vie satisfaisante. Elle nous touche au niveau intellectuel et émotionnel comme aucune autre pratique. Par elle, nous nous sentons indispensables, désirés, en sécurité. Une sexualité épanouie est si nécessaire à l'affirmation de soi que le cerveau devrait nous y pousser même si les besoins du corps ne le font pas.

Il y a cependant des moments, dans la vie d'un couple, où les pratiques habituelles doivent être interrompues sans que pour autant les deux partenaires qui se désirent renoncent à toute sexualité.

QUAND L'ACTIVITÉ SEXUELLE DOIT-ELLE ÊTRE AMÉNAGÉE ?

Lorsque la femme attend un enfant, la fréquence des rapports peut diminuer peu à peu, mais bien des couples font au contraire encore plus souvent l'amour et avec plaisir, peut-être parce qu'ils n'ont plus à craindre une grossesse. Durant cette période, le corps féminin réagit mieux à l'excitation : toutes ses pulsions et ses sensations sont avivées en raison de l'augmentation de l'imprégnation hormonale.

Après une naissance, il n'y a aucun obstacle physique à la reprise des rapports. Il est cependant normal que les mères et parfois les pères n'en aient pas envie pendant quelque temps, quelle qu'ait été l'intimité du couple jusque-là.

Il est difficile d'imaginer quelles maladies rendraient les rapports sexuels dangereux. Les recherches ont prouvé que la tension imposée au cœur par une journée de travail est bien plus élevée que celle due à l'orgasme. Quant aux modifications de la tension artérielle dues à l'activité sexuelle, elles n'atteignent pas le seuil dangereux. Considérez que la sexualité non seulement ne vous tuera pas, mais vous fera du bien, sauf si le médecin vous l'a expressément interdite.

Nos sentiments à l'égard de l'amour et de la sexualité ne changent pas énormément avec l'âge. Ils évoluent, deviennent parfois plus vifs et passionnés, mais surtout plus tendres.

Un couple qui vieillit va peu à peu être amené à avoir une attitude différente envers le rapport sexuel que dans la jeunesse. Pour un couple amoureux, l'union sexuelle est l'affirmation de quelque chose qui dépasse de loin un moment de plaisir. Des années d'échanges amoureux renforcent leur liaison. Un rapport par mois est parfois totalement satisfaisant, car il reflète trente, quarante ou cinquante ans d'intimité.

L'âge n'exclut pas une sexualité épanouie. L'intimité est plus grande, les interruptions plus rares, et les couples ont le temps de vivre et de savourer les meilleurs instants de leur sexualité.

LA SEXUALITÉ PENDANT LA GROSSESSE

Si la grossesse se passe normalement, il n'y a absolument aucune raison de se priver de sexualité. Les désirs sexuels de la femme varient durant la grossesse, ils fluctuent, mais la plupart déclarent qu'elles vivent leur sexualité mieux que jamais. Ceci tient au haut degré d'imprégnation en hormones sexuelles : les femmes réagissent alors plus vite et plus intensément à l'excitation.

Certaines font l'expérience d'une chute de la libido au cours des trois premiers ou trois derniers mois, parfois due aux malaises des débuts de grossesse, et à la fatigue de la fin. Les femmes sont rarement satisfaites de leur gros ventre et elles peuvent être gênées d'avoir à se mettre nues pour faire l'amour.

Les seins sont particulièrement sensibles et délicats, le partenaire doit veiller à ne pas faire mal. A mesure que le fœtus grossit et occupe toute la cavité abdominale, les couples peuvent être amenés à modifier leur technique et leurs postures (voir plus haut). Des racontars de bonnes femmes affirment que les rapports sexuels à ce moment-là peuvent causer une infection qui mettra la vie du bébé en danger. C'est faux ! car l'utérus est complètement fermé par un bouchon muqueux : les rapports sexuels ne risquent donc pas d'occasionner une infection tant que les deux partenaires ont une hygiène suffisante. Cependant une activité sexuelle vigoureuse et fréquente peut provoquer des irritations et des inflammations voire même, si l'hygiène est insuffisante, une infection. Si les séries de rapports que vous avez ne sont qu'avec votre partenaire, seulement quand vous en éprouvez le désir, et s'ils ne sont pas trop sportifs, vous pouvez les pratiquer durant toute la grossesse, sauf si votre médecin vous l'interdit.

Certaines femmes craignent que le bébé soit blessé. C'est impossible, car il est bien à l'abri, dans sa poche amniotique, entourée de liquide qui le protège de tous les chocs.

QUAND FAUT-IL ÉVITER LES RAPPORTS ?

- Si vous avez des saignements, consultez votre médecin immédiatement. Ce peut être sans gravité, mais il est seul capable d'écarter les risques de placenta praevia ou de fausse couche.
- Si vous avez des pertes liquides par le vagin, qui indiquent le tout début de l'accouchement, ou si la poche des eaux se rompt.
- Si vous avez déjà fait une fausse couche, demandez l'avis d'un médecin. Il vous dira peut-être de vous abstenir durant les premiers mois, le temps que la grossesse soit bien installée.

Les Postures Pendant la Grossesse

Les modifications du corps pendant la grossesse peuvent faire préférer certaines postures pour l'amour. Durant les premiers mois, vous n'aurez sans doute pas besoin de changer quoi que ce soit, sinon éviter la pénétration trop profonde si vous avez déjà fait une fausse couche. À partir du quatrième mois, quand la femme commence à grossir, les postures de pénétration par-derrière, sur le côté, ou la femme dessus sont les meilleures. En fin de grossesse, quand ses seins et son ventre sont très gonflés, la femme préférera être pénétrée par-derrière tandis qu'elle est à quatre pattes ; certaines postures où elle est sur l'homme, très excitantes, sont aussi les plus confortables.

Postures de pénétration arrière
Elles sont valables durant toute la grossesse. La femme peut modifier la posture en fonction des manifestations du bébé, passant de la position allongée à la position à quatre pattes.

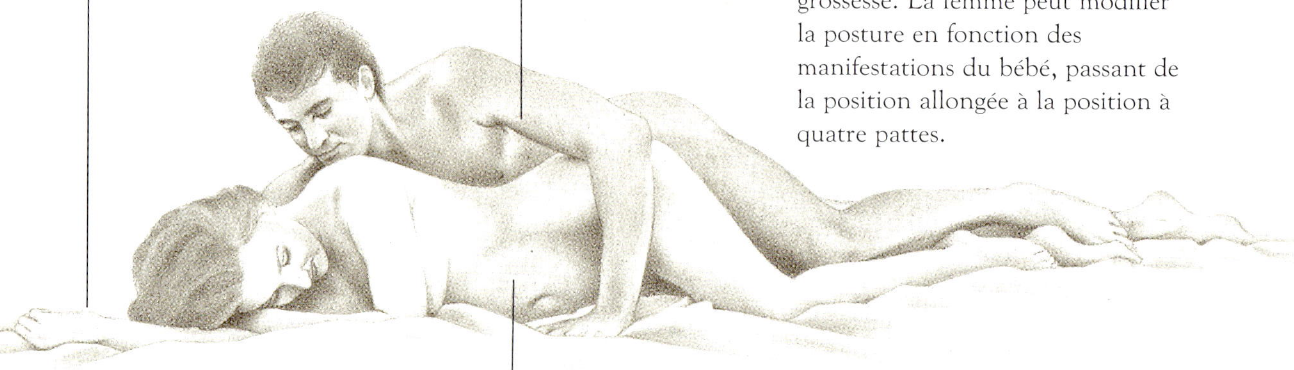

Postures de côté
Cette variante convient particulièrement bien à la grossesse. C'est la femme qui vient se placer sur le pénis de l'homme.

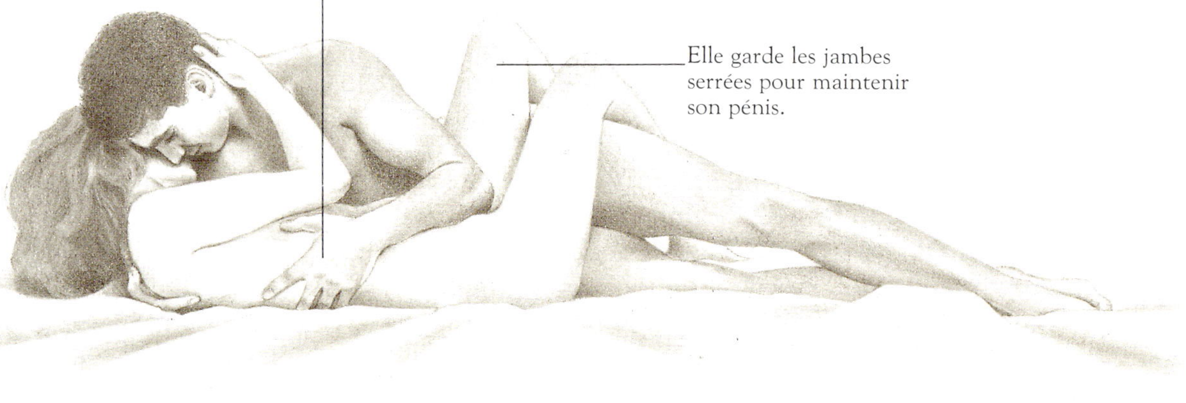

Postures assises

Ces postures, où la femme est assise en travers des genoux de son partenaire, conviennent pour le début et le milieu de la grossesse. Elles ne permettent pas beaucoup de mouvements mais sont confortables pour les deux partenaires et allègent la pression sur le ventre : nulle crainte à avoir de faire mal au bébé. La femme peut contrôler la profondeur de la pénétration, ce qui peut être très utile en cas de problèmes.

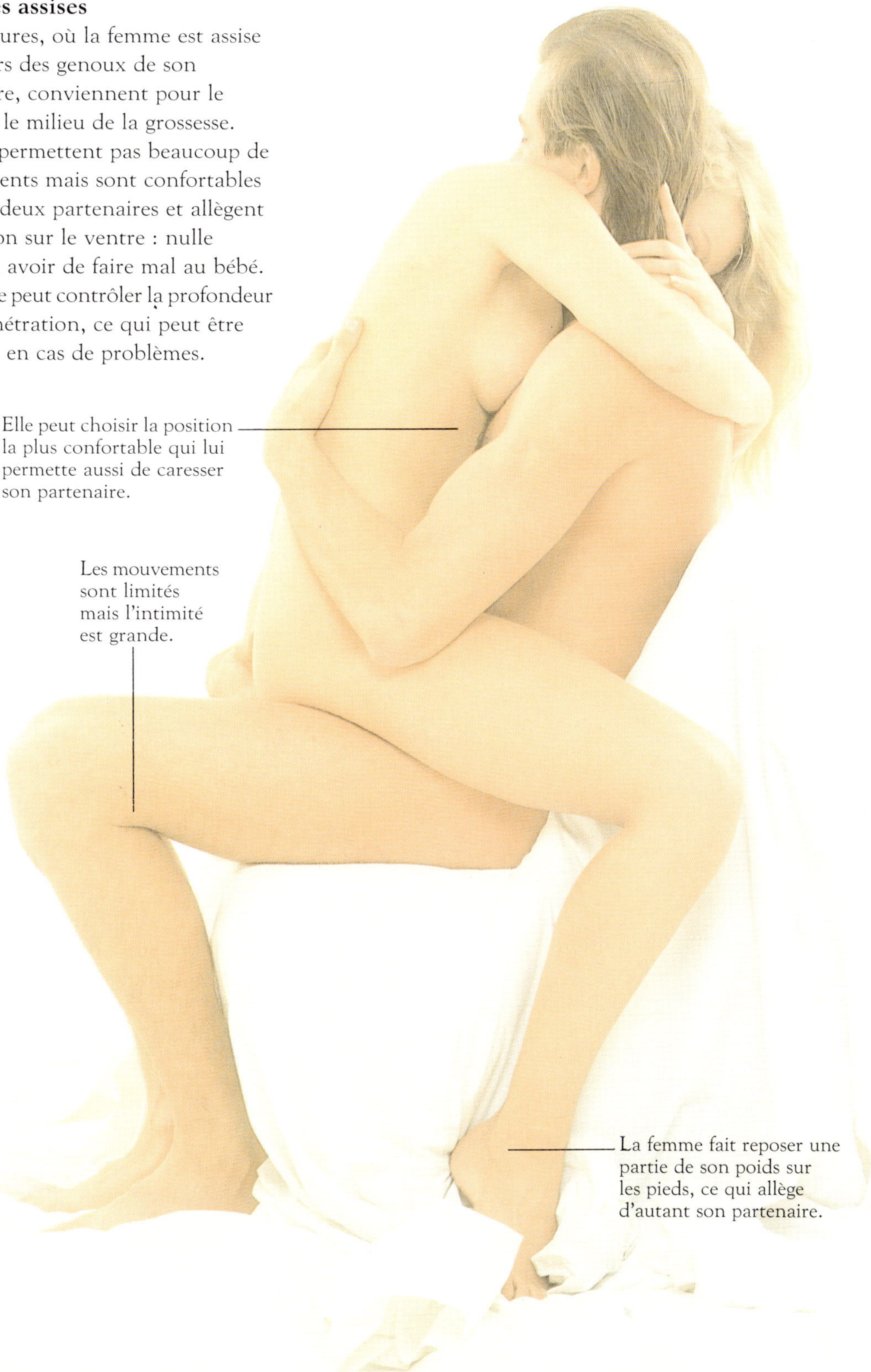

LA SEXUALITÉ APRÈS L'ACCOUCHEMENT

Les difficultés sexuelles liées à l'accouchement sont fréquentes. Beaucoup de femmes souffrent d'anémie, de grande fatigue ou de dépression, ce qui diminue leur désir sexuel. Elles peuvent aussi avoir été blessées lors de l'accouchement ou avoir des problèmes hormonaux. Les premiers mois, après la naissance du bébé, la femme peut être complètement absorbée par lui. Toute son énergie passe alors dans les soins à donner à l'enfant, les nuits sans sommeil, et il en reste peu pour la sexualité.

Les hommes aussi sont affectés par la naissance. Certains sont très heureux d'y assister, d'autres sont traumatisés par l'expérience, surtout si une intervention chirurgicale — césarienne ou épisiotomie — a été nécessaire. De sorte qu'ils ont parfois un sentiment de rejet envers la sexualité qui conduit la femme aimée à subir de telles épreuves.

Les plaintes les plus nombreuses concernent les suites d'épisiotomie — une coupure faite dans le vagin et les muscles du périnée pour laisser passer la tête de l'enfant et éviter une déchirure. La cicatrice de l'épisiotomie est souvent douloureuse. La sexualité peut en devenir malaisée, et la femme reculera devant toute approche un peu tendre dont elle peut craindre qu'elle conduise à un rapport. Souvent la femme se sent désirable, excitée, mais la cicatrice est si douloureuse qu'elle rend la pénétration impossible, parfois six mois encore après l'accouchement.

QUAND POUVEZ-VOUS REPRENDRE LES RAPPORTS ?

Même en tenant compte du paragraphe ci-dessus, il est préférable de reprendre les rapports le plus rapidement possible. Cherchez avec douceur quel plaisir sexuel vous pouvez partager avec votre partenaire. Dans les jours qui suivent l'accouchement, des rapports sexuels sans pénétration peuvent être parfaitement satisfaisants.

Il est bon que des femmes souhaitent avoir de nouveau des orgasmes très vite après la naissance de l'enfant, car ils aident l'utérus à reprendre sa place plus rapidement. Il n'y a aucun danger à avoir des rapports complets 10 à 15 jours après l'accouchement. Il n'y a aucune raison médicale de prolonger l'abstinence, sauf par choix personnel.

S'il est normal que les couples n'aient pas très envie de reprendre les rapports juste après la naissance, beaucoup estiment que l'abstinence risque de devenir une habitude. Vous vous forcerez la première fois, mais vous retrouverez le rythme de votre sexualité.

LA SEXUALITÉ DURANT LA MALADIE

La maladie n'exclut pas la sexualité. Évidemment, si les deux partenaires sont gravement malades, il y a peu de chances qu'ils pensent à faire l'amour ; mais si la maladie est de longue durée, il est peu réaliste d'attendre des deux partenaires qu'ils se privent du plaisir de l'union sexuelle. Demandez d'abord l'avis de votre médecin ; s'il est d'accord et si tous les deux vous le désirez, reprenez l'exploration sexuelle. Ayez toujours à l'esprit la maladie et la gravité de l'état du malade. La sexualité ne doit pas être épuisante, ni les postures trop exigeantes (voir précédemment). La responsabilité incombe à celui qui est en bonne santé de s'assurer que son partenaire est détendu, qu'il a envie de faire l'amour et non pas qu'il se force. C'est également à celui qui est en bonne santé d'en prendre l'initiative.

CE QUI INHIBE L'ACTIVITÉ SEXUELLE

De nombreux médicaments influent sur le désir sexuel, l'érection, l'éjaculation et la sensibilité du clitoris. Ainsi les médicaments utilisés pour traiter l'anxiété, l'insomnie, l'obésité, l'asthme, le diabète, l'hypertension ont souvent des effets négatifs sur la sexualité.

Il en va de même pour l'alcool. La présence d'alcool dans le sang supprime immédiatement les réflexes sexuels, et la moitié des hommes alcooliques ont des problèmes d'érection ; une proportion encore plus grande de femmes perdent tout désir sexuel.

Après une intervention chirurgicale au ventre ou à l'abdomen, il est sage de ne pas reprendre les rapports sexuels avant six ou huit semaines pour laisser le temps aux tissus de cicatriser et d'être moins sensibles. Après ce genre d'opération, peut-être vous faudra-t-il trois mois pour désirer à nouveau avoir des rapports sexuels. Pour les autres opérations, tout dépend de vous et de votre partenaire. Si vous vous sentez détendu, il n'y a aucune raison de vous priver de sexualité si vous en éprouvez tous les deux le désir, même une semaine après l'intervention. Allez-y à votre rythme, en tenant compte de vos forces, de vos désirs, de votre humeur. À moins que le médecin ne vous l'ait formellement interdit, suivez en tout vos propres instincts.

Certaines personnes utilisent le prétexte de la maladie ou de l'opération pour se dérober à la sexualité ; soyez conscients de la motivation réelle. Chacun peut avoir une vie sexuelle épanouie quelle que soit sa maladie. Aucun malaise, aucune maladie ne peut empêcher qu'un individu entre en contact sexuellement avec l'être aimé.

LES POSITIONS EN CAS DE MALADIE

Il faut les choisir avec soin en tenant compte de votre situation particulière, pour que vous puissiez tous les deux éprouver du plaisir sans malaise. Le partenaire malade doit faire le moins de travail : s'il s'agit de l'homme, choisissez une position où la femme est dessus ; si c'est la femme, préférez une position de pénétration arrière. Si les deux partenaires sont limités, les positions de côté conviennent.

Choisissez une position où le corps est bien soutenu ; un lit n'est pas toujours le meilleur endroit. Chaise, canapé et table sont parfois mieux adaptés. Utilisez coussins et oreillers pour soulever ou protéger les régions sensibles.

Positions où l'homme est dessus
Cette variante, où la femme est étendue, le corps entièrement soutenu, permet à l'homme de contrôler complètement les mouvements du coït et de la pénétrer sans lui faire mal.

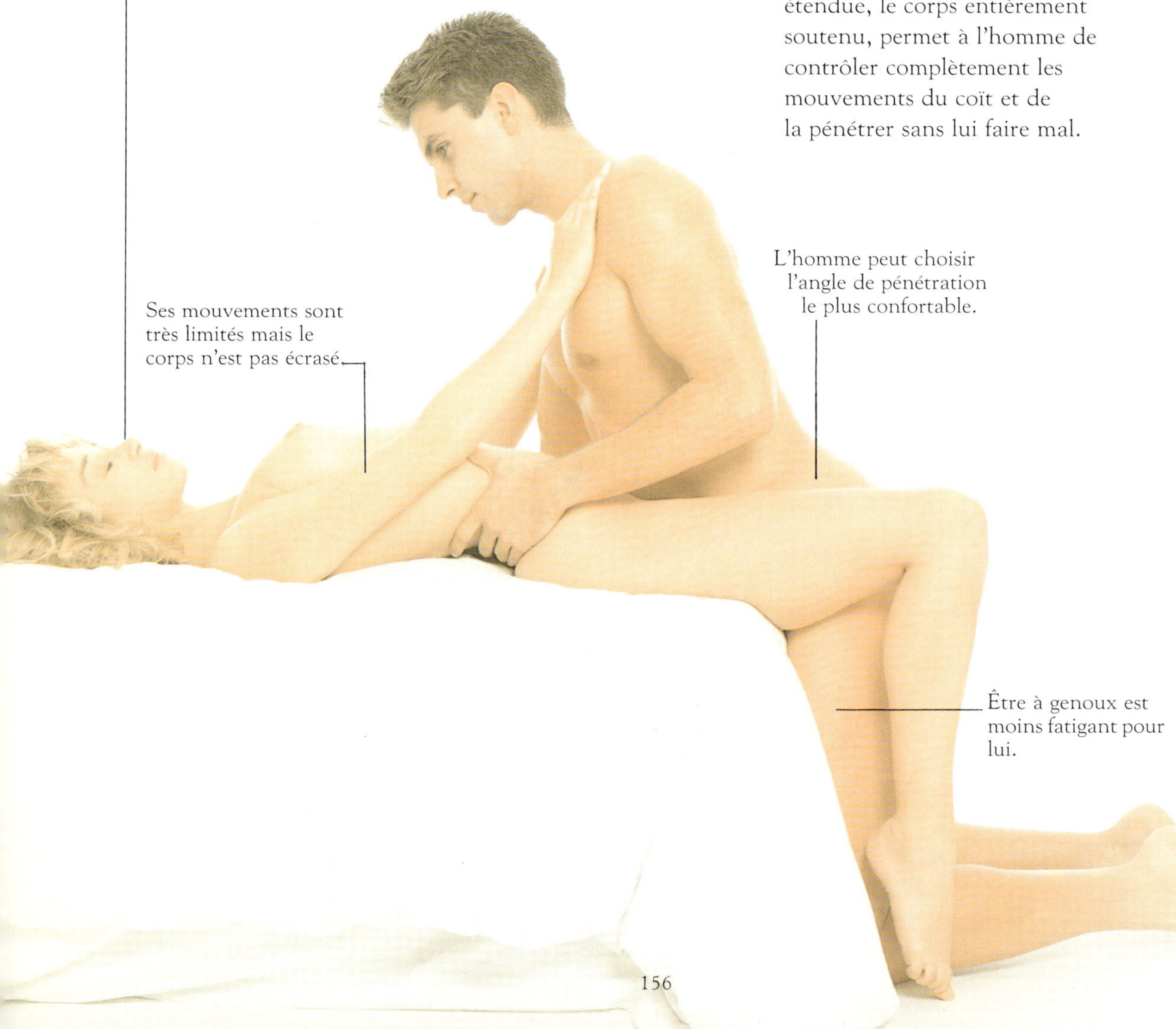

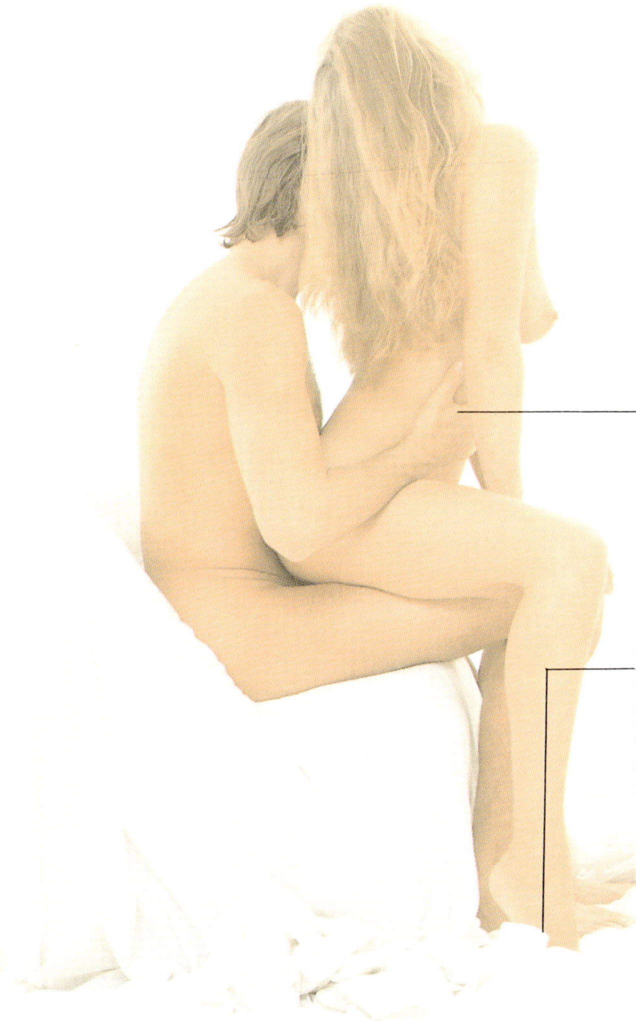

Positions assises

Si l'homme ne peut pas prendre une part active, ces positions permettent à la femme de contrôler le rythme du coït. Elle tourne le dos à son partenaire qui peut venir lui caresser les seins tout en la pénétrant doucement.

Même s'il ne peut faire de mouvements actifs, il peut caresser les seins et le clitoris de sa partenaire.

La femme supporte une partie de son poids avec les pieds sur lesquels elle s'appuie pour les mouvements du coït.

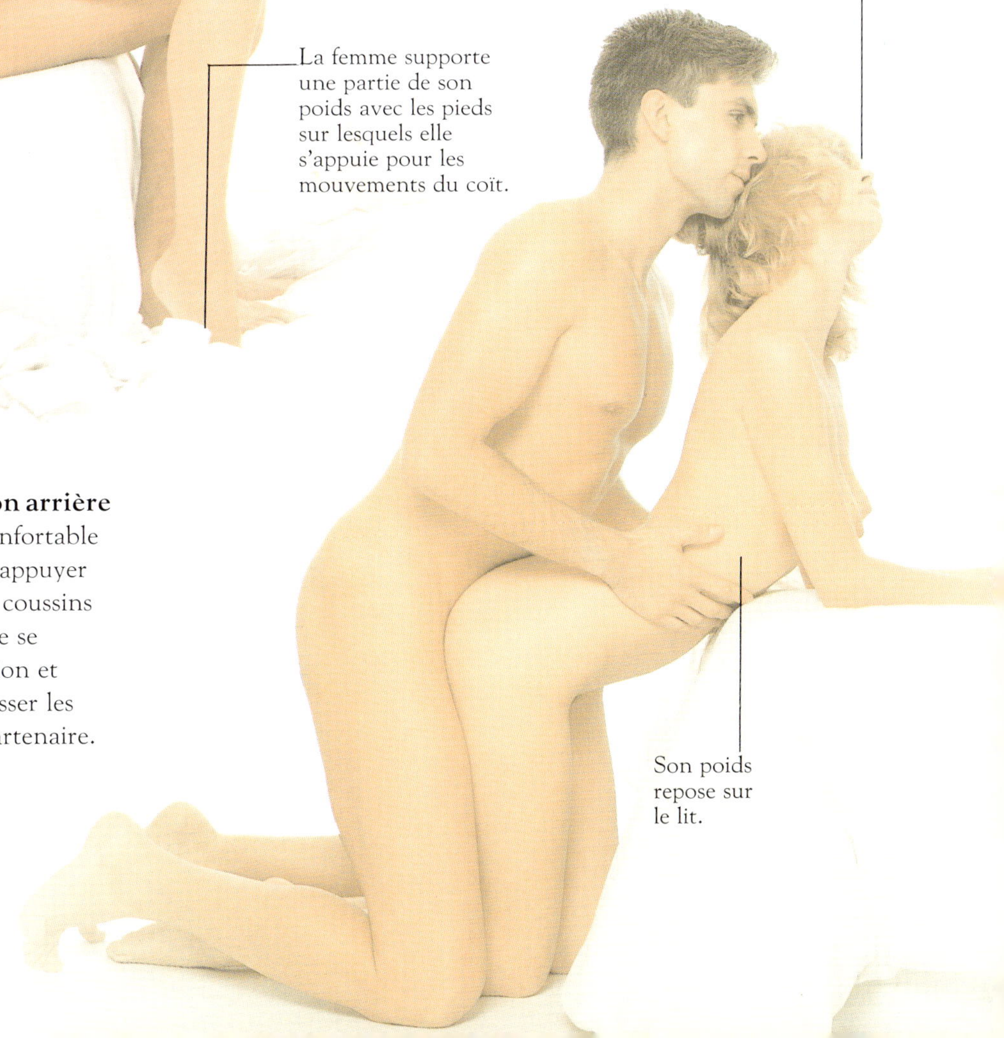

Positions de pénétration arrière

C'est une position très confortable pour la femme qui peut s'appuyer contre le lit et mettre des coussins sous ses genoux. L'homme se concentre sur la pénétration et peut en même temps caresser les seins et le clitoris de sa partenaire.

Son poids repose sur le lit.

Sexualité et Troubles Cardiaques

Il y a moins d'une personne sur quatre à reprendre l'activité sexuelle qu'elle avait avant sa crise cardiaque, même si le pronostic est particulièrement favorable. Les médecins réalisant maintenant qu'une vie sexuelle normale est profitable aux personnes qui ont eu un infarctus, les encouragent à reprendre une activité sexuelle normale dès que possible. Peut-être devriez-vous modifier le style de vos rapports. Après une crise cardiaque, la fatigue s'installe en fin de journée, mais après une bonne nuit de sommeil, quand les deux partenaires sont frais, la sexualité peut être encore très attirante. Vous pouvez aussi chercher de nouvelles postures (voir page 156).

Évitez l'alcool et les repas riches le soir qui augmentent les efforts demandés au cœur. L'activité sexuelle n'en serait qu'un de plus. Si vous ressentez des douleurs semblables à l'angine de poitrine pendant que vous faites l'amour, demandez à votre médecin de vous prescrire l'un de ces médicaments à base de nitrate : glissez un comprimé sous la langue si vous sentez venir la douleur, tout comme vous le feriez pour éviter la douleur lors de l'escalade d'une pente escarpée.

L'hypertension ne doit pas non plus vous détourner de la sexualité, qui n'est pas dangereuse. Mais la plupart des médicaments utilisés dans ce cas entraînent une perte de libido. Certains médicaments, cependant, n'ont pas ces effets secondaires ; demandez à votre médecin de vous prescrire plutôt un de ceux-là.

Arthrite et Sexualité

L'arthrite peut être à l'origine de douleurs pendant les rapports, à tel point que votre vie sexuelle peut en être affectée. Les postures de face sont particulièrement douloureuses si vos articulations vous font mal, mais vous pouvez en essayer d'autres, par exemple, la femme dessus si l'homme est arthritique. Cette position est recommandée si les mouvements sont douloureux pour l'homme, ou s'il ne peut porter de poids au niveau des bras, des épaules ou des genoux. Il peut s'asseoir sur une chaise ou au bord du lit tandis que la femme vient se placer doucement sur son pénis. La position en cuiller, où l'homme est derrière la femme, convient aussi.

Vous pouvez aussi alléger les douleurs de vos articulations en prenant un comprimé antalgique une heure avant un rapport. Un bain chaud est un agréable prélude qui détend aussi les articulations douloureuses. Et même si les douleurs sont telles que vous préférez éviter les rapports complets, rien n'empêche que vous vous priviez des autres formes de sexualité si vous et votre partenaire le désirez. Tout le monde aime l'intimité des caresses et les contacts qui rassurent.

Diabète et Sexualité

Le diabète n'empêche pas nécessairement la sexualité mais il peut à la longue avoir des conséquences sur la satisfaction. S'il n'est pas bien contrôlé, il peut rendre l'homme impuissant en limitant l'érection et l'éjaculation. Un niveau insuffisant en testostérone est sans doute à l'origine de l'impuissance masculine et peut provenir d'un dysfonctionnement du système nerveux au niveau du pénis. Certains se plaignent aussi d'éjaculation précoce. Une gêne, même temporaire, peut créer une anxiété, qui risque de rendre l'homme impuissant.

Les femmes diabétiques sont plus sensibles aux mycoses. Elles risquent d'éprouver une irritation locale ou des douleurs au moment du coït. La lubrification peut aussi être moins abondante.

Sachez que vous n'êtes pas seul à souffrir de ces problèmes. Environ la moitié des hommes diabétiques ont des problèmes d'érection, sans que le diabète lui-même soit le premier en cause, mais plutôt les médicaments utilisés dans son traitement. Si tel est le cas, demandez à votre médecin de modifier la prescription. Les mycoses se traitent facilement avec des fongicides.

Les problèmes sexuels ne sont pas définitifs en cas de diabète, et le pronostic demeure optimiste. Excitation, éjaculation et orgasme fluctuent et s'améliorent : alors ne renoncez pas trop vite à la sexualité ! Faites des tentatives de temps en temps, conservez une attitude positive qui vous permette de vivre des expériences sexuelles encore heureuses, même si elles sont différentes de celles que vous connaissiez auparavant.

Sexualité et Sclérose en Plaques

La sclérose en plaques est une inflammation des nerfs dont l'origine est encore inconnue. L'inflammation est fluctuante et imprévisible, et il est impossible de savoir à l'avance quel nerf va être touché. Un homme sur quatre peut s'attendre à des difficultés d'érection en raison de l'inflammation des nerfs péniens ; la même proportion de femmes peut souffrir d'une perte de sensibilité du clitoris.

Les deux sexes souffrent d'une perte de libido, mais le désir sexuel varie avec le temps. Il importe que le partenaire d'un malade atteint de sclérose en plaques recherche les occasions d'intimité. Le désir sexuel ainsi que les autres fonctions peuvent revenir. Il appartient au partenaire en bonne santé d'aider l'autre à trouver des postures confortables, pas nécessairement dans un lit, afin de maintenir le plus grand contact physique possible.

LA SEXUALITÉ APRÈS UNE MASTECTOMIE

Cette intervention brutale (ablation du sein) qui laisse une cicatrice épouvantable appartient maintenant au passé. Mais le traitement du cancer du sein laisse cependant des traces. Si la chirurgie réparatrice est courante, presque toutes les femmes traitées pour un cancer du sein avouent être plus angoissées par leurs cicatrices que par les risques vitaux. La place que prennent les seins dans la sexualité est sans doute exagérée dans notre société : les femmes se sentent privées de leur féminité s'ils perdent leur forme ou leur fermeté. Elles sont terriblement angoissées à l'idée que leurs partenaires ne vont plus les trouver désirables. Si elles pouvaient seulement leur parler de ces angoisses, elles seraient rassurées : les compagnons des femmes qui ont subi une ablation du sein se déclarent en général uniquement préoccupés par la santé de leur compagne, et leur désir sexuel pour elle n'est pas affecté par la disparition d'un sein.

Cependant, une femme sur trois n'a toujours pas repris d'activité sexuelle six mois après l'opération. C'est souvent dû à un manque de communication dans le couple : plus de la moitié des couples mariés ressentent un grand besoin d'intimité lorsque la femme a subi une mastectomie.

La femme doit s'efforcer de considérer son corps comme un tout au lieu de se concentrer sur la cicatrice. Quand nous regardons le corps d'une autre personne, nous ne voyons pas qu'un seul détail mais toute la silhouette. Pensez-y le plus tôt possible après l'intervention. Il peut être utile de changer de place dans le lit de telle sorte que l'homme qui tend la main vers sa compagne rencontre d'abord le sein valide. Vous devriez peut-être modifier vos habitudes sexuelles sans que votre plaisir diminue pour autant. Il peut même être très stimulant de se concentrer sur une autre partie du corps que les seins.

SEXUALITÉ ET HANDICAP

On pense généralement que les gens en fauteuil roulant ou ceux qui souffrent d'un handicap doivent renoncer à la sexualité. Parlez-en avec eux, et vous verrez que c'est faux. Bien des couples éprouvent un renouveau de leur sexualité après un accident qui a entraîné un handicap. Leurs besoins sexuels sont les mêmes. Ce dont ils sont privés, c'est d'intimité. Les personnes de leur entourage oublient souvent qu'ils peuvent désirer une vie sexuelle comme les autres.

La sexualité n'est jamais seulement génitale. Si une personne ne peut pas bouger, cela ne veut pas dire qu'elle ne peut pas recevoir ou donner du plaisir.

L'absence de sensation ne signifie pas l'absence de sentiment. Une personne handicapée continue à éprouver des désirs, et la sexualité n'est pas perdue du seul fait que les organes génitaux ne fonctionnent pas. La capacité de jouir subsiste, même si la capacité d'agir est perdue. La sexualité aimante, satisfaisante est encore à la portée de ces couples qui doivent seulement trouver leur propre voie pour y parvenir.

UNE SEXUALITÉ VARIÉE — POUR ATTEINDRE LA SATISFACTION —

Certaines personnes handicapées peuvent avoir une vie sexuelle presque normale en variant seulement les postures du coït. Pour d'autres, il faut trouver d'autres voies de satisfaction sexuelle : caresses, baisers, sexualité bucco-génitale suivant les capacités de mouvement de l'un et l'autre des partenaires, les risques de douleur ou de spasme... etc. Il est extrêmement important que la communication soit très ouverte afin que chacun trouve les pratiques nécessaires pour se satisfaire mutuellement. Le couple peut ainsi être amené à découvrir de nouvelles postures et de nouveaux plaisirs que des personnes non handicapées ne connaîtront jamais.

Les personnes handicapées devraient oser n'importe quelle pratique sexuelle qui leur soit physiquement possible et leur apporte du plaisir. Cherchez d'abord une position confortable, utilisez coussins et oreillers pour vous soutenir et protéger certaines parties très sensibles. Utilisez des lubrifiants artificiels (pas de vaseline, qui peut causer des infections).

Même les risques d'incontinence urinaire ou intestinale ne doivent pas exclure la sexualité. Si on ne peut enlever une sonde, on peut en revanche la fixer sur le ventre ou à l'intérieur de la cuisse pour qu'elle ne gêne pas. De même, une poche iléo-cæcal peut être laissée en place, après avoir été vidée afin d'éviter les accidents. Un paraplégique peut apprendre à stimuler son partenaire avec les mains, la bouche, les orteils, une serviette, etc., et à éprouver du plaisir en étant lui-même touché.

Si les organes sexuels ont perdu leur sensibilité, d'autres parties du corps peuvent être au contraire plus sensibles. Il est important que la personne connaisse son corps et exprime à son partenaire quelles régions sont encore sensibles à la stimulation sexuelle. L'orgasme peut encore se produire même si une grande partie du corps ne peut plus ni sentir ni bouger ; la satisfaction sexuelle peut même ne se manifester que comme une grande détente émotionnelle ou spirituelle.

Si vous souffrez d'un handicap physique qui vous crée de grands problèmes personnels, demandez à votre médecin l'adresse d'un sexothérapeute.

LA SEXUALITÉ DES PERSONNES ÂGÉES

Il est rassurant que la majorité des personnes âgées continue à trouver la sexualité excitante. Leurs désirs et leurs capacités n'ont pas diminué. Peut-être les rapports sont-ils moins fréquents et moins ardents, mais sûrement pas moins agréables ou moins satisfaisants. Comme chez les jeunes, le désir et l'amour exigent de se réaliser sexuellement. Les qualités qui font une bonne relation se renforcent avec l'âge.

De nombreuses raisons plaident pour une sexualité épanouie dans la vieillesse. De nombreuses inhibitions disparaissent, et on éprouve le besoin et la liberté de jouir de plaisirs sexuels qu'on ne se serait pas autorisés étant jeunes. On sent aussi que le temps passe : profitons-en comme il nous plaît tant que nous ne blessons personne. Ce qui prenait du temps et de l'intimité, enfants ou soucis domestiques, est loin derrière. Désormais, on peut consacrer plus de temps et d'énergie à la sexualité. On devient bien plus adroit dans le contrôle de ses émotions et donc plus apte à en jouir à son aise. L'intimité est plus grande, les interruptions plus rares, et bien des couples ont le sentiment d'être à une période de leur vie où ils peuvent prendre le temps de savourer leur sexualité.

MODIFIER LES RÉACTIONS SEXUELLES

Pour les deux sexes, la pulsion sexuelle diminue avec l'âge, mais dans des proportions différentes pour l'homme et pour la femme. Pour l'homme, le sommet est atteint vers vingt ans, âge à partir duquel la pulsion diminue lentement. Pour la femme, l'acmé vient bien plus tard dans la vie, et la capacité de répondre peut ne commencer à décliner qu'aux alentours de 70 ans. Certaines femmes de 70 à 80 ans ont encore de grands besoins sexuels, certains hommes aussi. Contrairement à ce que craignent beaucoup de femmes, la ménopause ne signifie pas la perte du désir sexuel.

Avec la ménopause, la femme pense avoir perdu la beauté de sa jeunesse et supporte mal que ses enfants n'aient plus besoin de ses soins maternels. Ce sentiment d'insécurité peut être à l'origine d'une perte de désir sexuel. Parallèlement, c'est l'époque où l'homme a en général atteint la position la plus élevée qu'il puisse espérer attendre de sa carrière. Si ses ambitions ne se sont pas réalisées, et s'il craint la concurrence de personnes plus jeunes, il risque de perdre tout intérêt à la sexualité, ou de se détourner de sa compagne. Le syndrome de « l'homme d'affaires fatigué » est une réalité dont beaucoup d'épouses peuvent témoigner. Hommes et femmes cherchant à fuir ce qu'ils éprouvent, s'engagent dans des aventures sexuelles dans l'espoir vain de rattraper leur jeunesse. Et pourtant, les couples plus âgés peuvent avoir des relations sexuelles très satisfaisantes s'ils ont su maintenir entente, amitié et respect mutuel au cours des années de maturité. C'est à la portée de presque tous les couples et cela vaut la peine d'essayer.

Les Effets d'une Relation Stable

L'amour passionné qui brûle tout est rare. Si nous visons cet idéal romantique et espérons l'atteindre fréquemment, nous risquons d'être déçus. Mais bien des formes de sexualité sont satisfaisantes et à la portée de chacun, et les expériences très variées même si le partenaire reste le même. L'un des avantages d'une relation stable est la possibilité de faire de nouvelles découvertes en vivant ensemble longtemps. Pour beaucoup de femmes, l'orgasme n'est pas une fin en soi ; quant à l'homme, il peut avec l'âge, ne pas éprouver d'orgasme à chaque rapport sexuel. Trop d'hommes s'imaginent qu'ils doivent viser l'orgasme à chaque rapport, alors qu'ils pourraient retirer autant de satisfaction d'une union chaleureuse et moins passionnée.

Il faut s'attendre à bien des désillusions si l'on continue de croire que la sexualité doit être excitante, et que l'excitation est la garantie d'une sexualité épanouie. Cela amène à éviter tout rapprochement sexuel si l'on n'est pas sûr de l'excitation, réduisant ainsi l'éventail des possibilités de satisfaction et ôtant toute perspective d'une sexualité paisible, détendue et heureuse. Une autre conséquence est que la sexualité devient une tâche épuisante, et donc ennuyeuse.

Hostilité, ressentiment, mépris et dégoût peuvent ruiner une bonne relation, même un mariage solide, et combien plus encore le plaisir sexuel. Aucune relation de qualité n'exige un état permanent de tension sexuelle ou émotionnelle. Elle demande en revanche de la bonne volonté, une attention à l'autre, le désir de son bien-être et le souci de partager son intimité. Les problèmes sont garantis si l'un des partenaires a des difficultés pour être tendre et intime avec l'autre. Il peut en résulter un rejet permanent, et non un rapprochement, si l'un des partenaires a l'impression que l'autre lui demande davantage d'affection qu'il ou elle ne se sent capable de donner. Aucun couple ne peut être proche et intime sans respect et affection mutuels. Si ceux-ci n'existent pas, la thérapie sexuelle est inefficace.

LA SEXUALITÉ DE L'HOMME ÂGÉ

Quand l'homme vieillit, son activité sexuelle se modifie et il doit le reconnaître honnêtement, pour lui-même et sa partenaire, afin qu'ils s'entendent pour maintenir une relation amoureuse.

Avec l'âge, il lui faut souvent plus de temps pour avoir une érection, ou bien elle ne se maintient plus aussi longtemps qu'il le voudrait. Elle peut aussi n'être plus aussi ferme qu'auparavant. Pour beaucoup d'hommes, c'est le commencement de la fin.

Il se peut que l'homme ait besoin de stimulation pour maintenir son érection. Elle peut ne pas se produire pour quantité de raisons. Paniquer et se croire impuissant, serait la pire chose à faire, car cette « étiquette » suffit à créer et entretenir le problème.

Dès qu'un homme commence à s'inquiéter de son érection, c'est un cercle vicieux : l'anxiété entraîne la flaccidité. Le sentiment d'insécurité est aggravé par « l'étiquette » d'impuissance qui menace celui dont l'érection n'est pas bonne. Si celle-ci est provoquée par la peur et l'anxiété, il est faux de dire que l'homme est impuissant. Pour la plupart, cette situation les déprime normalement mais ils ne doivent pas la prendre comme un échec.

ON PEUT FAIRE QUELQUE CHOSE Il n'y a aucune raison d'être déprimé puisque l'impuissance due à l'anxiété est curable. Masters et Johnson ont découvert que tous les programmes pour guérir l'impuissance ou l'éjaculation précoce sont aussi efficaces avec les hommes âgés qu'avec des plus jeunes. Le problème est surtout d'ordre psychologique et n'a aucune base physiologique. Le taux de succès dans le groupe des hommes les plus âgés étant extrêmement élevé justifie que l'on aille toujours consulter.

Lorsque l'homme a réussi à se détendre et a cessé de s'inquiéter de sa puissance, le retour à une activité sexuelle normale est presque toujours inévitable. Il doit prendre conscience que l'éjaculation n'est pas obligatoire à chaque fois ; des périodes de repos de plusieurs jours entre les rapports sexuels favorisent l'érection et l'orgasme. Si l'homme plus âgé suit son propre rythme naturel au lieu de se sentir contraint par un instinct machiste à des rapports fréquents, il contrôlera mieux sa vie sexuelle.

En prenant de l'âge, l'homme met plus de temps à éjaculer. La maîtrise de l'éjaculation est profitable aux deux partenaires et beaucoup d'hommes qui, jeunes, souffraient d'éjaculation précoce, la voient comme une bénédiction. Un homme âgé peut ne pas éjaculer à chaque rapport, ce qui est aussi un avantage. Puisque l'éjaculation inhibe l'érection, celle-ci sera plus fréquente si la première l'est moins.

AIDER L'HOMME ÂGÉ

Il vous faut faire l'effort de comprendre les modifications que vit votre partenaire. Cette évolution est tout à fait normale, mais vous allez devoir modifier l'ardeur de vos pratiques sexuelles : des préliminaires plus longs et plus intenses, davantage de stimulation manuelle, caresses, frictions, cajoleries, et la recherche de nouvelles postures sexuelles.

Attendez-vous à ce que votre partenaire ait besoin de plus de temps pour être en érection. Si vous le sentez tendu, rassurez-le, dites-lui combien vous appréciez qu'il mette un temps plus long car vous aussi vous en avez besoin. Un homme âgé est parfois moins excité par la nudité de sa partenaire qu'il ne l'était auparavant ; il lui faudra plus de stimulation pour atteindre l'érection. Il lui suffit parfois de fantasmer, mais il lui faut souvent une stimulation directement physique, du pénis en particulier. La masturbation mutuelle ou les caresses bucco-génitales peuvent prendre plus d'importance qu'auparavant.

Ne vous angoissez pas, ne vous sentez pas rejetée, n'imaginez pas que votre partenaire vous désire moins ; ne faites pas de commentaires s'il n'éjacule pas mais semble cependant satisfait. Dans ces situations, la femme devrait se considérer comme créatrice et initiatrice de nouvelles relations, qui permettent aux deux partenaires d'inventer d'autres rapports amoureux. C'est ainsi qu'elle aidera l'homme à retrouver son assurance.

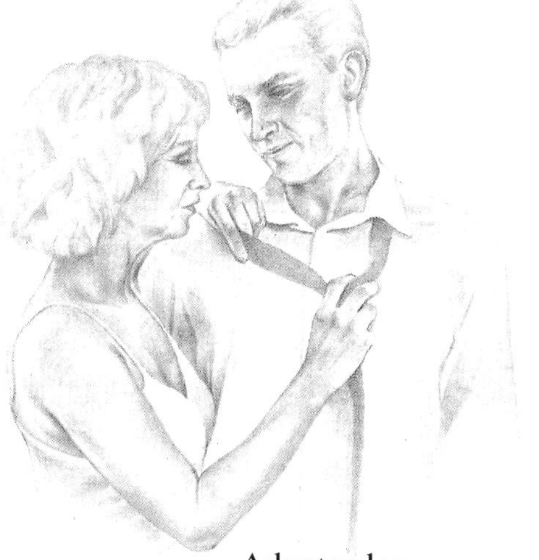

Adapter les préliminaires
Des préliminaires plus longs pouvant être nécessaires à l'excitation, à la femme d'en prendre l'initiative.

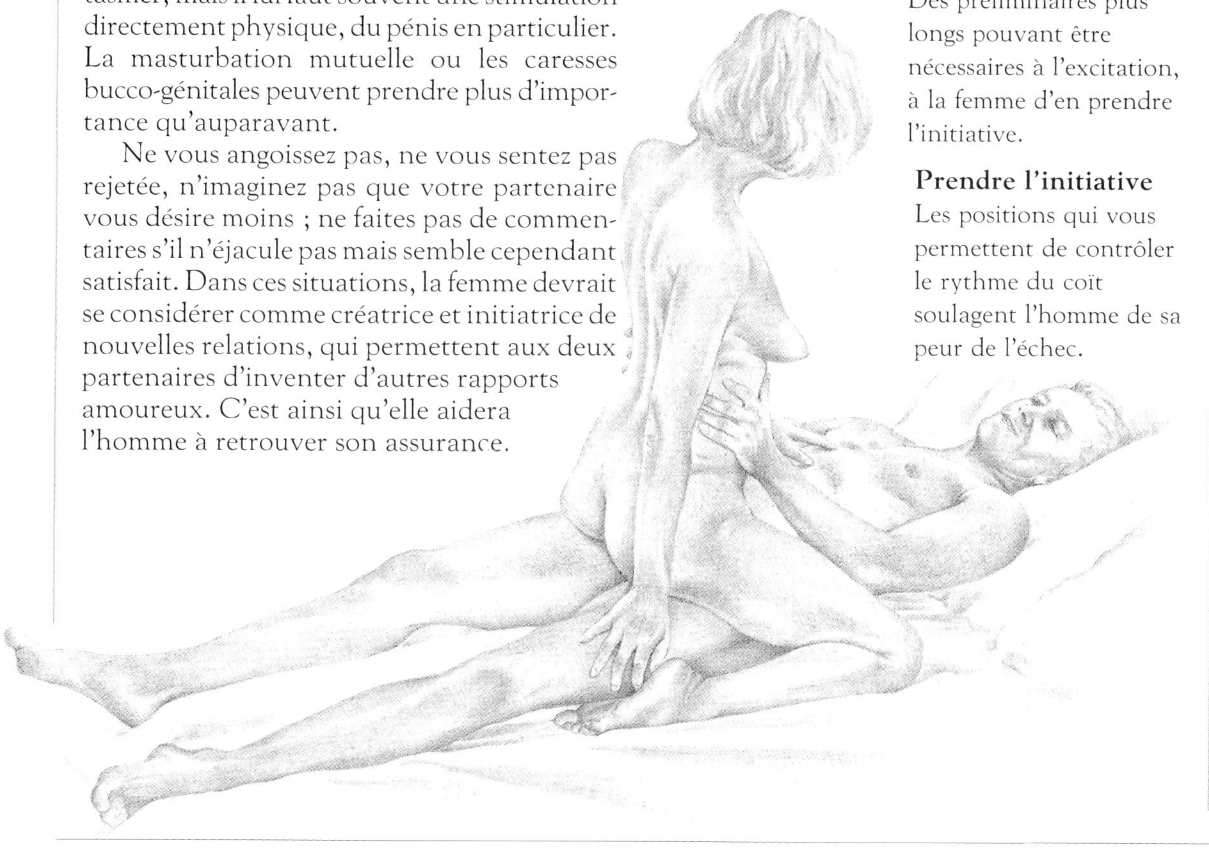

Prendre l'initiative
Les positions qui vous permettent de contrôler le rythme du coït soulagent l'homme de sa peur de l'échec.

LA SEXUALITÉ DE LA FEMME ÂGÉE

Les femmes ont tendance à renoncer à la sexualité après la ménopause, et la société les y incite. On prétend que la femme âgée est sans sexe, ce qui est faux et très cruel. Jusqu'à 60 ans environ, la capacité sexuelle de la femme reste la même. Après 60 ans, s'il se produit quelques modifications, elles sont très lentes et graduelles. Quelques modifications physiologiques surviennent : la lubrification du vagin peut prendre de 1 à 5 minutes alors que chez la femme plus jeune, elle mettait 15 à 30 secondes. Les parois vaginales sont plus minces et perdent leur élasticité ; le vagin diminue en longueur et en largeur ; mais ces changements n'affectent que peu ou pas la sensation de l'orgasme. Les femmes, à 80 %, ne se plaignent pas de douleurs au moment du coït alors qu'un mythe très répandu veut que les rapports sexuels soient pénibles pour la femme âgée.

Toutes les études montrent que la pulsion sexuelle féminine est plus stable que celle de l'homme. Les femmes de plus de 65 ans continuent à rechercher et à réagir aux rapports sexuels. Elles ont des rêves érotiques et sont toujours capables d'orgasmes, même multiples.

La plupart des aspects de l'excitation sont identiques quel que soit l'âge de la femme. Le bout des seins se dresse toujours et le clitoris est toujours l'organe principal de la stimulation sexuelle. L'excitation qu'entraîne sa stimulation est toujours la même. Une femme de 80 ans à le même potentiel orgasmique qu'à 20 ans.

MODIFIER SON COMPORTEMENT SEXUEL Le facteur le plus important pour la sexualité de la femme âgée est la présence d'un partenaire ainsi que la possibilité d'avoir des rapports réguliers. Cependant beaucoup de femmes âgées sont privées de rapports réguliers : leurs partenaires renoncent à la sexualité par peur d'être impuissants ou parce qu'ils ont eu une maladie ou une crise cardiaque.

Les femmes atteignent le sommet de la sexualité plus tard que les hommes ; pour eux, cela se situe à l'adolescence puis diminue régulièrement tout au long de la vie. Ce déclin est perceptible à tous les âges. En revanche, une femme est au mieux de sa forme sexuelle aux environs de 25-30 ans ; elle atteint ensuite un plateau qu'elle ne quittera plus jusqu'à 60 ans. Ainsi, au moment où beaucoup de femmes atteignent leur maturité sexuelle et pourraient en jouir, leur partenaire est sur le déclin. La difficulté pour les femmes consiste à pouvoir satisfaire leurs besoins sexuels sans que leur partenaire se sente incompétent ou impuissant.

La masturbation est utile d'une part pour entretenir la sexualité et l'identité de la femme âgée, et d'autre part pour maintenir sa capacité sexuelle. Elle est particulièrement utile pendant le veuvage, qui limite les autres possibilités de réalisation sexuelle.

AIDER LA FEMME ÂGÉE

L'homme devrait être particulièrement attentif à sa partenaire au moment de la ménopause, surtout si elle a peur de vieillir. Il devrait lui dire combien il la désire, lui faire des compliments et des propositions constructives. Plus de temps et d'attention pour les préliminaires, de longs embrassements, des caresses tendres et des baisers sur les seins et le clitoris sont toujours gratifiants, et tout spécialement chez la femme âgée.

Accordez plus de temps aux préliminaires, à la stimulation tactile — caresses, frictions, cajoleries — et variez les positions.

La meilleure garantie d'une vie sexuelle satisfaisante tout au long de la vie est d'avoir des rapports fréquents. Beaucoup de femmes, surtout celles qui font souvent l'amour — une à deux fois par semaine —, ont un vagin en bonne santé jusqu'à un âge avancé.

Si vous avez des problèmes de lubrification, utilisez des crèmes ou des gels lubrifiants. La masturbation l'augmente et diminue les douleurs vaginales dues à la sécheresse. Peu de femmes ont du mal à atteindre l'orgasme en se masturbant, et si votre partenaire n'y arrive pas dans le coït, vous pouvez l'y aider par des caresses manuelles ou bucco-génitales.

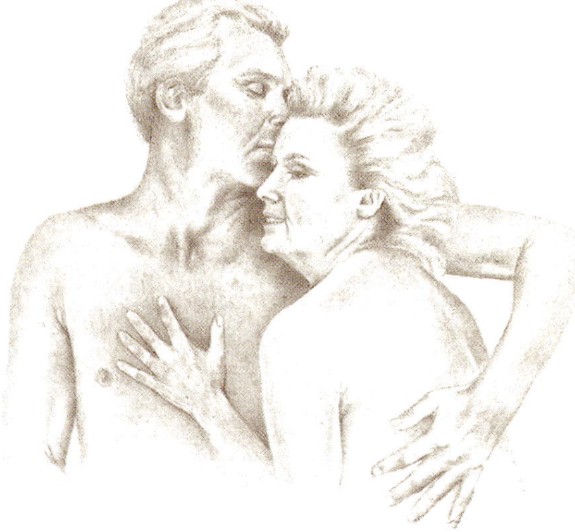

Accordez plus d'attention aux préliminaires
Cajoleries et préliminaires attentionnés donnent à la femme le temps nécessaire pour être bien lubrifiée et prête à faire l'amour.

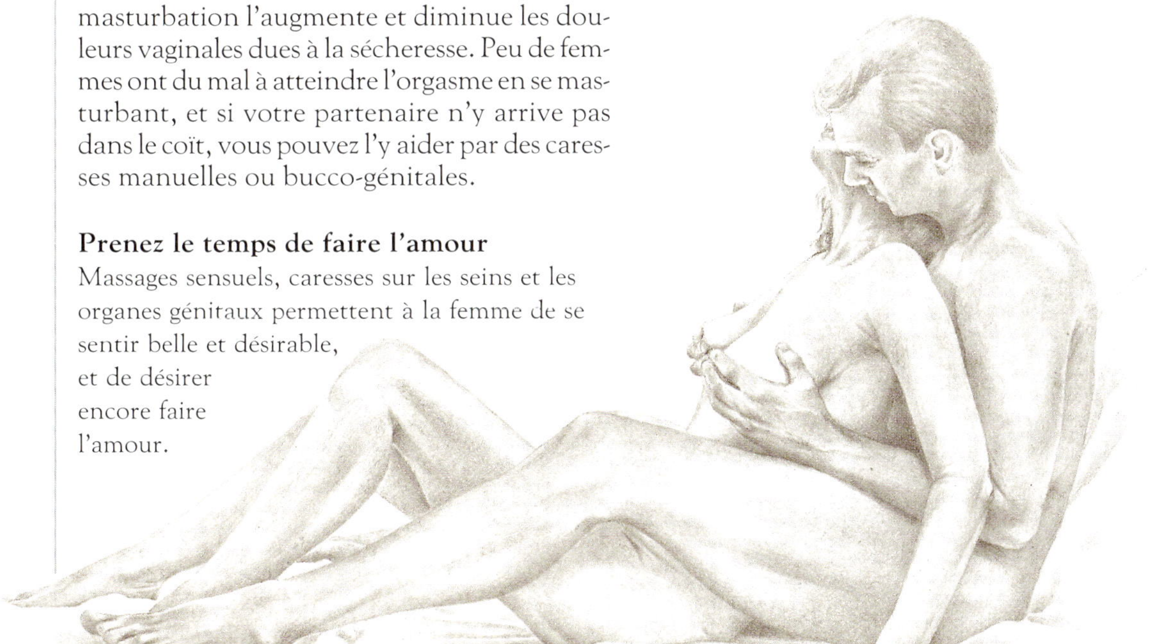

Prenez le temps de faire l'amour
Massages sensuels, caresses sur les seins et les organes génitaux permettent à la femme de se sentir belle et désirable, et de désirer encore faire l'amour.

FAIRE VIVRE L'AMOUR

Le désir sexuel varie chaque jour et dépend, comme le reste de notre comportement, de nos rapports avec l'environnement. Il n'est pas possible, par exemple, qu'il survive à un choc brutal, une grave maladie, un deuil, la maladie d'un enfant, et il serait fou de l'exiger. Le besoin sexuel dépend des moindres flux et reflux qui affectent notre vie quotidienne, et nous devrions en tenir compte avec réalisme.

La sexualité ne peut pas être toujours agréable, comme n'importe quelle expérience des sens. Il est sain et réaliste d'accepter qu'elle puisse n'être pas toujours réussie ; un rapport raté ne signifie pas que cela se reproduira ou deviendra une habitude. C'est une variation naturelle qu'il faut prendre ainsi.

Partager l'intimité de quelqu'un révèle ses bons, mais aussi ses mauvais côtés. Nous craignons tous plus ou moins de n'être pas assez aimable et que notre partenaire cesse de nous aimer s'il connaît nos mauvais traits de caractère ; il nous faut équilibrer traits positifs et négatifs. Rien ne sert de présenter une façade artificielle. La tension risque de monter, et la communication de se détériorer rapidement. Si nous ne parvenons pas à acquérir cet équilibre, nous ne supporterons ni la critique inévitable, ni les conflits qui font partie intégrante de la vie commune. Si nous réussissons, nous nous sentirons plus libres d'être nous-même critique sans crouler sous la culpabilité.

INVENTEZ VOS PROPRES RÈGLES

Il n'y a pas de loi universelle qui dicte ce que les gens doivent aimer ou non dans la sexualité. Tant que le couple est d'accord pour une pratique, que ni l'un ni l'autre ne trouve désagréable ou ne se sent contraint, il n'y a aucun mal à y prendre plaisir.

Si vous n'avez pas envie de faire l'amour, vous avez le droit de dire non. Une sexualité épanouie repose sur l'honnêteté et la franchise. Pas de sexualité si l'un des partenaires fait semblant. L'autre ne pourrait que se sentir malheureux.

Il y a inévitablement des moments où l'un désire faire l'amour, et l'autre non ; chacun doit reconnaître à son partenaire le droit de dire ce qu'il désire et de remettre le rapport à plus tard. Mais soyez franc en refusant, dites « non, je voudrais rester seul(e) » ou « je n'ai pas envie de faire l'amour, mais je voudrais bien un câlin ».

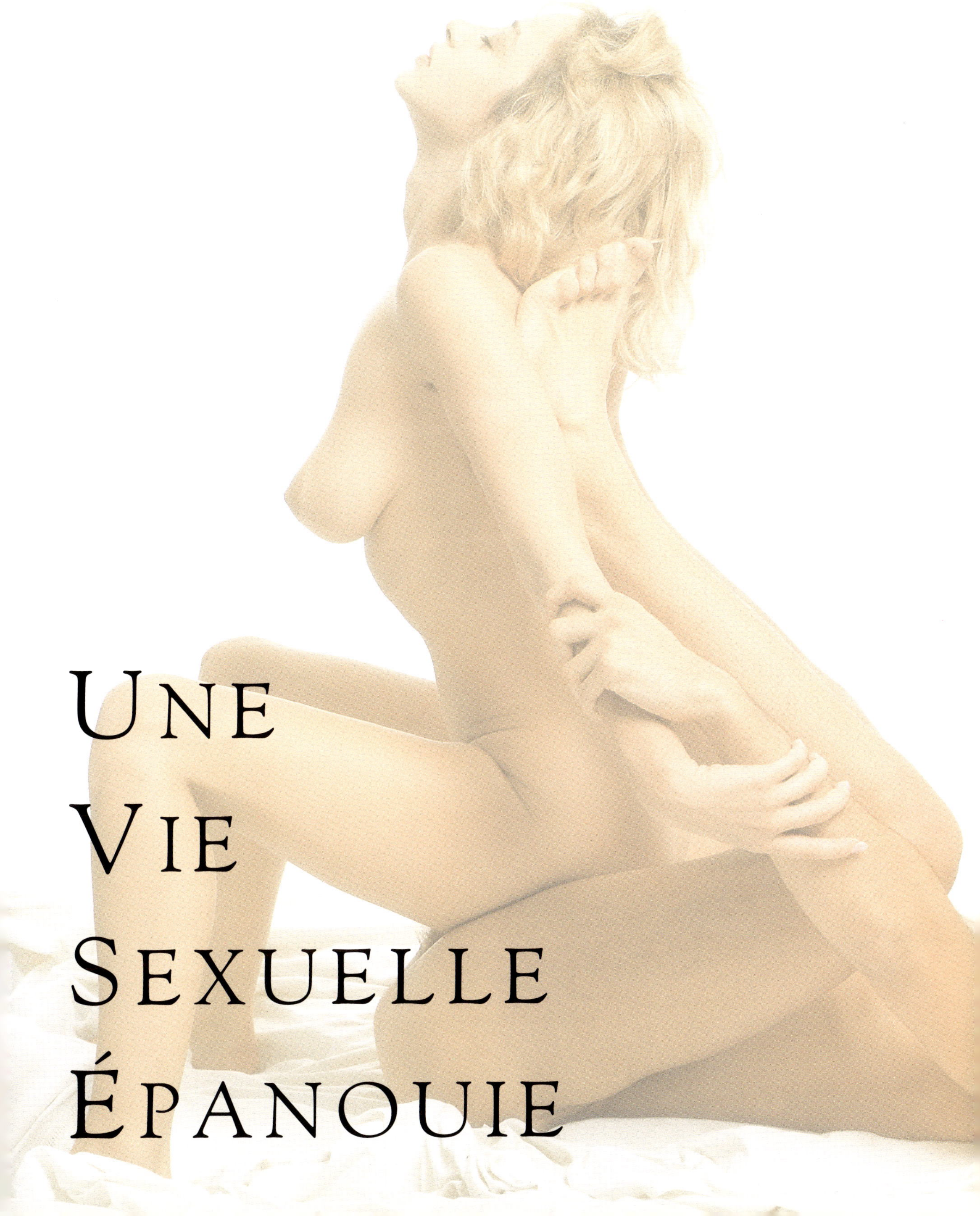

Une Vie Sexuelle Épanouie

MIEUX FAIRE L'AMOUR

À mesure que vous en savez davantage sur votre sexualité, vous devenez plus difficile en ce qui concerne ce que vous aimez ou n'aimez pas. Vous devez être prêt à en parler avec votre partenaire : la sexualité influe sur votre bien-être général et si son effet est négatif, vous avez le droit de chercher à améliorer les choses. Il n'y a pas de recette qui vous garantisse la satisfaction. La sexualité est hautement individuelle. Vous devriez avec votre partenaire décider de ce que chacun de vous en attend et non pas suivre ce qu'en disent les autres.

Il y a encore peu de temps, la sexualité relevait surtout des désirs et des besoins de l'homme. Les femmes n'osaient pas se plaindre d'une vie sexuelle insatisfaisante. Aujourd'hui, elles sont prêtes à parler parce qu'elles sont mieux informées et que leurs attentes sont plus grandes. Cependant, l'ancienne attitude subsiste encore. De nombreuses femmes qui ont des problèmes sexuels préfèrent se taire plutôt que de chercher à les résoudre. C'est une erreur : personne ne devrait ni mésestimer l'importance de la satisfaction sexuelle, ni se contenter d'une vie sexuelle insatisfaisante.

— LES INCOMPATIBILITÉS SEXUELLES —

Les problèmes sexuels sont un sujet délicat car ils touchent l'autre au niveau le plus intime de sa personne, et personne n'aime s'entendre reprocher son comportement sexuel. La critique des performances sexuelles, aussi délicate soit-elle, peut blesser profondément. Les hommes, en ce domaine, sont sans doute encore plus vulnérables que les femmes. Ils se sentent valorisés par ce qu'ils font, non par ce qu'ils sont. Dans leur vie sexuelle, ils attachent beaucoup d'importance à la technique, aux prouesses, aux records, ce qui peut être à l'origine de nombreux échecs. De plus, une anxiété sous-jacente quant aux futures réussites peut percer.

Tous les couples ont de temps à autre des problèmes qui peuvent être résolus si chacun des deux partenaires y met de la bonne volonté : explications, discussions, négociations. Les problèmes sexuels ne se résolvent pas autrement, et exigent encore plus de tact et de compréhension.

Si vous êtes malheureux dans votre vie sexuelle, réfléchissez-y bien avant d'en parler à votre partenaire. Servez-vous du questionnaire des pages 172 à 183 pour vous faire une idée claire de vos relations sexuelles et cerner vos problèmes et vos angoisses. Vous pourrez alors commencer à en parler pour chercher une solution ; vous trouverez des indications utiles aux pages 186 à 190. Les problèmes graves obligeant à s'investir sont traités au chapitre suivant.

Les Problèmes les Plus Fréquents chez l'Homme

Beaucoup d'hommes traitent le rapport sexuel comme un pari qu'ils vont perdre ou gagner. Ils veulent gagner, bien sûr, ce qui implique, selon le schéma masculin classique, de posséder un énorme pénis prêt à entrer aussitôt en érection, y rester aussi longtemps que le veut son propriétaire et produire une grande quantité de sperme.

Ils Sont Mécontents de leurs Organes Génitaux

Une étude récente portant sur 1 000 hommes met en évidence que presque tous sont très insatisfaits de la taille de leur pénis ; beaucoup le trouvent trop petit, sans réaliser que les femmes s'intéressent de très loin, voire pas du tout, à la taille du pénis de leur partenaire.

Une grande part du plaisir féminin étant issu de la stimulation du clitoris et des terminaisons nerveuses qui se trouvent dans le premier tiers du vagin, la taille du pénis est sans intérêt. Le coït n'est d'ailleurs pas la seule manière d'avoir du plaisir sexuel. Celui-ci provient aussi des caresses, contacts, baisers, léchages, petits pincements, tapes légères, échangés entre les partenaires. Si vous restreignez vos ambitions au seul fait de faire pénétrer un pénis en érection dans un vagin dès que la femme est prête, vous risquez d'augmenter encore plus vos angoisses d'échec.

Ils Sont Mécontents de leurs Performances

Si vous vous imaginez que le rapport sexuel doit être un événement spectaculaire à chaque fois, vous risquez d'être déçu. Il y aura des moments où votre érection sera difficile, où elle ne durera pas, où vous n'aurez pas d'orgasme. Parfois vous serez trop excité, ou trop angoissé par l'échec, et vous éjaculerez prématurément. Ces phénomènes se produisent parfois et ne posent problème que s'ils persistent.

Les Problèmes les Plus Fréquents chez la Femme

Les hommes ont un orgasme presque à chaque coït. La sexualité était dominée par les hommes, on s'attend à ce que les femmes aient la même expérience. La vérité est toute autre, et le nombre de celles qui n'ont pas d'orgasme pendant le coït est malheureusement très élevé.

Elles Simulent l'Orgasme

Beaucoup de femmes ne parlent pas de l'absence d'orgasme, surtout pour protéger leur partenaire, qu'il ne perde pas la face ; deux femmes sur cinq préfèrent simuler plutôt que de s'en ouvrir directement à leur partenaire.

Une autre raison de cette simulation réside dans la crainte d'être traitée de « frigide ». Cette étiquette destructrice, qui ne veut rien dire, est bien trop souvent utilisée avec mépris envers des femmes qui ne comblent pas les attentes de leurs partenaires ou dont les problèmes sexuels sont particuliers (incapacité à avoir un orgasme, manque d'intérêt pour la sexualité ou douleurs pendant le coït).

Elles n'Aiment pas Faire l'Amour

Souvent le mot « frigide » est employé pour blesser une femme qui n'est pas aussi enthousiaste que son partenaire. L'un des conflits principaux entre hommes et femmes est la fréquence des rapports sexuels. La moitié des femmes ont en cette matière une opinion divergente de leur partenaire : la plupart du temps elles souhaitent des rapports moins fréquents.

La femme a le droit de ne pas avoir envie de faire l'amour sans être taxée pour autant de frigide. La plupart des sexologues considèrent que la frigidité n'existe pas, et que le manque d'enthousiasme sexuel peut être traité.

AVEZ-VOUS UN PROBLÈME ?

Si vous avez un problème sexuel, vous ne pourrez pas le résoudre sans l'avoir au préalable identifié et examiné soigneusement. Pour le savoir, remplissez l'un des questionnaires ci-dessous et demandez à votre partenaire de compléter l'autre.

POUR L'HOMME

1. Pensez-vous qu'il manque quelque chose à votre vie sexuelle ? ☐ ☐
2. Désirez-vous changer de vie sexuelle ? ☐ ☐
3. Votre partenaire est-elle mécontente de vous en ce qui concerne la sexualité ? ☐ ☐
4. Êtes-vous anxieux quand vous faites l'amour ? ☐ ☐
5. Avez-vous honte de certaines parties de votre corps ? ☐ ☐
6. Pensez-vous que vous êtes trop dur avec vous-même et que vous n'êtes finalement pas si mauvais que vous l'imaginez parfois ? ☐ ☐
7. Y a-t-il des activités sexuelles que vous ne pratiquez pas actuellement mais que vous souhaiteriez pratiquer ? ☐ ☐
8. Avez-vous des difficultés à éprouver des sentiments sexuels ? ☐ ☐
9. Vos fantasmes sexuels interfèrent-ils avec votre relation pendant les rapports ou à d'autres moments ? ☐ ☐
10. Avez-vous des craintes concernant la sexualité ? ☐ ☐
11. Pensez-vous que vous procurez plus de plaisir à votre partenaire qu'elle ne vous en donne ? ☐ ☐
12. Vous sentez-vous coupable de l'une ou l'autre de vos pratiques sexuelles ? ☐ ☐
13. Êtes-vous las de vos pratiques sexuelles ? ☐ ☐
14. Trouvez-vous la sexualité, ou certains de ses aspects, dégoûtante ? ☐ ☐
15. Avez-vous des difficultés à dire à votre partenaire que vous n'avez pas envie de faire l'amour ? ☐ ☐
16. Supportez-vous mal que votre partenaire vous dise qu'elle n'a pas envie de faire l'amour ? ☐ ☐
17. Avez-vous fréquemment des problèmes dans d'autres domaines qui pourraient interférer avec votre sexualité ? ☐ ☐
18. Avez-vous, plus ou moins, d'intérêt pour la sexualité que votre partenaire ? ☐ ☐
19. Vos pratiques sexuelles favorites sont-elles différentes de l'autre ? ☐ ☐
20. Avez-vous le sentiment que vos intérêts sexuels sont « anormaux » ? ☐ ☐
21. Avez-vous le sentiment que les intérêts et pratiques sexuels de votre partenaire sont « anormaux » ? ☐ ☐
22. Êtes-vous malade ou prenez-vous des médicaments qui peuvent affecter votre activité sexuelle ? ☐ ☐

Toute réponse positive met en lumière un éventuel problème sexuel qui peut être résolu par une discussion ouverte avec votre partenaire.

OUI ☐
NON ☐

POUR LA FEMME

1 Pensez-vous qu'il manque quelque chose à votre vie sexuelle ?

2 Désirez-vous changer votre vie sexuelle ?

3 Votre partenaire est-il mécontent de vous en ce qui concerne la sexualité ?

4 Êtes-vous anxieuse quand vous faites l'amour ?

5 Avez-vous honte de certaines parties de votre corps ?

6 Pensez-vous que vous êtes trop dure avec vous-même et que vous n'êtes finalement pas si mauvaise que vous l'imaginez parfois ?

7 Y a-t-il des activités sexuelles que vous ne pratiquez pas mais que vous souhaiteriez pratiquer ?

8 Avez-vous des difficultés à éprouver des sentiments sexuels ?

9 Vos fantasmes interfèrent-ils avec votre relation sexuelle, pendant les rapports ou à d'autres moments ?

10 Avez-vous des craintes concernant la sexualité ?

11 Pensez-vous que vous procurez plus de plaisir à votre partenaire qu'il ne vous en donne ?

12 Vous sentez-vous coupable de l'une ou l'autre de vos pratiques sexuelles ?

13 Êtes-vous lasse de vos pratiques sexuelles ?

14 Trouvez-vous la sexualité, ou certains de ses aspects, dégoûtante ?

15 Avez-vous des difficultés à dire à votre partenaire que vous n'avez pas envie de faire l'amour ?

16 Supportez-vous mal que votre partenaire vous dise qu'il n'a pas envie de faire l'amour ?

17 Avez-vous fréquemment des problèmes dans d'autres domaines qui pourraient interférer avec votre sexualité ?

18 Avez-vous, plus ou moins, d'intérêt pour la sexualité que l'autre ?

19 Vos pratiques sexuelles favorites sont-elles différentes de l'autre ?

20 Avez-vous le sentiment que vos intérêts sexuels sont « anormaux » ?

21 Avez-vous le sentiment que les intérêts et pratiques sexuels de votre partenaire sont « anormaux » ?

22 Êtes-vous malade ou prenez-vous des médicaments qui peuvent affecter votre activité sexuelle ?

À QUOI RESSEMBLE MA VIE SEXUELLE ?

Le premier pas à faire, pour résoudre vos problèmes sexuels, est d'examiner votre comportement actuel. Les questionnaires qui suivent vont vous permettre d'avoir une image claire de ce que chacun fait ou non. Que chacun remplisse celui qui le concerne en utilisant le code suivant pour répondre : J-jamais ;

POUR L'HOMME

1 Vous parlez à votre partenaire de façon tendre ou excitante. ☐

Votre partenaire vous parle de façon tendre ou excitante. ☐

2 Vous caressez votre partenaire. ☐

Votre partenaire vous caresse. ☐

3 Vous vous pressez ou vous vous frottez contre le corps de votre partenaire. ☐

Votre partenaire se presse ou se frotte contre votre corps. ☐

4 Vous embrassez votre partenaire. ☐

Votre partenaire vous embrasse. ☐

5 Vous déshabillez votre partenaire et la regardez nue. ☐

Votre partenaire vous déshabille et vous regarde nu. ☐

6 Vous caressez le corps de votre partenaire et surtout les seins. ☐

Votre partenaire caresse votre corps. ☐

7 Vous caressez le vagin et le clitoris de votre partenaire. ☐

Votre partenaire vous stimule le pénis de la main. ☐

8 Vous léchez et sucez le corps de votre partenaire, sans oublier les seins. ☐

Votre partenaire vous lèche et suce partout, y compris les mamelons. ☐

9 Vous masturbez votre propre pénis. ☐

Votre partenaire se masturbe devant vous. ☐

10 Vous stimulez de la main le clitoris et le vagin de votre partenaire jusqu'à ce qu'elle ait un orgasme. ☐

Votre partenaire vous masturbe jusqu'à l'orgasme. ☐

11 Vous avez des rapports jusqu'à l'orgasme dans les postures suivantes :

Vous dessus ☐

Votre partenaire dessus ☐

De côté ☐

Vous derrière votre partenaire ☐

Assis ☐

À genoux ☐

Debout ☐

12 Vous léchez et sucez le vagin de votre partenaire et toute la région alentour jusqu'à l'orgasme. ☐

Votre partenaire vous lèche et suce le pénis jusqu'à l'orgasme. ☐

13 Vous caressez ou embrassez les fesses ou l'anus de votre partenaire. ☐

Votre partenaire vous caresse ou vous embrasse les fesses ou l'anus. ☐

R-rarement (moins d'une fois sur quatre) ; S-souvent (environ une fois sur deux) ; H-habituellement (trois fois sur quatre) ; T-tout le temps. Comparez ensuite vos résultats et discutez-en avec votre partenaire.

Jamais	J
Rarement	R
Souvent	S
Habituellement	H
Tout le temps	T

Pour la Femme

1 Vous parlez à votre partenaire de façon tendre ou excitante. ☐

Votre partenaire vous parle de façon tendre ou excitante. ☐

2 Vous caressez votre partenaire. ☐

Votre partenaire vous caresse. ☐

3 Vous vous pressez ou vous vous frottez contre le corps de votre partenaire. ☐

Votre partenaire se presse ou se frotte contre votre corps. ☐

4 Vous embrassez votre partenaire. ☐

Votre partenaire vous embrasse. ☐

5 Vous déshabillez votre partenaire et le regardez nu. ☐

Votre partenaire vous déshabille et vous regarde nue. ☐

6 Vous caressez son corps. ☐

Votre partenaire caresse votre corps sans oublier les seins. ☐

7 Vous masturbez le pénis de votre partenaire. ☐

Votre partenaire vous masturbe le vagin et le clitoris. ☐

8 Vous léchez et sucez le corps de votre partenaire, sans oublier les mamelons. ☐

Votre partenaire vous lèche et suce partout, sans oublier les seins. ☐

9 Vous masturbez le pénis de votre partenaire jusqu'à ce qu'il ait un orgasme. ☐

Votre partenaire vous masturbe le vagin et le clitoris jusqu'à l'orgasme. ☐

10 Vous avez des rapports jusqu'à l'orgasme dans les postures suivantes :

Vous dessus ☐

Votre partenaire dessus ☐

De côté ☐

Vous derrière votre partenaire ☐

Assis ☐

À genoux ☐

Debout ☐

11 Vous léchez et sucez le pénis de votre partenaire jusqu'à l'orgasme. ☐

Votre partenaire vous lèche et vous suce le sexe jusqu'à l'orgasme. ☐

12 Vous caressez ou embrassez les fesses ou l'anus de votre partenaire. ☐

Votre partenaire vous caresse ou vous embrasse les fesses ou l'anus. ☐

QU'ATTENDRE DE MA VIE SEXUELLE ?

Maintenant que votre partenaire et vous-même avez établi quel était l'état actuel de vos relations sexuelles, vous allez réfléchir à ce que vous aimeriez vivre. Ces questionnaires vont permettre à chacun de mieux connaître les préférences sexuelles de l'autre et vous aider à voir ce que vous pourrez faire pour donner plus de plaisir

POUR L'HOMME

1 Vous parlez à votre partenaire de façon tendre ou excitante. ☐

Votre partenaire vous parle de façon tendre ou excitante. ☐

2 Vous caressez votre partenaire. ☐

Votre partenaire vous caresse. ☐

3 Vous vous pressez ou vous vous frottez contre le corps de votre partenaire. ☐

Votre partenaire se presse ou se frotte contre votre corps. ☐

4 Vous embrassez votre partenaire. ☐

Votre partenaire vous embrasse. ☐

5 Vous déshabillez votre partenaire et la regardez nue. ☐

Votre partenaire vous déshabille et vous regarde nu. ☐

6 Vous caressez le corps de votre partenaire et surtout les seins. ☐

Votre partenaire vous caresse. ☐

7 Vous caressez le vagin et le clitoris de votre partenaire. ☐

8 Vous léchez et sucez le corps de votre partenaire, sans oublier les seins. ☐

Votre partenaire vous lèche et vous suce partout, y compris les mamelons. ☐

9 Vous masturbez votre propre pénis. ☐

Votre partenaire se masturbe devant vous. ☐

10 Vous stimulez de la main le sexe de votre partenaire jusqu'à l'orgasme. ☐

Votre partenaire vous masturbe jusqu'à l'orgasme. ☐

11 Vous avez des rapports jusqu'à l'orgasme dans les postures suivantes :

Vous dessus ☐

Votre partenaire dessus ☐

De côté ☐

Vous derrière votre partenaire ☐

Assis ☐

À genoux ☐

Debout ☐

12 Vous léchez et sucez le sexe de votre partenaire jusqu'à l'orgasme. ☐

Votre partenaire vous lèche le pénis jusqu'à l'orgasme. ☐

13 Vous caressez ou vous embrassez les fesses ou l'anus de votre partenaire. ☐

Votre partenaire vous caresse ou vous embrasse les fesses ou l'anus. ☐

à votre partenaire. Comme pour le précédent, remplissez-les séparément en utilisant le code. Vous aimeriez que cela se produise : J-jamais ; R-rarement (une fois sur quatre) ; S-souvent (une fois sur deux) ; H-habituellement (trois fois sur quatre) ; T-tout le temps. Puis comparez les résultats et discutez-en ensemble.

Jamais	J
Rarement	R
Souvent	S
Habituellement	H
Tout le temps	T

Pour la Femme

1 Vous parlez à votre partenaire de façon tendre ou excitante. ☐

Votre partenaire vous parle de façon tendre ou excitante. ☐

2 Vous caressez votre partenaire. ☐

Votre partenaire vous caresse. ☐

3 Vous vous pressez ou vous vous frottez contre le corps de votre partenaire. ☐

Votre partenaire se presse ou se frotte contre votre corps. ☐

4 Vous embrassez votre partenaire. ☐

Votre partenaire vous embrasse. ☐

5 Vous déshabillez votre partenaire et le regardez nu. ☐

Votre partenaire vous déshabille et vous regarde nue. ☐

6 Vous caressez son corps. ☐

Votre partenaire vous caresse tout le corps sans oublier les seins. ☐

7 Votre partenaire vous masturbe le vagin et le clitoris. ☐

8 Vous masturbez le pénis de votre partenaire. ☐

9 Vous léchez et sucez votre partenaire sur tout le corps. ☐

Votre partenaire vous lèche et vous suce sur tout le corps. ☐

10 Vous masturbez le pénis de votre partenaire jusqu'à l'orgasme. ☐

Votre partenaire vous masturbe le vagin et le clitoris jusqu'à l'orgasme. ☐

11 Vous avez des rapports jusqu'à l'orgasme dans les postures suivantes :

Vous dessus ☐

Votre partenaire dessus ☐

De côté ☐

Vous derrière votre partenaire ☐

Assis ☐

À genoux ☐

Debout ☐

12 Vous léchez et sucez le pénis de votre partenaire jusqu'à l'orgasme. ☐

Votre partenaire vous lèche le sexe jusqu'à l'orgasme. ☐

13 Vous caressez ou vous embrassez les fesses ou l'anus de votre partenaire. ☐

Votre partenaire vous caresse ou vous embrasse les fesses ou l'anus. ☐

QU'EST-CE QUE J'ÉPROUVE POUR L'AUTRE ?

Comme dans toute relation, vous éprouvez des sentiments intenses pour votre partenaire, qui affectent sans nul doute votre comportement sexuel et votre satisfaction. Pour en prendre conscience, répondez à ce questionnaire.

POUR L'HOMME

1 Votre première expérience sexuelle avec l'autre a-t-elle été réussie ?

....

....

2 Vos désirs pour elle ont-ils changé ? Dans quelle mesure ?

....

....

3 Y a-t-il un élément de votre expérience sexuelle avec elle que vous aimez particulièrement ? Si oui, lequel ?

....

....

4 Y a-t-il un élément de votre expérience sexuelle avec elle que vous détestez particulièrement ? Si oui, lequel ?

....

....

5 Y a-t-il quelque chose que vous aimeriez changer dans vos rapports sexuels avec l'autre ?

....

....

6 Y a-t-il quelque chose que vous aimeriez que vous fasse l'autre pendant l'amour ?

....

....

7 Y a-t-il quelque chose que fait l'autre pendant l'amour et que vous aimeriez qu'elle ne fasse pas ?

....

....

8 Êtes-vous à l'aise pour discuter de votre comportement sexuel avec votre partenaire ?
Sinon, pourquoi ?

....

....

9 Avez-vous des difficultés pour discuter de façon franche et positive de votre sexualité avec votre partenaire ? Si oui, lesquelles ?

....

....

10 Y a-t-il un élément de votre relation en général dont vous pensez qu'il interfère avec votre relation sexuelle ? Si oui, lequel ?

....

....

11 Partagez-vous les intérêts extérieurs et les amitiés de votre partenaire ?

....

....

....

....

Chacun de vous devra compléter son questionnaire en mettant une croix dans les cases « oui » ou « non » et en ajoutant toutes les indications qu'il jugera nécessaires. Quand vous aurez terminé, discutez-en ensemble dans l'esprit d'introduire des changements dans vos relations.

OUI ☐
NON ☐

Pour la Femme

1 Votre première expérience sexuelle avec l'autre a-t-elle été réussie ? ☐ ☐

....

....

2 Vos désirs pour lui ont-ils changé ? Dans quelle mesure ? ☐ ☐

....

....

3 Y a-t-il un élément de votre expérience sexuelle avec lui que vous aimez particulièrement ? Si oui, lequel ? ☐ ☐

....

....

4 Y a-t-il un élément de votre expérience sexuelle avec lui que vous détestez particulièrement ? Si oui, lequel ? ☐ ☐

....

....

5 Y a-t-il quelque chose que vous aimeriez changer dans vos rapports sexuels avec l'autre ? ☐ ☐

....

....

6 Y a-t-il quelque chose que vous aimeriez que vous fasse l'autre pendant l'amour ? ☐ ☐

....

....

7 Y a-t-il quelque chose que fait l'autre pendant l'amour et que vous aimeriez qu'il ne fasse pas ? ☐ ☐

....

....

8 Êtes-vous à l'aise pour discuter de votre comportement sexuel avec votre partenaire ? Sinon, pourquoi ? ☐ ☐

....

....

9 Avez-vous des difficultés pour discuter de façon franche et positive de votre sexualité avec votre partenaire ? Si oui, lesquelles ? ☐ ☐

....

....

10 Y a-t-il un élément de votre relation en général dont vous pensez qu'il interfère avec votre relation sexuelle ? Si oui, lequel ? ☐ ☐

....

....

11 Partagez-vous les intérêts extérieurs et les amitiés de votre partenaire ? ☐ ☐

....

....

....

....

POUR L'HOMME : CE QUI M'ANGOISSE

Pour un homme, l'obstacle le plus courant au plaisir sexuel est l'anxiété, provoquée par la culpabilité, la gêne, l'inhibition ou la crainte de ne pas réussir. La tension due à l'anxiété interfère sérieusement avec le plaisir sexuel et peut même empêcher d'avoir une érection ou de la maintenir, d'atteindre l'orgasme, ou provoquer une éjaculation prématurément. Si vous êtes anxieux, il se peut que vous ignoriez de quoi. Les questions qui suivent sont là pour vous aider à cerner la cause de votre anxiété.

1 La sexualité vous angoisse-t-elle en général ? ☐ ☐

....

....

2 Y a-t-il des situations où la sexualité vous met mal à l'aise — avec telle partenaire, dans tel endroit, à tel moment ? Précisez. ☐ ☐

....

....

3 Parmi les situations suivantes, laquelle vous angoisse ?

L'érection ne vient pas ☐ ☐

Vous êtes excité alors que votre partenaire ne l'est pas ☐ ☐

Vous vous masturbez quand vous êtes seul ☐ ☐

Vous vous masturbez devant votre partenaire ☐ ☐

Les caresses bucco-génitales ☐ ☐

La sexualité anale ☐ ☐

Certaines postures (lesquelles ?) ☐ ☐

....

....

Vous attendez quelque chose de votre partenaire mais vous n'osez pas le lui demander (si oui, quoi ?) ☐ ☐

....

....

Votre partenaire vous demande quelque chose (quoi ?) ☐ ☐
Autres causes

....

....

4 Quelles pratiques ou situations vous apportent le plus de détente ? ☐ ☐

....

....

5 Avez-vous des fantasmes qui vous angoissent ? ☐ ☐
Si oui, lesquels ?

....

....

Quand vous avez répondu aux questions, relisez les réponses positives et demandez-vous ce qu'elles révèlent de votre anxiété. Pouvez-vous repérer ce qui provoque l'angoisse ? Avez-vous la possibilité d'éviter ces situations ou de réduire la quantité d'angoisse qu'elles provoquent ? Votre partenaire peut vous donner des idées. Peut-être suffit-il d'en parler pour diminuer cette angoisse.

OUI ☐
NON ☐

6 Craignez-vous un échec sexuel ou de décevoir votre partenaire ? ☐ ☐

. . . .

. . . .

7 Pouvez-vous vous rappeler des expériences sexuelles passées qui auraient un rapport avec votre angoisse actuelle ? Si oui, lesquelles ? ☐ ☐

. . . .

. . . .

8 Qu'est-ce qui, en vous, peut provoquer une anxiété concernant la sexualité (par exemple, la taille, la forme ou l'aspect de votre pénis) ?

. . . .

. . . .

9 Complétez les phrases suivantes en fonction de vos pratiques sexuelles aussi vite que vous le pouvez, avec les phrases qui vous viennent à l'esprit :

J'aimerais pouvoir . . . .

. . . .

J'adore quand . . . .

. . . .

J'ai peur de . . . .

. . . .

Je suis paniqué quand . . . .

. . . .

Je crains de risquer . . . .

. . . .

Je suis mal à l'aise quand l'autre . . . . .

. . . .

Je me sens mal à l'aise quand je . . . . .

. . . .

Je suis gêné quand je . . . .

. . . .

Je suis gêné quand ma partenaire . . . .

. . . .

J'aimerais ne pas avoir . . . .

. . . .

J'aimerais que ma partenaire . . . .

. . . .

J'aimerais que ma partenaire ne . . . .

. . . . pas . . . .

J'aimerais être capable de . . . .

. . . .

Je crains de ne pas être capable de . . .

. . . .

Je suis terrifié à l'idée de . . . .

. . . .

POUR LA FEMME : CE QUI M'ANGOISSE

Pour la femme, l'obstacle le plus courant au plaisir sexuel est l'anxiété provoquée par l'inhibition, la gêne, la culpabilité ou la crainte de ne pas satisfaire sexuellement son partenaire. La tension due à cette anxiété interfère avec son plaisir sexuel et peut l'empêcher d'être excitée ou d'atteindre l'orgasme. Si vous avez des angoisses quant à votre sexualité, peut-être ne savez-vous pas pourquoi. Ce questionnaire est là pour vous aider à en trouver les causes.

1 La sexualité vous angoisse-t-elle en général ?

....

....

2 Y a-t-il des situations où la sexualité vous met mal à l'aise — avec tel partenaire, dans tel endroit, à tel moment ? Précisez.

....

....

3 Parmi les situations suivantes, laquelle vous angoisse ?

Vous n'êtes pas excitée (la lubrification fait défaut)

Vous êtes excitée alors que votre partenaire ne l'est pas

Vous vous masturbez quand vous êtes seule

Vous vous masturbez devant votre partenaire

Les caresses bucco-génitales

La sexualité anale

Certaines postures (lesquelles ?)

....

....

Vous attendez quelque chose de votre partenaire mais vous n'osez pas le lui demander (si oui, quoi ?)

....

....

Votre partenaire vous demande quelque chose (quoi ?)
Autres causes

....

....

4 Quelles pratiques ou situations vous apportent le plus de détente ?

....

....

5 Avez-vous des fantasmes qui vous angoissent ?
Si oui, lesquels ?

....

....

....

Quand vous avez répondu aux questions, relisez les réponses positives et demandez-vous ce qu'elles révèlent de votre anxiété. Pouvez-vous repérer ce qui provoque l'angoisse ? Avez-vous la possibilité d'éviter ces situations ou de réduire la quantité d'angoisse qu'elles provoquent ? Votre partenaire peut vous donner des idées. Peut-être suffit-il d'en parler pour diminuer cette angoisse.

OUI ☐
NON ☐

6 Craignez-vous un échec sexuel ou de décevoir votre partenaire ? ☐ ☐

....

....

7 Pouvez-vous vous rappeler des expériences sexuelles passées qui auraient un rapport avec votre angoisse actuelle ? Si oui, lesquelles ? ☐ ☐

....

....

8 Qu'est-ce qui peut provoquer votre anxiété en ce qui concerne la sexualité (par exemple, votre comportement quand vous êtes excitée) ?

....

....

9 Complétez les phrases suivantes en fonction de vos pratiques sexuelles aussi vite que vous le pouvez, avec les phrases qui vous viennent à l'esprit :

J'aimerais pouvoir ....

....

J'adore quand ....

....

J'ai peur de ....

....

Je suis paniquée quand ....

....

Je crains de risquer ....

....

Je suis mal à l'aise quand l'autre .....

....

Je me sens mal à l'aise quand je .....

....

Je suis gênée quand je ....

....

Je suis gênée quand ma partenaire ...

....

J'aimerais ne pas avoir ....

....

J'aimerais que mon partenaire ......

....

J'aimerais que mon partenaire ne ....

.... pas ....

J'aimerais être capable de ....

....

je crains de ne pas être capable de ...

....

Je suis terrifiée à l'idée de ....

....

EXPRIMEZ VOS DÉSIRS

Un obstacle courant au plaisir sexuel tient au fait que les partenaires n'expriment pas leurs besoins, ne disent pas ce qu'ils aiment ou n'aiment pas. Il y a de nombreuses raisons à cela : comme la gêne ou la résistance à parler de sexualité pour des motifs sociaux, moraux ou religieux. Plus souvent, cependant, c'est parce que l'un des partenaires — voire les deux — ne sait pas ce qui lui rendrait la sexualité plus agréable.

Si vous souhaitez une vie sexuelle épanouie, il est essentiel que vous puissiez définir ce qui contribue à votre pleine et entière satisfaction. Vous vous le devez, à vous-même et à votre partenaire, et vous y avez droit. En parlant franchement, vous devriez pouvoir approcher d'aussi près que possible ces conditions idéales.

QUE DÉSIREZ-VOUS ?

Souvenez-vous des expériences sexuelles qui vous ont apporté le plus de plaisir et tâchez de découvrir ce qui vous les a rendues si agréables. Qu'est-ce qui vous excitait ? Qui était votre partenaire, où étiez-vous, quelles étaient les circonstances ? Qu'avez-vous fait avec votre partenaire et quels aspects de cette rencontre vous restent à l'esprit ?

Puis pensez à ces relations sexuelles qui ne se sont pas bien passées (si vous faites partie des rares personnes qui n'ont jamais eu de déception sexuelle, tâchez de l'imaginer). Avec qui étiez-vous et qu'éprouviez-vous à son égard ? Où étiez-vous, dans quelles circonstances, et qu'avez-vous fait exactement ? Qu'est-ce qui a fait que cette rencontre n'était pas agréable ?

Comparez maintenant vos meilleures et vos pires expériences et dressez la liste des facteurs qui déterminent votre plaisir sexuel et celle de ceux qui l'entravent. Ces listes comporteront sans doute des points qui concernent vos sentiments à l'égard de votre partenaire et votre capacité à l'exciter et à être vous-même excité(e). D'autres points révèleront la capacité que vous avez à vous concentrer sur le rapport amoureux en oubliant tout le reste (la qualité et le confort de l'environnement), votre anxiété ou son absence, ainsi que les craintes d'échec, de grossesse ou de maladie.

Soyez aussi précis que possible. Puis recopiez vos listes en mettant en tête les points les plus importants. Vous saurez ainsi quelles conditions doivent être remplies pour que vous puissiez jouir pleinement de votre sexualité, et ce que vous devez éviter pour ne pas être déçu(e) par l'expérience sexuelle.

Puis réfléchissez aux différents points notés. Pensez-vous que vos besoins soient raisonnables ; en quoi cela s'applique-t-il à votre relation avec votre partenaire actuel ? Pensez-vous pouvoir réaliser les conditions nécessaires (du moins la majorité) avec votre partenaire, si certaines ne le sont pas encore, et en éliminer d'autres, mauvaises, qui existent peut-être entre vous ?

Exprimez Vos Besoins

Il vous est sûrement arrivé d'attendre que votre partenaire lise vos pensées ou sache exactement ce que vous voulez ou ne voulez pas. C'est trop demander : votre partenaire ne peut pas satisfaire vos préférences si vous ne les lui exprimez pas.

Sachez donc quels sont vos besoins, mais choisissez le bon moment pour le dire. Le meilleur moment est celui où tous les deux n'éprouvent que tendresse et intimité. Il est parfois préférable de ne pas aborder le sujet — si l'un ou l'autre est en colère, frustré, se sent trompé. Évitez-le aussi quand vous vous sentez vulnérable aux critiques, quand vos sentiments sont blessés car vous risquez de vous servir de la sexualité comme d'un élément contre votre partenaire : ce serait désastreux pour votre relation.

Si vous choisissez bien le moment et les mots, vous ne risquez pas de blesser votre partenaire en parlant de vos besoins sexuels. Mais si vos paroles sont hostiles, agressives ou accusatrices, vous risquez de le blesser. Cela peut même dégénérer en dispute dangereuse pour votre relation. La critique sexuelle fait mal, et on ne l'oublie pas facilement.

La meilleure approche du sujet consiste à parler d'abord des points positifs de votre relation en leur accordant les louanges qu'ils méritent. Puis vous pouvez amener insensiblement la conversation sur ce que vous aimeriez voir changer, peut-être à partir de quelque chose que vous aimeriez faire plus souvent, ou plus longtemps, ou autrement. Quand vous vous sentez bien assuré(e), vous pouvez proposer de faire quelque chose que vous n'avez encore jamais fait, ou au contraire de renoncer à une chose à laquelle vous ne prenez pas plaisir.

Restez toujours positif dans vos commentaires et suggestions. Rappelez-vous toujours qu'il s'agit d'une discussion avec votre partenaire, et non pas de la rédaction d'un cahier de doléances. Il ou elle peut avoir ses propres suggestions. Auquel cas, accueillez-les avec la même sensibilité que vous attendez de lui (d'elle).

Au bout du compte, vous découvrirez peut-être que vous avez tous les deux de nombreux points positifs à mettre en valeur et à exploiter ensemble. Sinon, il vous faudra vous accorder sur un plan d'action qui vous permettra d'améliorer les relations sexuelles.

DÉCIDER DES CHANGEMENTS

Si votre conversation avec votre partenaire a révélé de nombreuses lacunes dans votre relation sexuelle, vous avez besoin d'agir ensemble pour l'améliorer. Il peut être difficile de savoir par où commencer ; si tel est le cas, essayez de suivre un plan précis comme celui qui suit : il vous fera progresser par petites discussions. Sa structure est simple et permet à chacun des deux partenaires de faire entendre son point de vue et de répondre à l'autre, de sorte que la discussion reste équilibrée.

Accordez à ce sujet de discussion une demi-heure, pas plus, une seule fois par jour. Aucun des deux ne doit chercher à forcer l'autre au-delà de la demi-heure prévue, mais vous pouvez continuer si vous le souhaitez tous les deux. Le tableau ci-contre vous montre comment organiser chaque séance, et vous trouverez ci-dessous quelques thèmes à aborder.

LES PREMIÈRES SÉANCES

Vous devez vous concentrer sur la description des éléments positifs de votre relation. Il est nécessaire de bien cerner ces aspects positifs que vous pouvez préserver et sur lesquels vous allez vous appuyer.

Après la première séance, prenez quelques minutes pour en discuter et vous mettre d'accord sur les règles que vous souhaitez appliquer aux prochaines séances. Il est important que la procédure vous convienne à tous les deux. Dites aussi ce que vous éprouvez à parler ainsi de vos relations sexuelles et de la difficulté que vous pensez avoir à communiquer vos sentiments et désirs au cours des prochaines séances.

À la deuxième séance, chacun devrait imaginer comment améliorer son propre comportement au lit. Reconnaissez-vous que certains besoins de votre partenaire ne sont pas satisfaits ? Que pensez-vous pouvoir lui donner de plus ?

Les deux premières séances doivent être relativement directes afin de vous fournir une base solide pour les discussions suivantes. Car vous allez devoir examiner ce qui ne va pas et chercher à résoudre les problèmes. Lors des séances, chacun de vous devrait prendre en compte les points suivants :

- Qu'aimeriez-vous recevoir de votre partenaire, qu'il ne vous donne pas, ou pas assez ?
- Qu'aimeriez-vous qu'il fasse plus souvent, plus longtemps, ou autrement ?
- Qu'aimeriez-vous qu'il ne fasse pas, ou moins longtemps ?
- À quelles postures de coït ou autres formes de stimulation aimeriez-vous avoir recours plus souvent ?
- Avez-vous des problèmes avec les différents moments du rapport, ce qui se passe avant et après ?

Aller Jusqu'au Bout de la Discussion

Il peut vous paraître étrange, de prime abord, d'entreprendre une discussion aussi formelle qui est pourtant bien souvent le seul moyen de résoudre les choses. Chaque partenaire écoute et parle à tour de rôle.

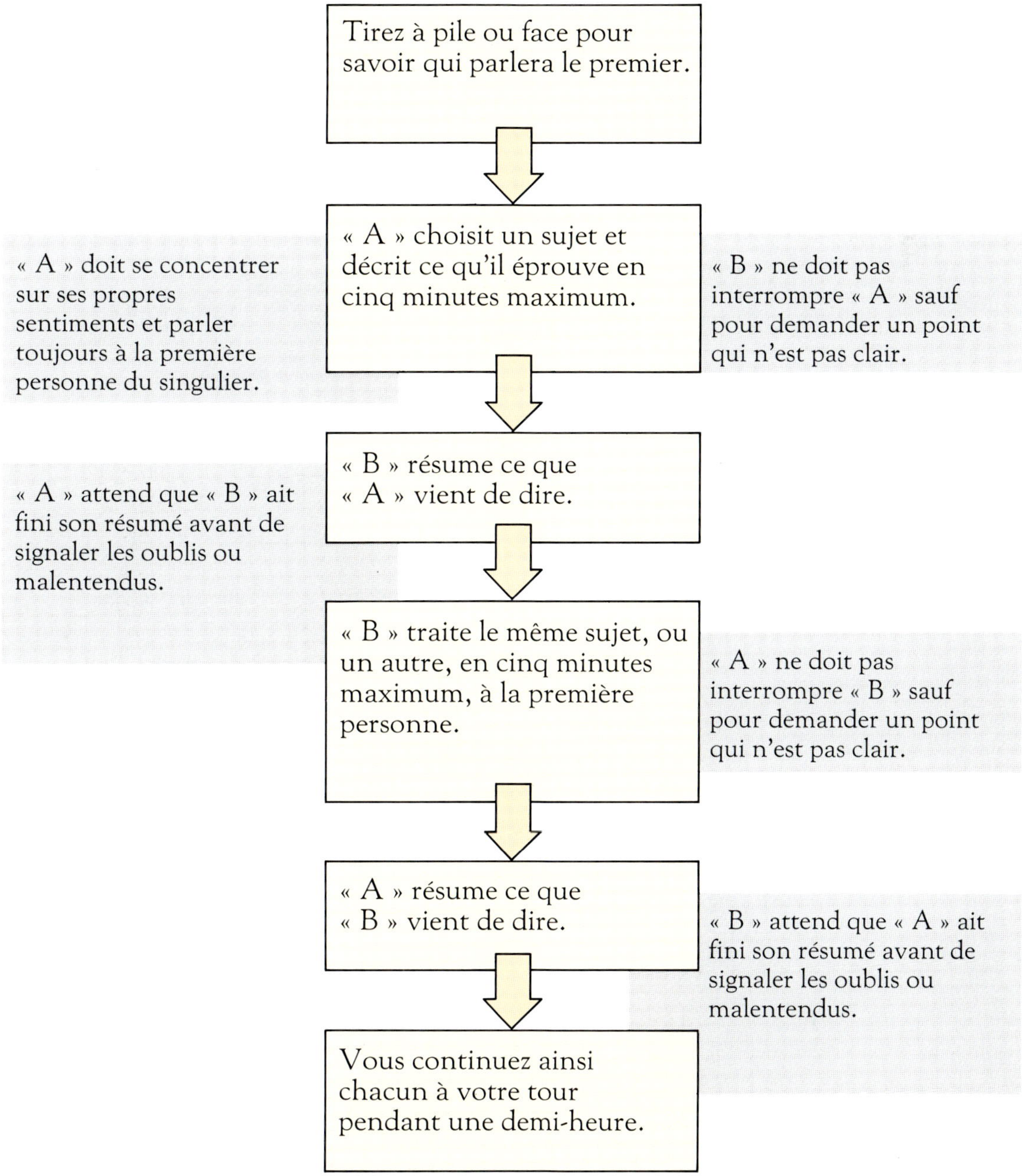

Donner les Réponses Appropriées

Écoutez bien votre partenaire pour lui répondre finement et lui faire comprendre ce que vous éprouvez face à ses demandes. Sont-elles nouvelles pour vous ? Les trouvez-vous raisonnables ? Pouvez-vous y répondre ? Réfléchissez soigneusement à chaque point, avant de répondre, et n'oubliez pas que si vous donnez à votre partenaire ce qu'il ou elle demande, vous serez payé(e) en retour puisque votre plaisir mutuel ne peut qu'en être augmenté.

Il se peut cependant que l'un de vous demande à l'autre ce que celui-ci ne peut accorder, du moins pas dans l'immédiat. Il vous faudra négocier un compromis, en vous rappelant que la négociation implique de donner et de recevoir, et non pas de s'en tenir uniquement à ses propres exigences sans se préoccuper de ce qu'éprouve le partenaire.

Lorsque vous vous êtes mis d'accord sur les changements à apporter, vous pouvez vous demander quand et comment les introduire. Vous pouvez, bien sûr, le faire directement. Si vous souhaitez procéder par étapes, vous pouvez décider d'établir un programme qui satisfasse les besoins de chacun et sur lequel vous vous accordiez pleinement.

Pour Réussir

Si vous désirez un programme écrit, rédigez une sorte de contrat. Celui-ci est vraiment utile si vous avez un problème à résoudre ou un but à atteindre : il vous garantit que vous êtes tous les deux d'accord et que vous savez bien ce que vous entreprenez. Ce contrat précisera les objectifs, les récompenses, le rythme... etc.

S'il est réussi, vous pourrez en signer un autre pour vous fixer un programme d'exercices érotiques destinés à vous exciter. Ces exercices, centrés sur la sensation, vous aident à vous détendre, stimulent tous vos sens et enrichissent votre sexualité (pages 198 à 201). Ils vous apprennent à vous concentrer sur d'autres activités que celles qui sont génitales et vous font découvrir qu'il existe outre le coït de nombreuses formes de satisfaction sexuelle. Ceci viendra en son temps, et pourra faire l'objet d'un nouveau contrat.

Servez-vous d'un tableau comme celui de la page 190, grâce auquel vous tiendrez le compte de votre plaisir et de vos réussites. Vous aurez ainsi une vision claire de vos progrès, de la nécessité d'insister sur tel ou tel exercice — jusqu'au succès — avant de passer au suivant. Vous pouvez bien sûr modifier le contrat ou le tableau des résultats comme vous l'entendez.

LE CONTRAT

Nous, soussignés, déclarons vouloir améliorer notre relation sexuelle en franchissant d'un commun accord une série d'étapes qui donneront lieu à récompense, et ce pendant un certain laps de temps.

L'OBJECTIF À ATTEINDRE

. . . .
. . . .

LES ÉTAPES SPÉCIFIQUES

ÉTAPE	OBJECTIF FIXÉ
1	1 . . . .
. . . .	. . . .
2	2 . . . .
. . . .	. . . .
3	3 . . . .
. . . .	. . . .
4	4 . . . .
. . . .	. . . .

Nombre de séances . . . .

Lieu des séances . . . .
. . . .

Ce que je vais faire pour mon partenaire . . . .
. . . .

Ce que mon partenaire va faire pour moi . . . .
. . . .

RÉCOMPENSES

Après chaque séance . . . .
À chaque étape franchie . . . .
À la fin de chaque semaine . . . .

Autres (par exemple, comment renégocier le contrat, ou que faire si l'un des deux ne peut remplir son contrat).

. . . .
. . . .

ACCORD ET SIGNATURE

Date	Date
. . . .	. . . .

TABLEAU DES RÉSULTATS

DATE	THÈME DE L'EXERCICE	EXERCICE ACCOMPLI		DEGRÉ DE RÉUSSITE			RÉCOMPENSE	
		OUI	NON	NULLE	PARTIELLE	TOTALE	OUI	NON

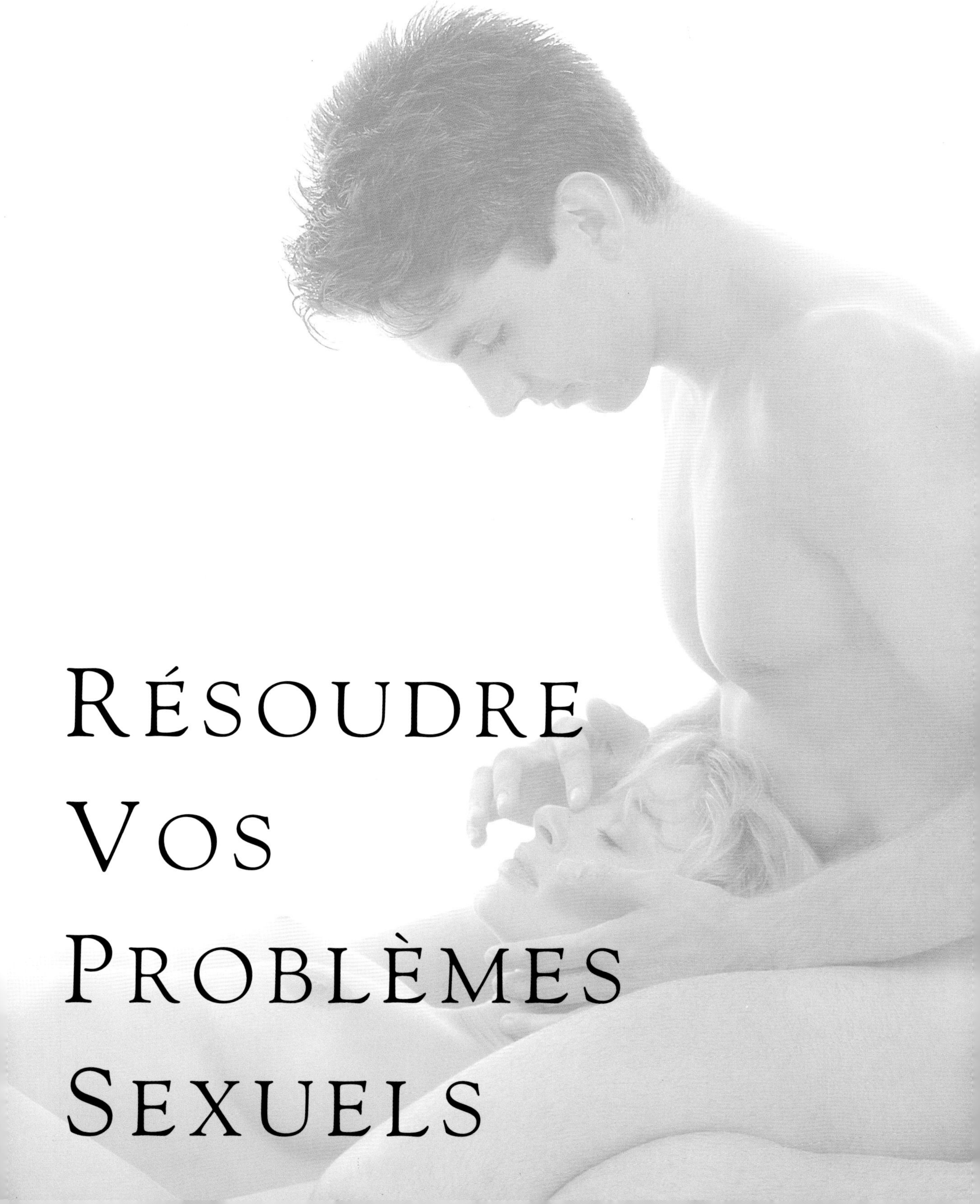

Résoudre Vos Problèmes Sexuels

LES PROBLÈMES SEXUELS

Il est rare, dans une relation de longue durée, de n'avoir jamais de problèmes sexuels. Et ceux qui se produisent concernent toujours les deux partenaires. Masters et Johnsons ont les premiers établi cette réalité. Si vous avez un problème sexuel, votre partenaire est nécessairement touché, que sa satisfaction ou la vôtre soit en cause, et quel que soit celui de vous deux qui a un rôle dans le développement et le maintien de cette situation.

C'est un argument supplémentaire en faveur de la nécessité d'une communication entre les partenaires. Sans discussion franche et ouverte, jamais aucun trouble sérieux ne sera résolu, et un problème sans gravité peut prendre alors des proportions énormes. Beaucoup de couples, hélas, s'entendent tacitement pour ne jamais aborder le sujet des difficultés sexuelles, craignant de mettre en péril l'équilibre de la relation. On ne peut pourtant pas parler réellement de relation si l'un des partenaires (ou les deux) ne parvient pas à la satisfaction sexuelle et si toutes les chances d'y parvenir sont bloquées.

– LES PLAINTES LES PLUS COURANTES –

Contrairement à ce que la plupart des gens croient, les problèmes sexuels les plus courants n'ont pas une origine physique mais sont dus à :

- la peur du sexe
- le malaise dans l'intimité
- l'obligation d'être un athlète du sexe
- l'ignorance sexuelle
- le manque de communication
- le désaccord sur les pratiques sexuelles
- l'ennui ou le dégoût de la sexualité

Ces difficultés sont justement celles qui peuvent se résoudre au sein du couple en faisant preuve d'ouverture et en communiquant. Il existe aussi, bien sûr, certaines circonstances physiques qui rendent la sexualité difficile ou douloureuse, nous en parlerons plus loin.

Pour les femmes, l'absence d'orgasme et de plaisir rendent la sexualité peu agréable mais possible tandis que les douleurs pendant le coït en font une expérience insupportable. Pour les hommes, les problèmes d'éjaculation font que la sexualité est moins agréable pour les deux partenaires, tandis que les problèmes d'érection la rendent impossible. Les deux partenaires peuvent avoir des conflits émotionnels qui peuvent détruire toute leur relation et toute leur vie sexuelle. Il est vital de traiter dès que possible, en vous faisant aider, tous les troubles qui apparaissent.

LES PROBLÈMES FÉMININS

Sauf en cas de douleurs au moment du coït, dont les causes sont aussi bien physiques que psychiques, les problèmes sexuels que la femme peut avoir ne l'empêchent pas de faire l'amour, ce qui est une différence importante entre les deux sexes. Ils l'empêchent en revanche d'éprouver du plaisir et font qu'elle ne désire pas continuer. Si la femme n'éprouve rien et n'a pas d'orgasme, elle ne peut pas se sentir égale à son partenaire dans la sexualité.

L'ABSENCE DE RÉACTION

La femme qui souffre d'une absence de réaction n'éprouve pas le besoin d'être satisfaite par l'homme avec qui elle fait l'amour. Elle se soumet à la sexualité sans la désirer ; elle peut même s'y sentir contrainte. Ceci correspond à la vieille idée que la femme doit être passive lorsque l'homme prend son plaisir. Cette attitude peut sembler ridicule de nos jours, et pourtant de nombreuses femmes l'ont encore. Ne se sentant pas capable de prendre part au processus et son excitation étant minimale, la femme va faire l'amour sans chaleur. Elle sera indifférente mentalement et très inhibée physiquement.

Il y a de nombreuses raisons à cette attitude : une première expérience traumatisante ; une éducation dans laquelle la sexualité a été désignée comme sale ; la femme peut n'avoir jamais été éveillée érotiquement et ne sait tout simplement pas comment réagir à ce qui se passe dans son corps. Son compagnon peut être égoïste, pressé, dépourvu de technique, ou ignorant de la sexualité féminine. Les deux partenaires sont peut-être immatures et pleins de fausses illusions. Quand un homme est confronté à une telle situation, il devrait arrêter le rapport et prendre le temps de parler avec sa partenaire ; aucune femme n'est vraiment frigide. Grâce à l'aide d'un partenaire attentionné, ou aux conseils d'un sexologue, une frigidité apparente peut toujours guérir.

Si le manque de réaction pose problème, les partenaires doivent s'assurer qu'ils ont assez de temps et d'intimité devant eux pour ne pas se sentir pressés ou craindre d'être interrompus. Évitez aussi de discuter de vos soucis avant de faire l'amour, réglez vos querelles bien avant l'heure du coucher.

Lorsque l'un ou l'autre des partenaires se sent tendu ou anxieux, pratiquez quelques exercices de relaxation ou buvez un verre de vin pour vous calmer. La femme devrait se concentrer sur ce qu'elle éprouve sans se sentir inquiète ou pressée d'atteindre l'orgasme. N'oubliez pas que les préliminaires sont indispensables pour que la femme soit excitée.

L'ABSENCE DE RÉACTION

L'EXPÉRIENCE MASCULINE La partenaire de cet homme semble n'avoir aucun désir de faire l'amour avec lui. Elle semble s'y soumettre comme à une tâche désagréable. Il tente de la stimuler de multiples façons mais sans effet sur elle. Quand ils font l'amour, il atteint l'orgasme, mais qui ne devient plus qu'une fonction biologique puisqu'elle ne réagit pas. Il commence à penser qu'il est un mauvais amant et la sexualité devient une entrave à leur relation. Il lui en veut parce qu'elle le fait se sentir pervers de vouloir faire l'amour.

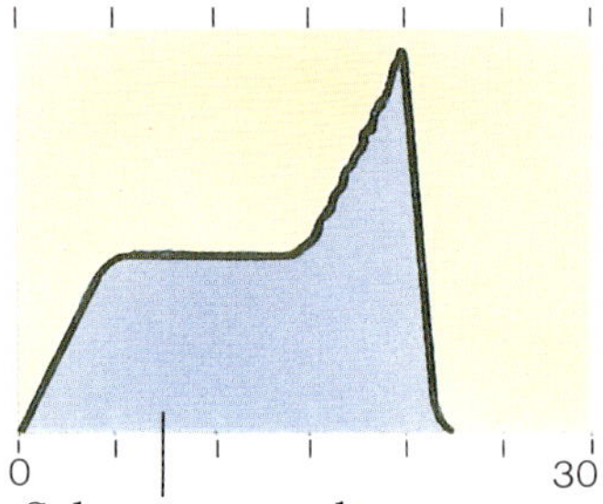

Schéma normal

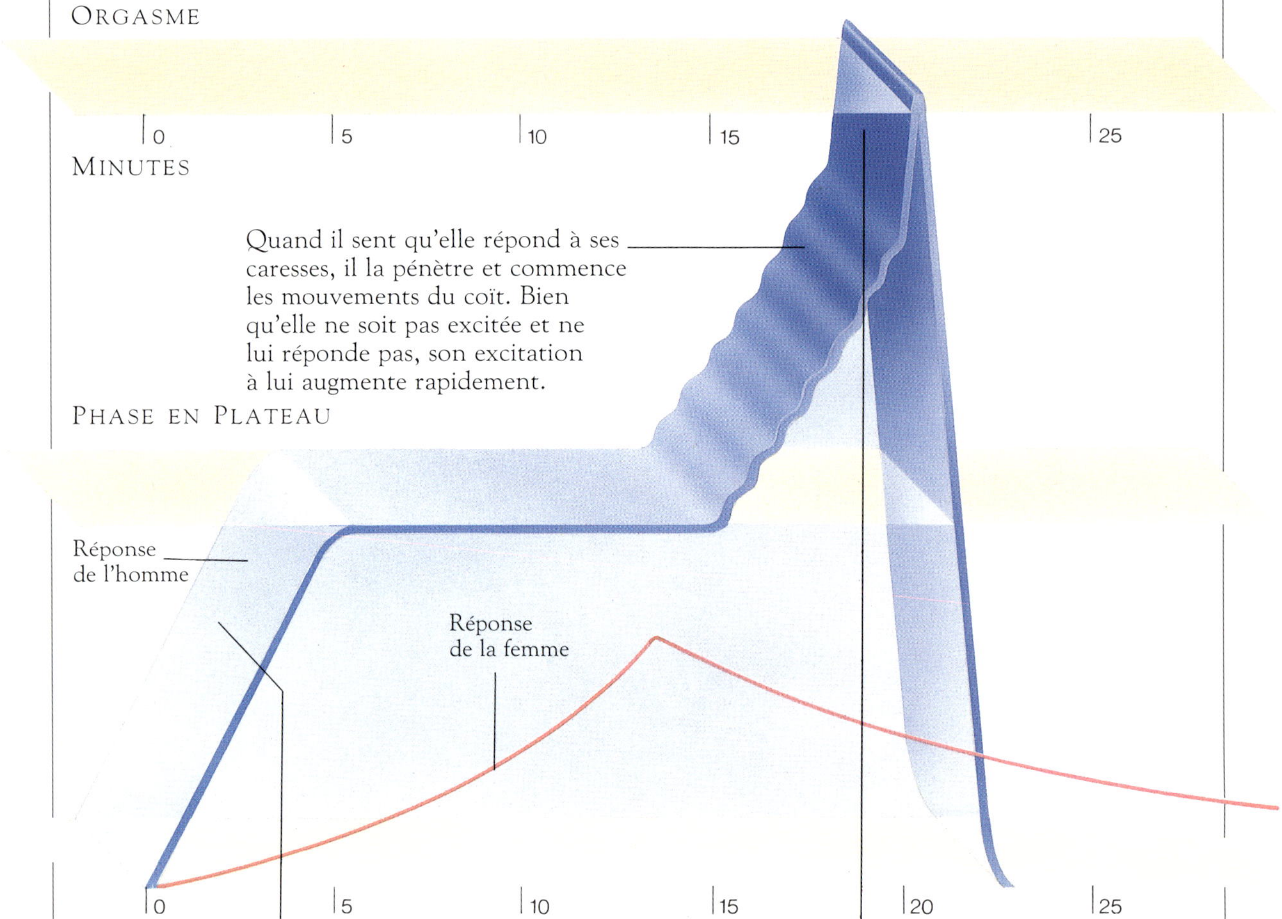

L'homme, très vite excité, reste un certain temps à la phase en plateau, tandis qu'il cherche à exciter sa partenaire.

À partir d'un certain point, l'orgasme est inévitable, quelle que soit la réaction de sa partenaire. L'éjaculation est suivie d'une détumescence immédiate et rapide.

L'EXPÉRIENCE FÉMININE Cette femme n'éprouve pas le besoin de contacts physiques avec son partenaire actuel. Elle ne prendra jamais l'initiative d'un rapport sexuel qui, considère-t-elle, n'est pas naturel pour une femme. Elle cherche à ne pas s'impliquer du tout dans l'acte quand il lui arrive de s'y soumettre car elle se sentirait sale de réagir. Elle consent à avoir des rapports sexuels simplement parce que son partenaire semble aimer cela.

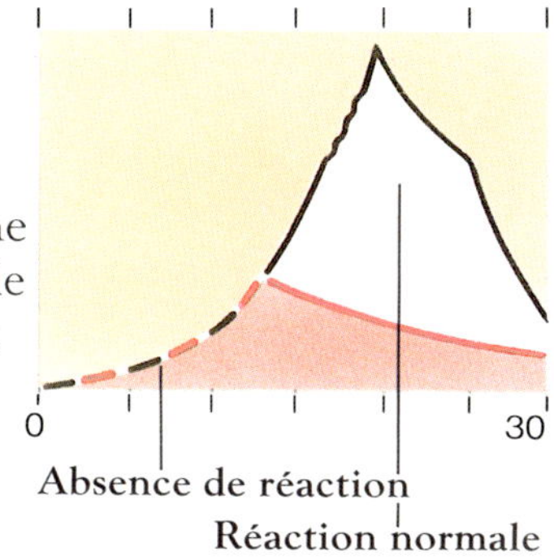

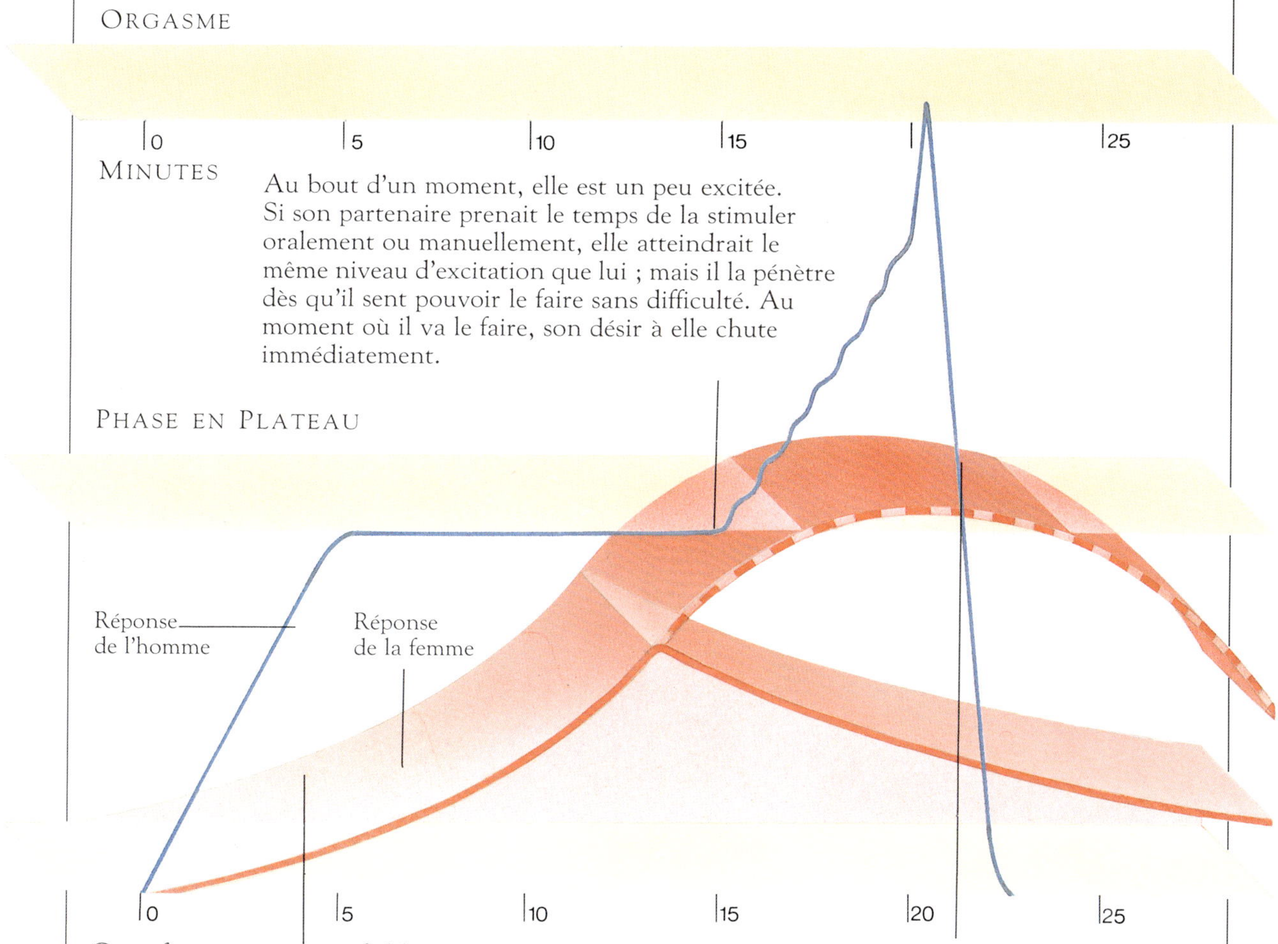

Cette femme atteint un faible niveau d'excitation pendant les préliminaires, bien que son partenaire cherche à la stimuler un certain temps.

L'absence de réaction de la femme n'empêche pas son partenaire d'avoir un orgasme. Mais elle est elle-même déjà dans la phase descendante, et n'éprouve aucun plaisir. Sa tension sexuelle continue à diminuer lentement.

La Concentration Sensuelle

Quand une personne souffre depuis un certain temps d'absence de réaction sexuelle, il faut réveiller lentement ses capacités sensuelles et lui réapprendre à donner et à recevoir du plaisir. La plupart des thérapeutes conseillent une sorte de massage sensuel grâce auquel le sujet explore son propre corps et celui de son partenaire. Cette concentration sensuelle permet aux couples d'échanger du plaisir par le simple toucher en se mettant d'accord pour retarder le coït. Pendant ces exercices, concentrez-vous sur les sensations agréables que vous éprouvez dans l'instant sans penser à ce qui va se passer ni vous préoccuper du coït. Celui-ci tout comme l'orgasme ne sont pas le but premier de ces exercices. Cependant, si vous les réussissez, ils réveilleront certainement votre appétit.

Mettez alternativement le plat et le dos de la main.

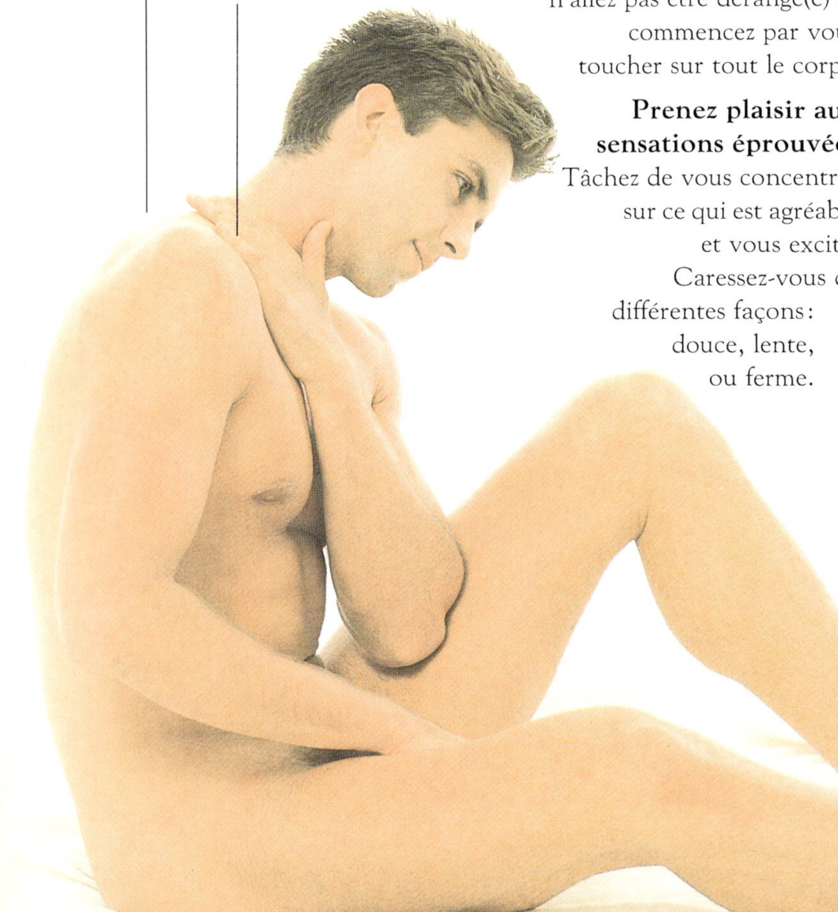

Concentrez-vous
Assurez-vous que vous n'allez pas être dérangé(e) et commencez par vous toucher sur tout le corps.

Prenez plaisir aux sensations éprouvées
Tâchez de vous concentrer sur ce qui est agréable et vous excite. Caressez-vous de différentes façons : douce, lente, ou ferme.

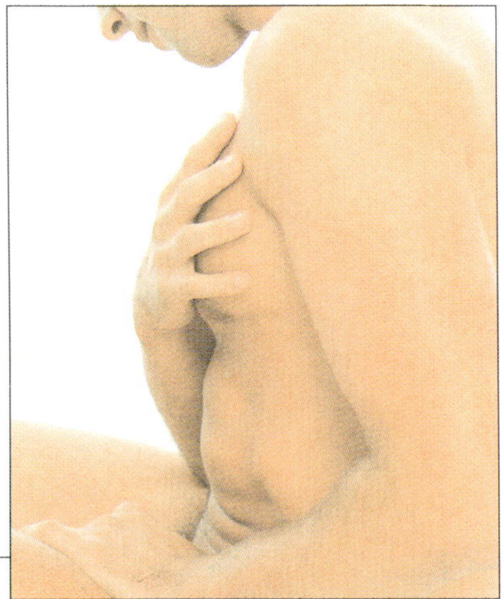

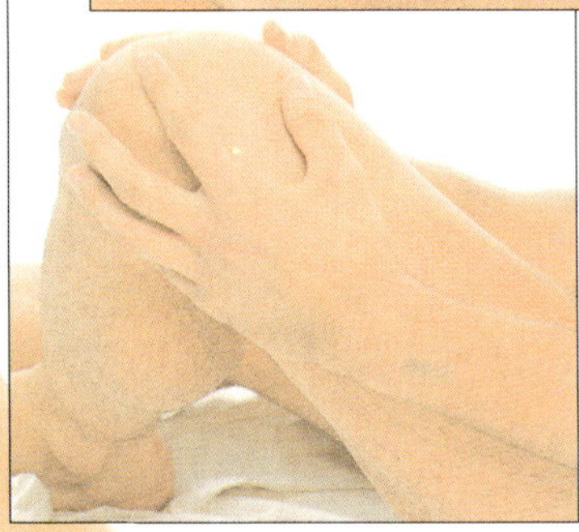

Les massages augmentent le désir sexuel. Ils aident aussi à accepter ses propres réactions sexuelles. Mais ne tombez pas dans le piège de croire que toute pratique sexuelle doit déboucher sur le coït. Si l'un des partenaires désire faire l'amour tandis que l'autre ne le souhaite pas, ce dernier peut vouloir masser son (sa) partenaire pour lui procurer un orgasme.

PREMIÈRE ÉTAPE

Commencez par vous concentrer sur ce que vous éprouvez. Vous voulez éveiller votre propre sensualité et découvrir ce qui vous excite. N'hésitez pas à commencer le massage dans un bain chaud ou au lit.

Expérimentez diverses caresses. Pour faciliter le mouvement et aiguiser la sensation, employez du savon quand vous êtes dans votre bain, du lait ou de la lotion, au lit.

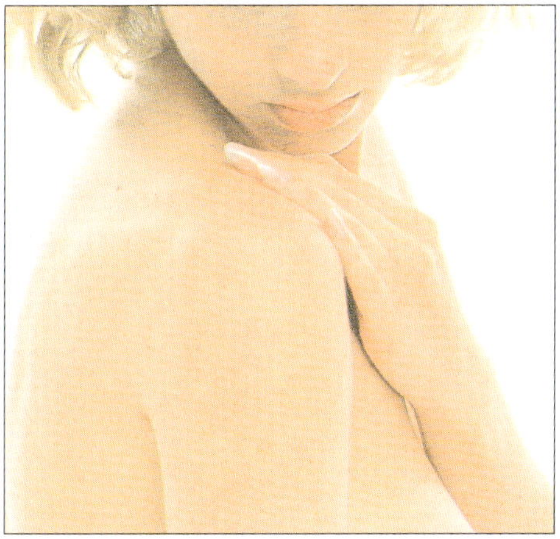

Massez-vous partout à partir du cou en descendant, jusqu'à ce que vous vous sentiez en accord avec votre propre corps et que vous ayez découvert comment vous exciter. Faites tout ce qui vous semble agréable.

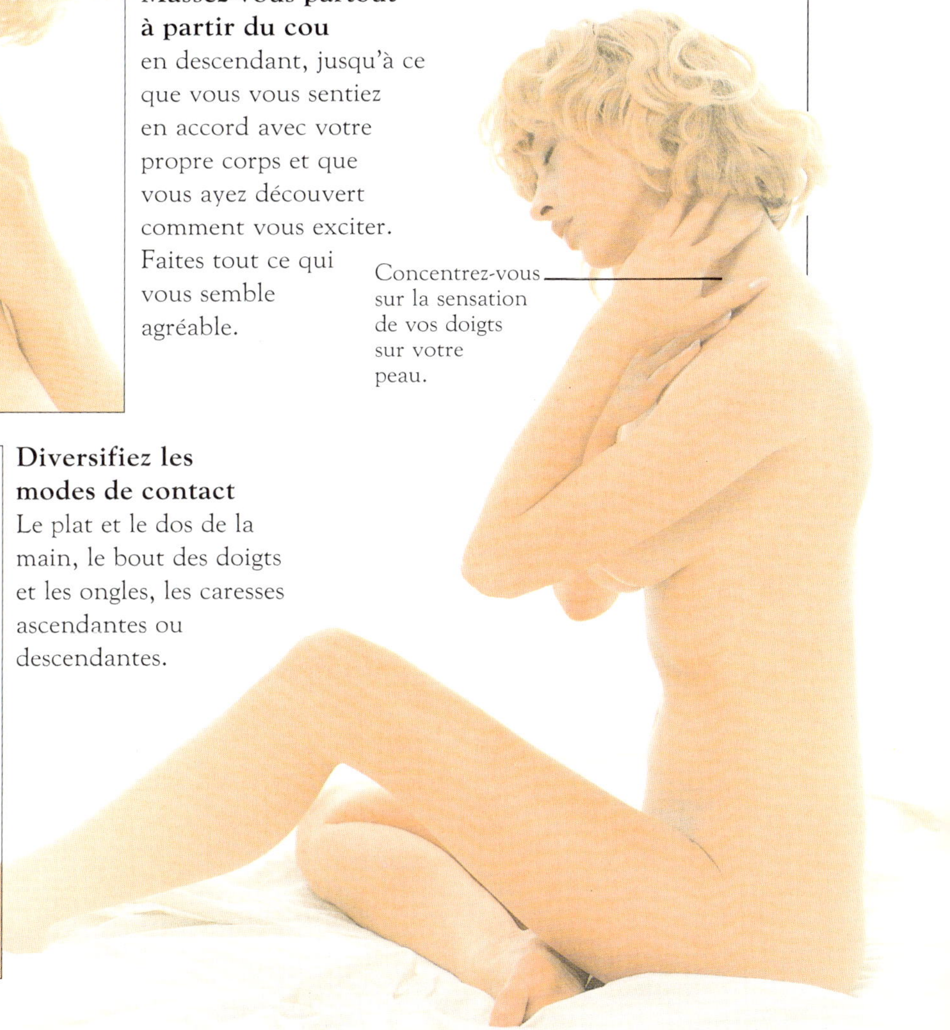

Concentrez-vous sur la sensation de vos doigts sur votre peau.

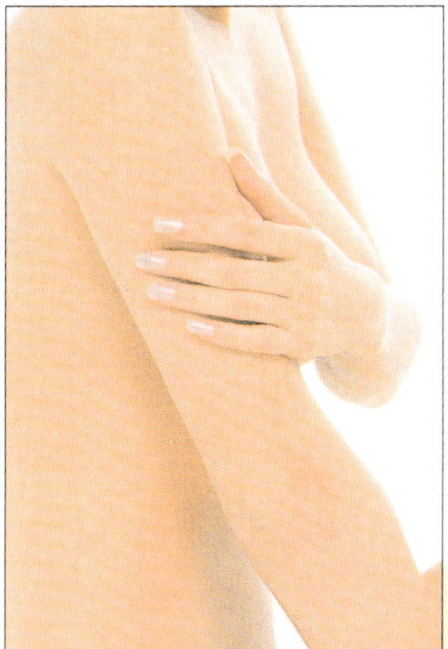

Diversifiez les modes de contact Le plat et le dos de la main, le bout des doigts et les ongles, les caresses ascendantes ou descendantes.

DEUXIÈME ÉTAPE

Au bout d'un certain temps, faites entrer votre partenaire dans le jeu. Trouvez un moment où vous ne risquez pas d'être dérangés, savourez un bain chaud en commun, assurez-vous que la pièce est bien chaude, prenez un verre, mettez une musique d'ambiance, tamisez les lumières — laissez-en assez pour vous voir — et décidez lequel des deux va commencer. Ce sera chacun à votre tour.

Avec une crème ou une huile de massage, caressez-vous mutuellement sur tout le corps, des pieds à la tête, d'abord derrière, puis devant. Ne craignez pas de laisser voir votre plaisir et exprimer clairement vos préférences. Cherchez à rester concentrés sur vos sensations et exprimez-les.

Décidez dans un premier temps de ne pas toucher les organes génitaux ; ne brusquez pas les choses, agissez très lentement pour être détendus. Ne précipitez pas les étapes et ne renoncez pas. Il se peut que vous ne ressentiez pas dans votre vie sexuelle les bénéfices immédiats de ce massage.

Malgré tout, il apportera un plaisir profond, surtout si vous vous concentrez sur ce que vous éprouvez dans l'instant.

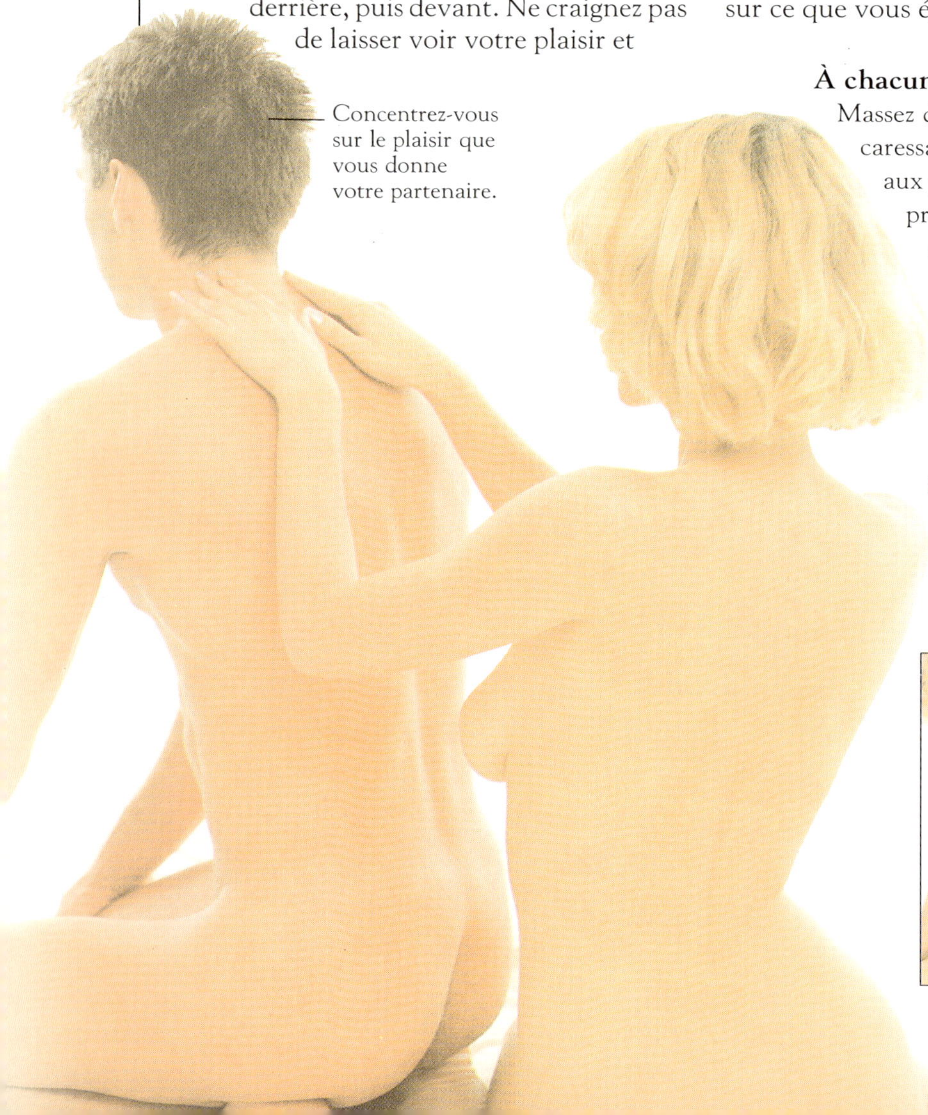

Concentrez-vous sur le plaisir que vous donne votre partenaire.

À chacun son tour

Massez d'abord votre partenaire, en caressant tout son corps de la tête aux pieds. Laissez-lui le temps de prendre plaisir à toutes ses sensations qui naissent et de vous en faire part. Prenez votre temps. Puis demandez-lui de vous masser. Dites clairement ce qui vous est agréable et vous donne le plus de plaisir. Ne vous préoccupez pas de l'issue, concentrez-vous sur la sensation du moment.

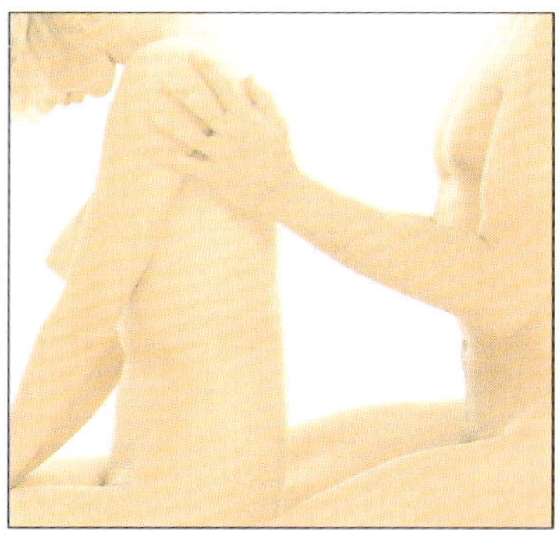

TROISIÈME ÉTAPE

Au bout d'une semaine environ, et si vous êtes d'accord tous les deux, vous pouvez essayer de vous toucher mutuellement les parties les plus sensibles en vous occupant d'un organe l'un après l'autre. Commencez par découvrir comment donner à l'autre le maximum de plaisir. Demandez à l'autre de vous caresser les seins, le clitoris, le vagin et la zone qui entoure l'anus, tandis que vous lui masserez le pénis, le scrotum et la région anale. Si vous en avez envie, passez aux caresses buccales, baisers, léchages, à la seule condition que chacun des deux y prenne plaisir. Autre règle fondamentale : parlez autant que vous le pouvez. Commentez tout ce que vous éprouvez, décrivez le plaisir que vous procure chaque zone caressée. Il se peut que l'un des deux soit très pressé d'avoir un orgasme, mais il serait bon de ne pas avoir de rapport tant que les deux partenaires n'en éprouvent pas la nécessité absolue. Au partenaire le plus rapide incombe la responsabilité d'attendre que l'autre le rattrape et de s'assurer qu'il y parvient.

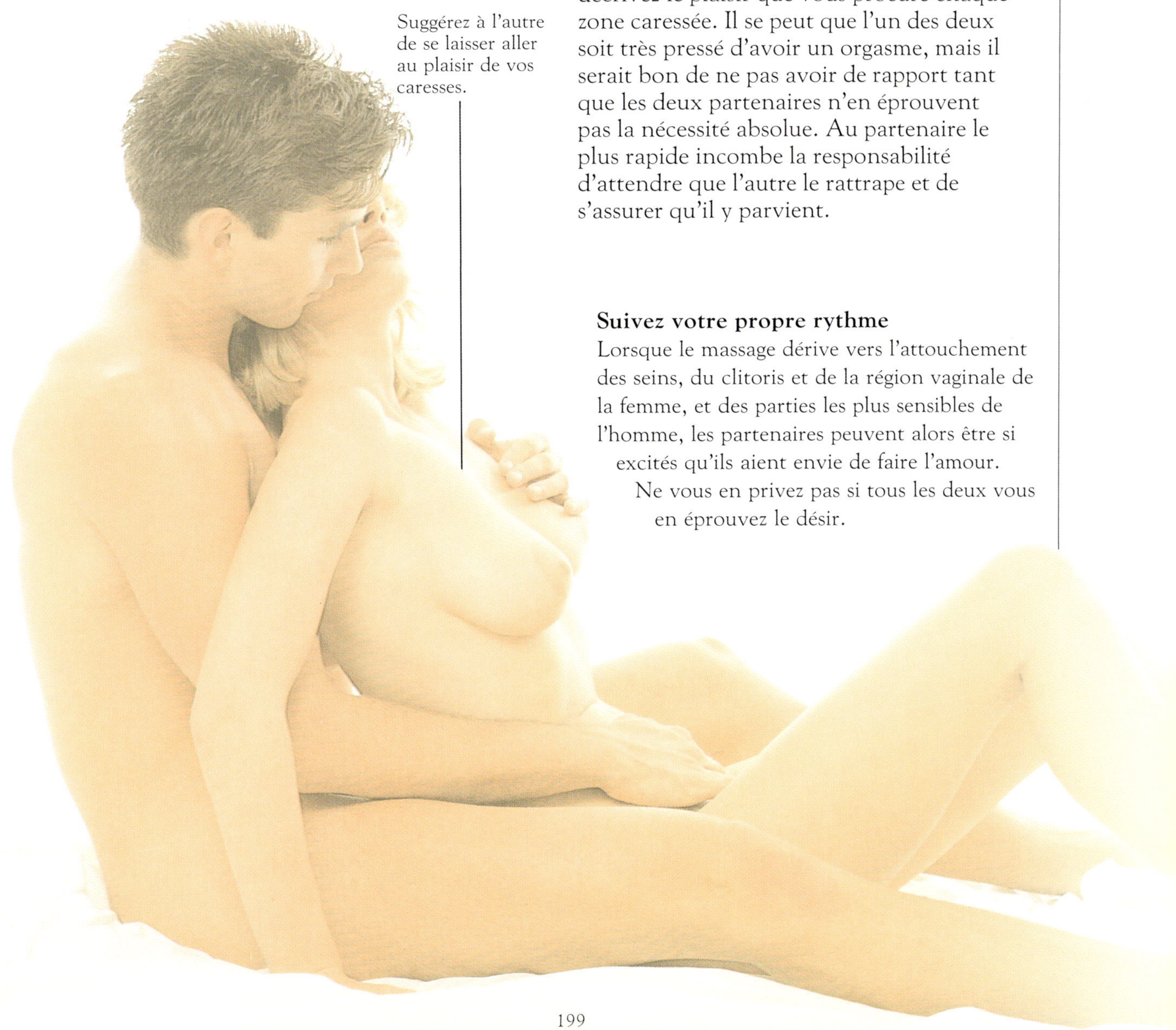

Suggérez à l'autre de se laisser aller au plaisir de vos caresses.

Suivez votre propre rythme
Lorsque le massage dérive vers l'attouchement des seins, du clitoris et de la région vaginale de la femme, et des parties les plus sensibles de l'homme, les partenaires peuvent alors être si excités qu'ils aient envie de faire l'amour. Ne vous en privez pas si tous les deux vous en éprouvez le désir.

L'Absence d'Orgasme

Aussi élégante, excitante ou désirable que soit une femme, elle ne peut éviter l'instant de vérité : va-t-elle ou non avoir un orgasme ?

Très peu de femmes souffrent de troubles de l'orgasme ; mais plus d'une a un partenaire inadéquat qui, ne cherchant pas à connaître ses besoins, préférences, ignore comment la stimuler pour qu'elle y parvienne. Parmi celles qui sont confrontées à ce problème, beaucoup sont torturées par l'idée que toutes les autres femmes ont un orgasme à chaque rapport.

C'est absolument faux. Il est fréquent de ne pas atteindre l'orgasme, et tout à fait irréaliste d'espérer le contraire à chaque fois. Mais toutes les femmes peuvent avoir un orgasme et apprendre à y parvenir en se masturbant (voir page 74).

Coït Douloureux

Il est assez courant qu'une femme éprouve de temps en temps un certain retrécissement de l'entrée du vagin qui rend le coït désagréable ou douloureux. La dyspareunie (coït douloureux) a de multiples causes, mais il s'agit toujours d'une douleur au niveau du vagin lors du coït. La douleur peut être profonde et intense, aiguë, par élancements, ou au contraire un malaise général, ou encore la combinaison de tous ces éléments. Elle est réelle même si elle n'empêche pas le coït, et en fait une expérience peu agréable pour les deux partenaires.

Les raisons de cette douleur sont multiples, et la principale en est un partenaire brutal ou peu attentionné. Mais elle peut aussi être la conséquence d'infections ou d'autres troubles du tractus urinaire voire, plus rarement, d'un défaut anatomique de la constitution, de la taille ou de la forme du vagin. Le coït douloureux qui n'est pas lié à un problème d'ordre médical peut être soigné de la sorte :

L'Homme

- Accordez suffisamment de temps aux préliminaires de manière que votre partenaire soit excitée et assez lubrifiée avant la pénétration.
- Utilisez un lubrifiant avant la pénétration.

La Femme

- Écartez bien les cuisses et pliez les genoux pour faciliter la pénétration.
- Au moment de la pénétration, poussez un peu comme si vous cherchiez à expulser quelque chose de votre vagin : les muscles vaginaux en seront plus détendus.

Le Vaginisme

Des raisons psychologiques peuvent entraîner un spasme du vagin : le muscle qui entoure l'entrée est si contracté que la pénétration est impossible. La femme ne peut aucunement contrôler ce spasme ; c'est un réflexe, dont on ne peut lui faire reproche.

Les femmes qui connaissent ce problème peuvent par ailleurs bien réagir sexuellement mais toutes avouent leur peur du coït ou le souvenir de coïts douloureux passés, quand elles cherchaient à éviter toute activité sexuelle. Certaines, dont l'éducation a été très stricte et répressive, leur fait considérer les rapports sexuels, même conjugaux, comme laids et dégradants. D'autres se sentent coupables ou terrifiées à l'idée de désirer faire l'amour. La peur d'une grossesse (facile à résoudre avec une contraception appropriée) peut aussi provoquer le vaginisme. Il en va encore de même pour une femme qui a eu par le passé une expérience sexuelle terrifiante ou dramatique. Elle peut avoir fait l'expérience d'un échec sexuel par manque de lubrification, ou avoir été traumatisée par un viol ou une agression sexuelle.

Pour d'autres femmes encore, l'appréhension d'un premier rapport ou la crainte du moindre changement de position sont telles qu'elles déclenchent une hantise du prochain rapport et une contraction du vagin. Mais toutes ces causes peuvent être traitées.

Soignez vous-même votre vaginisme

Faites les exercices suivants quand vous êtes détendue. Avec un miroir de poche, examinez vos organes génitaux. Écartez les lèvres pour bien voir.

- Du bout du doigt, touchez l'entrée de votre vagin et, quand vous vous sentez prête, mouillez votre doigt et faites-en pénétrer le bout. Poussez un peu comme si vous cherchiez à expulser quelque chose de votre vagin. Laissez votre doigt en place quelque temps afin de vous habituer à cette sensation. Puis enfoncez-le plus profondément, jusqu'à la première phalange, en poussant de nouveau.
- Si vous sentez que vos muscles vaginaux se contractent, arrêtez. Contractez-les alors volontairement autour de votre doigt, puis relâchez-les. Répétez cet exercice plusieurs fois jusqu'à ce que vous contrôliez vos muscles. L'angoisse de sentir quelque chose dans le vagin va disparaître. Continuez à enfoncer votre doigt en contractant puis en relâchant les muscles. Respirez profondément pour relâcher la tension.
- Quand vous aurez fait pénétrer le doigt en entier, essayez d'en mettre un autre. Servez-vous d'un bon lubrifiant et prenez tout le temps qu'il vous faut.
- Vous pouvez faire la même chose avec votre partenaire.
- Quand vous vous sentez prête au coït, mettez-vous sur l'homme afin de mieux contrôler la profondeur de la pénétration. Laissez-vous glisser sur son pénis en contractant et en relâchant les muscles du vagin.

LES PROBLÈMES MASCULINS

Le problème le plus fréquent tient à ce que l'éjaculation se produit plus tôt qu'elle n'est désirée. On parle souvent d'éjaculation précoce, mais il s'agit davantage d'une difficulté à maîtriser le moment de l'éjaculation.

En revanche, en vieillissant, les hommes s'irritent parfois du temps qu'il leur faut pour arriver à éjaculer. Ils peuvent parfois ne pas y parvenir du tout. Certains hommes et leur partenaire s'en inquiètent, tandis que d'autres considèrent cette réalité comme relevant d'un processus naturel.

D'autres hommes âgés prennent même plaisir à des rapports moins ardents, plus détendus et ne croient pas qu'une éjaculation rapide soit essentielle à leur jouissance. Les hommes devraient se souvenir qu'en matière de sexualité, la réussite ne dépend pas de l'objectif fixé ; si l'éjaculation est une issue satisfaisante et naturelle au rapport sexuel, n'en faites pas l'unique ou même principal objectif de tout rapport, qui serait au détriment du plaisir mutuel.

Après 40 ans, la plupart des hommes s'inquiètent pour leur érection. Même sans avoir eu la moindre difficulté, tous considèrent l'impuissance par absence d'érection comme l'un des risques de l'âge. Le mythe de l'impuissance inévitable chez l'homme âgé est sans doute l'un des plus enracinés dans notre culture.

L'ÉJACULATION PRÉCOCE

Les problèmes d'éjaculation précoce concernent les hommes jeunes. La crainte de l'échec est en rapport non avec celle de ne pas avoir d'érection, mais avec leur incapacité à contrôler suffisamment l'éjaculation pour satisfaire leur partenaire.

Beaucoup plus d'hommes qu'on ne le croit souffrent de temps à autre d'éjaculation précoce, mais ce handicap tend à disparaître avec l'âge. À mesure que l'homme s'habitue à faire l'amour avec la même partenaire, il contrôle mieux sa technique et son éjaculation. Si le problème persiste, c'est que ses origines sont plus profondes, mais il est curable.

Il vaudrait mieux utiliser l'expression d'« éjaculation immature ». Nul ne sait quelle est la cause de cet enthousiasme éjaculatoire ; peut-être certains hommes ont-ils des réflexes plus rapides que d'autres. Les apprentissages de l'adolescence peuvent aussi avoir conditionné l'homme, qui continue involontairement à reproduire le modèle masturbatoire de cette période. À 14 ans, il s'agit de se frotter le pénis le plus rapidement possible pour aboutir à l'éjaculation.

L'éjaculation précoce résulte d'une défaillance temporaire ou permanente du processus d'excitation ; le pénis a une érection normale et atteint sa taille maximale au moment de l'éjaculation. L'éjaculation est prématurée si elle se produit dès que le gland touche la vulve, pénètre le vagin ou même, comme cela se produit fréquemment, lors des caresses préliminaires avant toute tentative de pénétration. Aussitôt après l'éjaculation le pénis retrouve sa flaccidité et sa taille antérieure. L'éjaculation précoce rend le coït très difficile et est extrêmement pénible et gênante pour les deux partenaires. Elle est le fait d'hommes nerveux et émotifs ; elle concerne souvent ceux qui ont reçu une éducation étriquée, pleine de tabous sociaux ou religieux. L'éjaculation précoce peut aussi résulter d'une période d'abstinence prolongée, d'un état de timidité face à une nouvelle partenaire, ou d'une stimulation particulière. Mais il existe toujours des moyens d'y remédier.

COMMENT RETENIR L'ÉJACULATION Toutes les techniques impliquent la coopération active de la femme et de l'homme. Celuici devrait toujours discuter des exercices avec sa partenaire pour qu'elle soit détendue, y participe avec enthousiasme et accepte les postures qui permettront à l'homme de mieux contrôler son éjaculation.

CE QUE L'HOMME DEVRAIT FAIRE

- Cessez de penser à la sexualité et distrayez votre attention.
- Limitez les préliminaires au maximum et évitez de toucher les organes sexuels.
- Insérez très précautionneusement votre pénis dans le vagin de votre partenaire en évitant toute stimulation exagérée.
- Bougez le moins possible, c'est le meilleur moyen de contrôler le réflexe éjaculatoire.
- Retirez-vous de temps en temps du vagin de votre partenaire.
- Respirez et contractez les muscles de l'abdomen quand vous sentez venir l'éjaculation.
- Expirez quand le besoin d'éjaculer est passé.

COMMENT LA FEMME PEUT AIDER

- Restez délibérément passive ; ne contractez pas votre vagin autour du pénis et ne bougez pas le bassin.
- Maintenez la stimulation visuelle et olfactive à son minimum en portant des vêtements peu affriolants et en ne mettant pas de parfum.
- Encouragez votre partenaire à vous faire l'amour plusieurs fois à la suite : s'il a éjaculé prématurément la première fois, il contrôlera peut-être mieux son éjaculation par la suite.
- Proposez de faire l'amour quand votre partenaire est fatigué et peu excité ; ce moyen peut aider à retarder l'éjaculation. Profitez aussi de l'érection non sexuelle du réveil.

L'ABSENCE D'ÉJACULATION

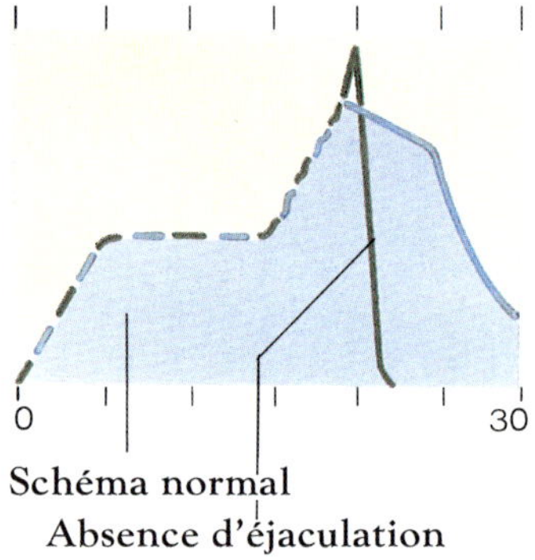

L'EXPÉRIENCE MASCULINE Cet homme a une vie sexuelle saine et satisfaisante. Il travaille beaucoup et apprécie la compagnie de sa partenaire habituelle. Pourtant, au retour d'un voyage d'affaires fatigant, il se trouve très excité mais ne parvient pas à l'orgasme au moment du rapport. Il en éprouve de l'anxiété car cela ne lui est arrivé qu'une fois, alors qu'il était saoûl. Après s'être reposé, il peut cependant recommencer à faire l'amour et obtenir un orgasme avec une éjaculation normale.

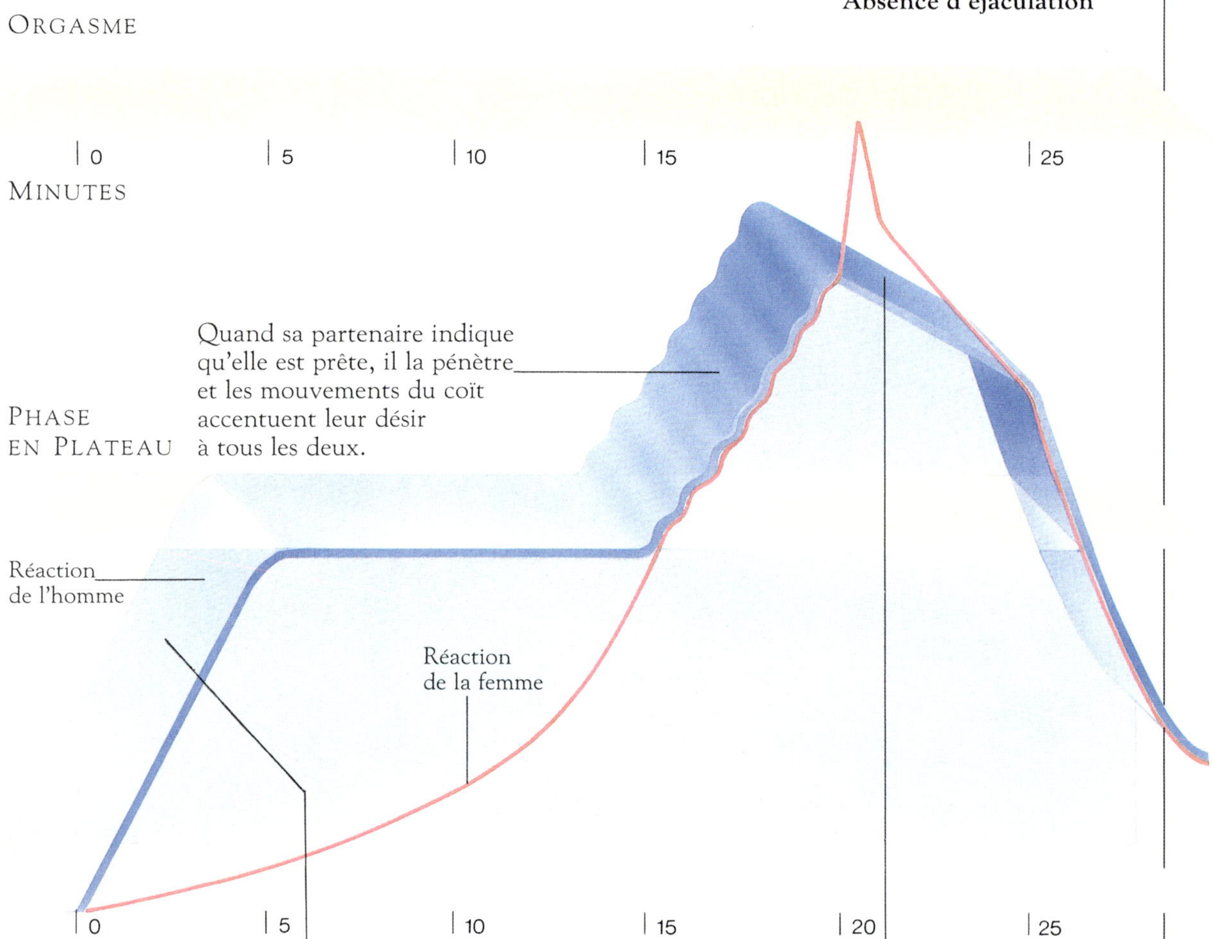

Cet homme est très vite excité par les préliminaires ; son érection est normale et il maintient son excitation, tout en stimulant sa partenaire afin qu'elle atteigne le même niveau que lui.

Avant de parvenir à l'orgasme, il sent diminuer l'excitation et doit masturber sa partenaire. La détumescence est graduelle alors que l'éjaculation est suivie d'une détumescence rapide.

L'ÉJACULATION TROP RAPIDE

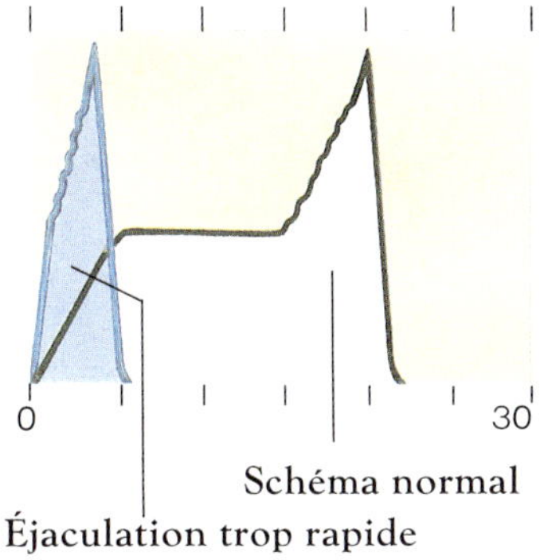

L'EXPÉRIENCE MASCULINE Cet homme a une vie sexuelle régulière avec sa partenaire qu'il connaît depuis plusieurs années. C'est toujours lui qui suggère de faire l'amour car il croit que les hommes ont des besoins sexuels puissants à l'inverse des femmes ; il ne semble pas gêné par le manque d'enthousiasme de sa partenaire. Il aime faire l'amour « à l'ancienne » — dans une suite de mouvements rapides et enchaînés de telle sorte que sa partenaire n'a pas le temps de se rendre compte de ce qui lui est arrivé.

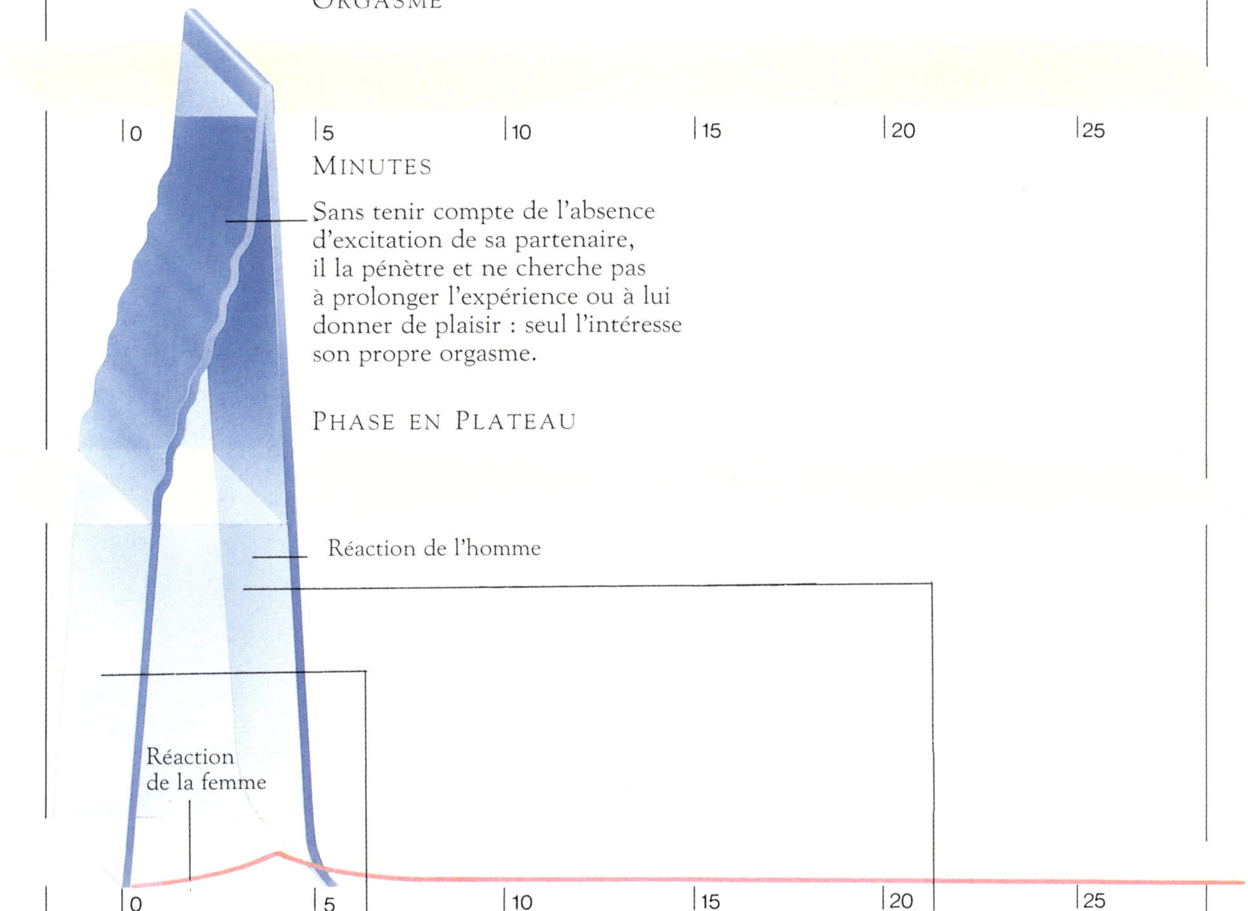

L'homme est très vite excité par des sources sans rapport avec sa partenaire. Il veut un rapport sexuel immédiat, sans perdre de temps en préliminaires, et ne cherche pas du tout à l'exciter.

En 4 minutes, il atteint l'orgasme et éjacule. La détumescence est aussi rapide que l'excitation.

L'Éjaculation Précoce

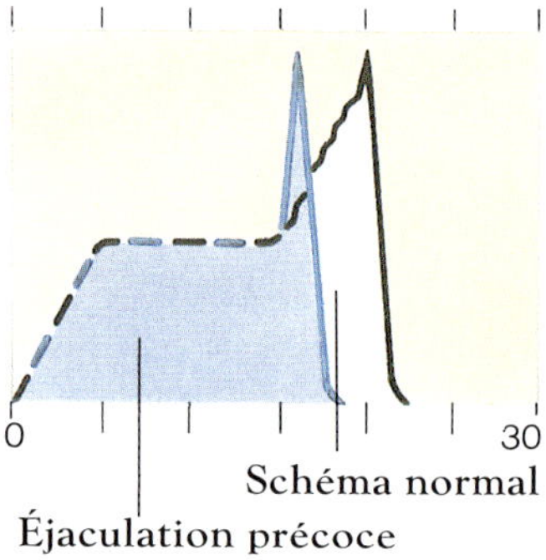

L'EXPÉRIENCE MASCULINE Cet homme est incapable d'un coït prolongé avec sa partenaire parce qu'il ne contrôle pas suffisamment ses réflexes. Il éjacule trop vite et interrompt brutalement le rapport. Parfois, si les préliminaires se prolongent, il perd le contrôle et éjacule avant même d'avoir pénétré sa partenaire. À d'autres moments, les premiers mouvements suffisent à provoquer l'éjaculation. Bien qu'il ait ainsi un orgasme, l'expérience est peu agréable.

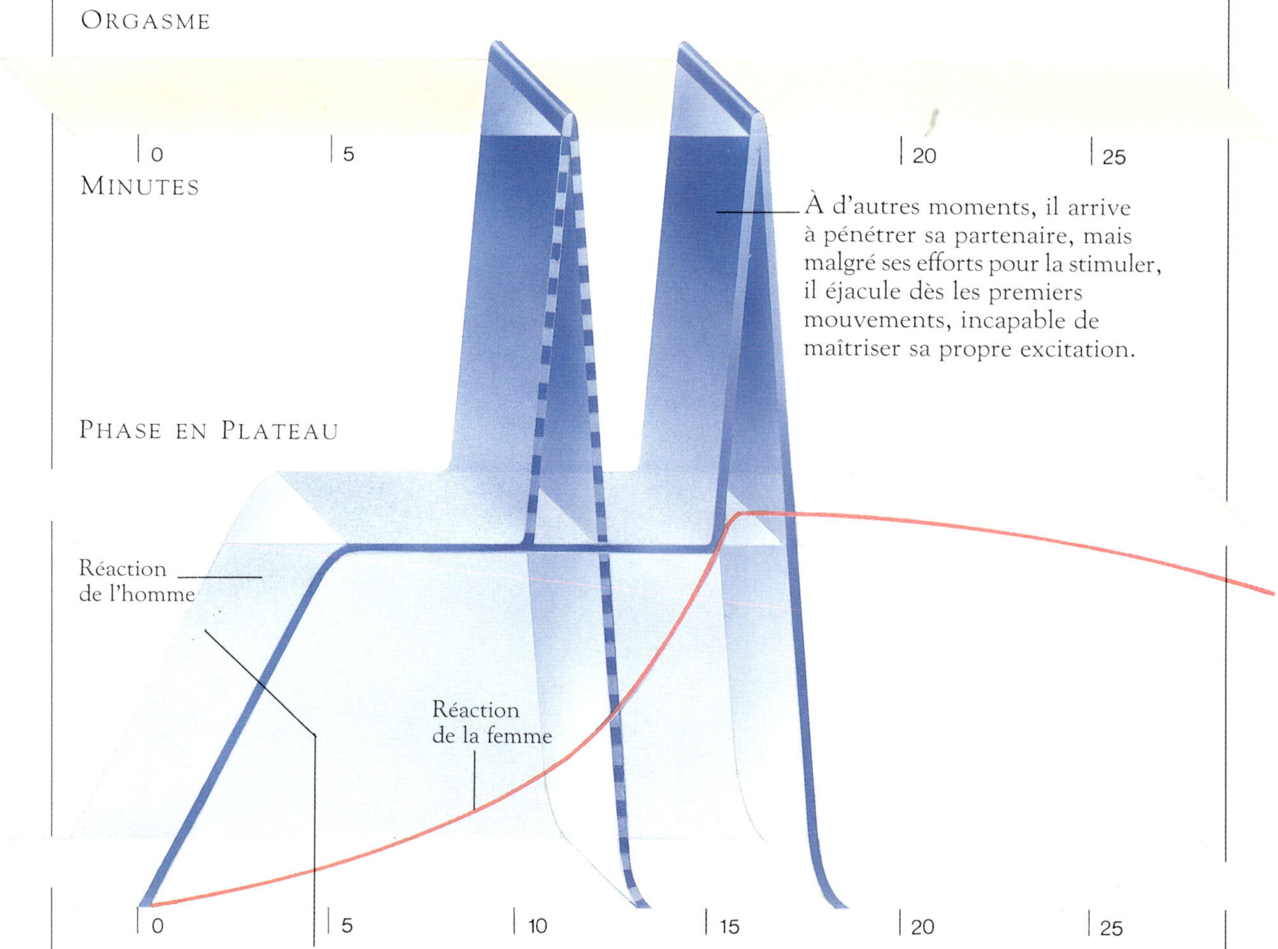

L'homme est vite excité. Il ne se maintient que quelques minutes à la phase en plateau lors des préliminaires cherchant à stimuler sa partenaire tout en maîtrisant sa propre excitation. Mais souvent l'excitation suffit à provoquer l'éjaculation.

L'EXPÉRIENCE FÉMININE Tout en faisant preuve de compréhension, elle se sent déçue et frustrée du plaisir qu'elle attendait du rapport sexuel. Elle apprécie que son partenaire cherche à la stimuler avant de la pénétrer. En revanche, il lui déplaît profondément de ne pas pouvoir le toucher puisque la plus petite stimulation est déjà trop. S'ils en arrivent au coït, il éjacule en quelques secondes et l'expérience est pénible pour tous les deux.

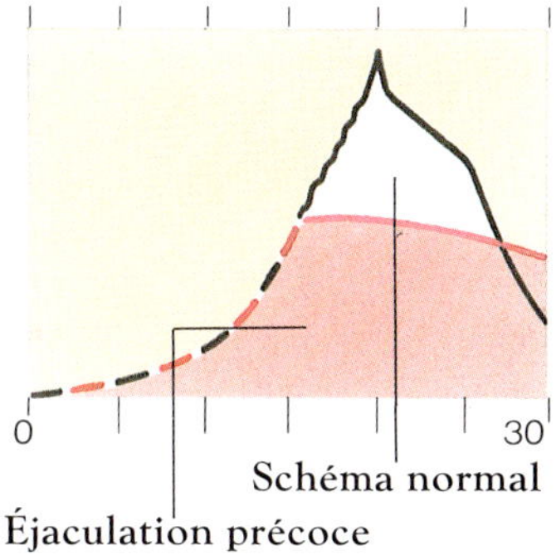

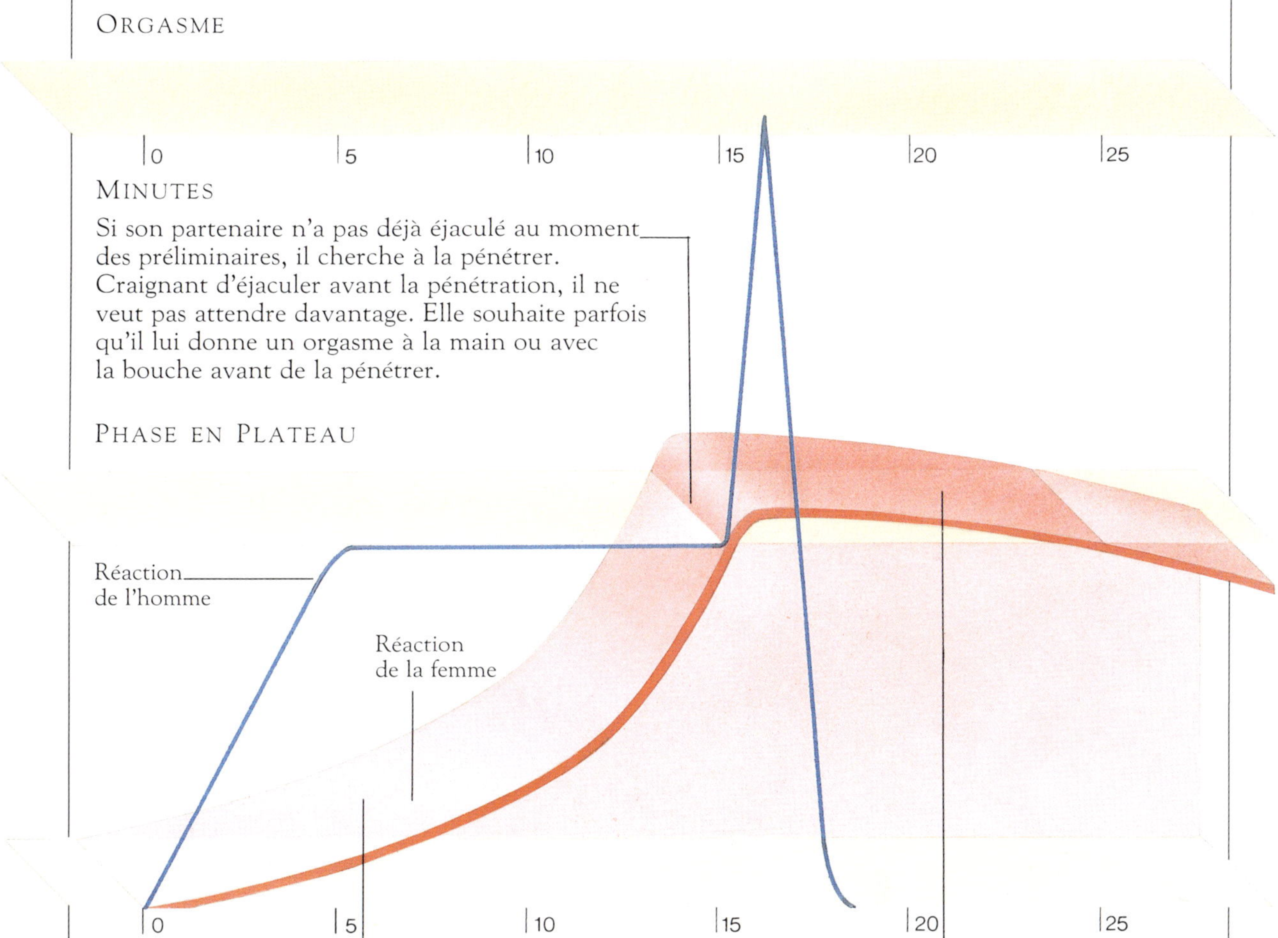

Si son partenaire n'a pas déjà éjaculé au moment des préliminaires, il cherche à la pénétrer. Craignant d'éjaculer avant la pénétration, il ne veut pas attendre davantage. Elle souhaite parfois qu'il lui donne un orgasme à la main ou avec la bouche avant de la pénétrer.

La femme est lentement excitée par les préliminaires même si la crainte de l'issue habituelle la rend un peu tendue. Elle ne peut se laisser aller aux préliminaires car elle craint de trop exciter son partenaire.

Dès les premiers mouvements, son partenaire éjacule. Elle reste à la phase en plateau, sa tension sexuelle n'est pas résolue, elle éprouve un malaise physique et mental, une frustration, une dépression.

La Méthode en trois temps pour contrôler l'éjaculation

Outre la technique du pincement (ci-dessous), l'homme devrait s'entraîner pour apprendre à contrôler son réflexe éjaculatoire ; c'est à la portée de tous. Avec l'aide active de sa partenaire, il peut pratiquer l'exercice suivant qui se déroule en trois étapes :

1. Un rapport sans stimulation ni éjaculation.
2. Un rapport avec stimulation mais sans éjaculation.
3. Un rapport prolongé et contrôlé sans stimulation ni éjaculation.

Contrôler le réflexe éjaculatoire demande une longue pratique — cela dépend des individus — mais apporte une grande satisfaction à celui qui y parvient. Comme pour les autres thérapies sexuelles, la participation enthousiaste de la partenaire est indispensable.

La Technique du pincement

Elle a été inventée par Masters et Johnson et vise à réapprendre au cerveau à contrôler l'éjaculation. Elle peut être pratiquée par l'homme seul ou avec sa partenaire. Si l'homme est régulièrement capable de retarder l'éjaculation, il se sentira assuré de pouvoir maintenir le niveau d'excitation sexuelle sans avoir d'orgasme immédiat.
Les sexologues proposent aux couples de superviser cette technique, assez facile cependant à mettre en œuvre sans traitement particulier.

La femme commence par stimuler le pénis de son partenaire pour qu'il ait une érection. Quand il atteint le point d'éjaculation, elle doit, pour l'en empêcher, pincer quelques secondes le bout du pénis en plaçant le pouce sur le frein et les doigts sur le bord supérieur du gland. Quand l'homme lui indique que le besoin d'éjaculer est passé, la femme reprend les caresses.

Chaque fois que l'homme se sent sur le point d'éjaculer, il le fait savoir et la femme recommence à le pincer. On peut poursuivre ainsi pendant 15 à 20 minutes jusqu'à ce que l'homme décide d'avoir un orgasme. Les premiers jours, le rapport devrait être limité à quelques minutes ; à mesure que le contrôle de l'homme augmente, il peut progressivement prendre plus de temps. Il vaut mieux que la vessie de l'homme soit complètement vide avant de commencer les exercices.

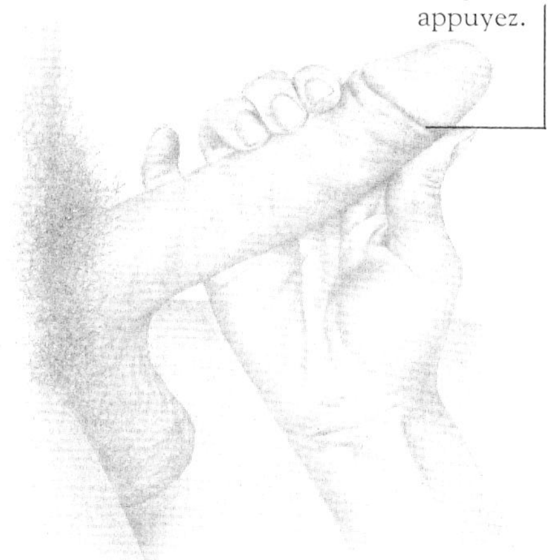

Saisir le pénis
La femme pince le pénis en le tenant entre le pouce et l'index juste en-dessous du gland. Elle presse doucement environ 10 secondes ou plus fermement 5 secondes. Elle peut se servir d'une seule main ou des deux.

L'ÉRECTION DIFFICILE

Des érections spontanées et non sexuelles se produisent chez les hommes jeunes et même chez les petits garçons sans la moindre stimulation érotique : elles sont le signe d'un bon fonctionnement du système. Elles peuvent être produites par les vibrations d'un voyage en train ou en voiture, d'une balade à vélo ou à cheval, par la compression du pénis lorsque l'homme est assis ou allongé, par la congestion de l'abdomen au moment de la digestion, ou au réveil le matin. Comme toutes les érections spontanées, les érections matinales disparaissent avec l'âge.

La fréquence des érections n'est pas la seule chose qui change avec l'âge. La fermeté de l'érection diminue également et presque tous les hommes ont du mal à la maintenir aux approches de la cinquantaine, parfois même dès 45 ans.

RELATIVISER LES PROBLÈMES Cette impuissance doit être considérée comme une phase transitoire dans l'évolution normale d'une vie sexuelle active. Tout homme, même le plus fort et le plus viril, quel que soit son âge, fera l'expérience d'un effondrement du bon fonctionnement de son système. Son attitude serait tout autre s'il ne s'agissait que de perdre la capacité de désirer ou de devenir indifférent à sa partenaire ; le drame réside en ce que l'homme s'imagine que cet échec va devenir permanent. Or il ne s'agit la plupart du temps que d'un problème temporaire dont l'origine est souvent psychologique. L'impuissance prend sa source dans l'angoisse et la culpabilité.

Tous les hommes croient que l'essence de leur puissance sexuelle réside dans leur capacité à avoir une érection dès qu'ils se sentent excités, d'introduire un pénis rigide dans le vagin d'une femme, de l'y maintenir et d'avoir un orgasme avec éjaculation. Il s'agirait pour eux de pouvoir faire l'amour n'importe quand, n'importe où, à leur gré.

Bien trop souvent l'homme accorde une importance trop grande à la sexualité par rapport aux autres domaines de la relation, surtout quand il vieillit. Un jour, découvrant que l'érection ne vient pas, il se met à craindre la perte d'un pouvoir qu'il imaginait sans limite.

Pourtant, si un homme est impuissant pour une raison ou une autre, rien ne l'empêche de satisfaire pleinement sa partenaire. Le coït n'est pour une femme qu'un moyen entre cent d'atteindre l'orgasme, ce qui — lorsqu'on le sait — devrait simplifier les choses entre les deux partenaires.

Un homme impuissant mais suffisamment sûr de lui pour devenir expert en diverses caresses peut être un amant parfait. Il procurera à sa partenaire des orgasmes d'une rare qualité et d'une intensité autre que ceux donnés par le pénis, un organe bien moins précis et intelligent que la langue ou le doigt.

Une femme épanouie sexuellement ne sera pas déçue par un partenaire dont l'érection est peu sûre s'il sait compenser cela par diverses méthodes qui lui permettent de la satisfaire.

ATTEINDRE L'ÉRECTION La majorité des hommes souhaitent cependant avoir encore une érection. Pour y parvenir, plusieurs moyens sont réalisables avec leurs partenaires. Si l'impuissance persiste, il faut consulter un spécialiste (voir ci-contre).

CE QUE PEUT FAIRE L'HOMME

- Préparez-vous psychologiquement en vous disant que vous n'allez pas être impuissant.
- Parlez à fond de tous vos problèmes émotionnels avec votre partenaire.
- Soyez en bonne forme physique et gardez le même poids.
- Assurez-vous que l'impuissance n'est pas le résultat d'une maladie telle que diabète, sclérose en plaques ou athérosclérose.
- Ne prenez plus de drogues : ni alcool, ni tabac, ni somnifères, tranquillisants, antalgiques, etc. Demandez à votre médecin si les médicaments prescrits peuvent occasionner une impuissance, et dans ce cas, s'il n'est pas possible d'en prendre d'autres.
- Cherchez à avoir des rapports même si vous n'avez pas d'érection, le coït étant le stimulant sexuel le plus puissant.
- Ayez recours à des expédients mécaniques tels qu'un vibromasseur au bout suceur en forme de coupe que l'on applique doucement sur le pénis après l'avoir lubrifié.
- Si l'impuissance persiste, renseignez-vous sur les implants péniens ou les injections (voir ci-contre).

COMMENT LA FEMME PEUT AIDER

- Des préliminaires passionnés, intelligents et éclairés, caresses douces du bout des doigts depuis la base jusqu'au bout, suivies de massage du frein et du gland, de pincements et massages de la verge en alternance peuvent susciter l'érection de votre partenaire.
- Proposez votre aide si votre partenaire parvient à vous pénétrer mais perd son érection avant que l'un et l'autre ayez atteint l'orgasme.
- Tournez doucement entre votre pouce et votre index la partie du gland qui se trouve entre le rebord et le méat.
- Pincez le frein entre vos doigts ; cela peut être un peu douloureux mais produit une réaction vive qui peut faire raidir le pénis.
- Placez votre pouce et votre index en anneau autour du bout du pénis juste en-dessous du frein et serrez doucement. Le sang ne circule plus librement dans le pénis qui durcit très vite.

L'IMPUISSANCE PERSISTANTE

Il y a encore quelques années, la plupart des médecins pensaient que l'impuissance persistante était le plus souvent due à des facteurs psychologiques. Mais on sait maintenant qu'elle est souvent la conséquence d'une maladie, de la prise de certaines drogues ou la séquelle d'un accident ayant entraîné des problèmes d'innervation au niveau du bassin. Pour les hommes les plus âgés, la cause principale est l'athérosclérose, l'entartrage des artères provoqué par un abus du tabac et une alimentation trop riche.

Ces découvertes sur les origines de l'impuissance ont permis de nouveaux traitements. Un médecin français a mis en évidence l'injection de drogues au niveau du pénis pouvait provoquer des érections artificielles. Récemment, une intervention chirurgicale, qui consiste à implanter une prothèse pénienne, s'est répandue.

Pour les hommes en bonne santé dont le pénis est bien irrigué, une alternative à la chirurgie est l'injection de papavérine dans une artère de l'aine. Il en résulte une érection, mais qui est peu prévisible et peut persister longtemps chez certains hommes. Si l'érection dépasse quatre heures, il faut consulter un médecin. Souvent une faible dose suffit à accroître la réaction, et l'injection peut ne pas être nécessaire chaque fois. Ces traitements sont remboursés par la Sécurité sociale.

L'IMPLANT PÉNIEN

Il en existe divers types ; celui que nous montrons ici permet le contrôle total de l'érection et reste en place en permanence.

Il consiste en deux tiges gonflables implantées chirurgicalement dans le corps caverneux, qui normalement se gorge de sang quand l'homme a une érection. Les tiges s'emplissent de liquide grâce à une petite pompe, placée dans le scrotum, qui puisc le fluide dans un réservoir implanté dans l'abdomen. Ce gonflement des tiges entraîne la rigidité du pénis.

Après le coït, l'homme peut faire dégonfler son pénis en appuyant sur un petit bouton placé près de la pompe. La longueur des tiges ne change pas et le pénis reste en extension même quand elles sont dégonflées mais il est assez souple pour se replier. L'homme ne perçoit pas la pompe dans son scrotum sauf s'il cherche à la toucher.

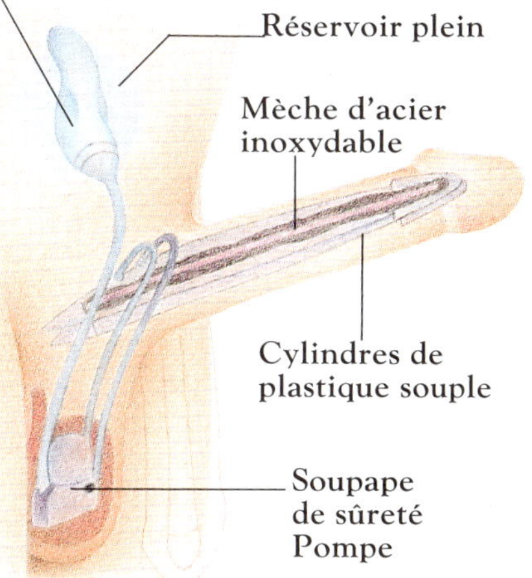

Implant permanent
Il permet au pénis de devenir rigide grâce à la pompe implantée dans l'abdomen.

FACTEURS ÉMOTIONNELS

Il devrait être évident pour les lecteurs des pages précédentes que la plupart des problèmes sexuels résultent de différents facteurs émotionnels propres à chaque partenaire. Si l'homme a peur que la femme soit déçue, qu'elle le quitte, ou s'il a une attitude ambivalente à son égard, il ne pourra pas se laisser aller et n'aura pas d'éjaculation.

Si une femme est déçue parce que son partenaire a ignoré ses sentiments, si la sexualité l'ennuie parce qu'elle n'a pas d'orgasme, ou si elle lui en veut parce qu'il ne se soucie pas de la satisfaire, elle peut rester froide au lit. Les deux partenaires, préoccupés par des problèmes de travail, de vie sociale ou familiale, peuvent être empêchés de se laisser aller au rapport sexuel. La fatigue, les repas sautés, le manque d'exercice, les insomnies ou un échec professionnel ont également des répercussions sur le réflexe sexuel.

La majorité des problèmes qui surgissent soudain ne sont que transitoires et peuvent être résolus, sans consulter un médecin, pour autant que l'un des partenaires soit aimant et désirant. Il suffit souvent de parler du problème, de préférence hors du lit, de sorte qu'il n'y ait pas de lien direct entre la réussite sexuelle et le thème discuté. Il est utile de recommencer à se faire la cour, ce qui accroît l'intimité.

Gardez à l'esprit qu'une attitude non sexiste est essentielle pour établir une bonne relation sexuelle où les deux partenaires soient à égalité l'un et l'autre, peuvent accéder à toutes les pratiques qu'ils souhaitent. Si l'un des partenaires semble s'enfermer dans un rôle préétabli, l'intimité sexuelle peut en être diminuée voire même détruite.

LE DEUIL ÉTOUFFE LE DÉSIR

Il n'est pas étonnant que la sexualité soit aussi affectée par un deuil. Le chagrin a une influence indéniable, non seulement sur les relations sexuelles mais aussi sur l'intimité. Certaines personnes touchées par un deuil s'imposent parfois une continence compensatoire, comme si elles se sentaient redevables ou responsables de cette perte. Les sentiments d'amour envers un partenaire peuvent alors disparaître, de même que la libido et la conscience des charmes de l'autre.

Le chagrin épuise, et un partenaire endeuillé se sent affaibli et sans désir ; il ou elle peut avoir l'impression de n'être plus désirable. Durant cette période, il ou elle ignore ou néglige son hygiène, ses vêtements, son apparence. Une personne en deuil présentera un « masque chagrin » s'évitant ainsi l'intimité et se décourageant les avances sexuelles.

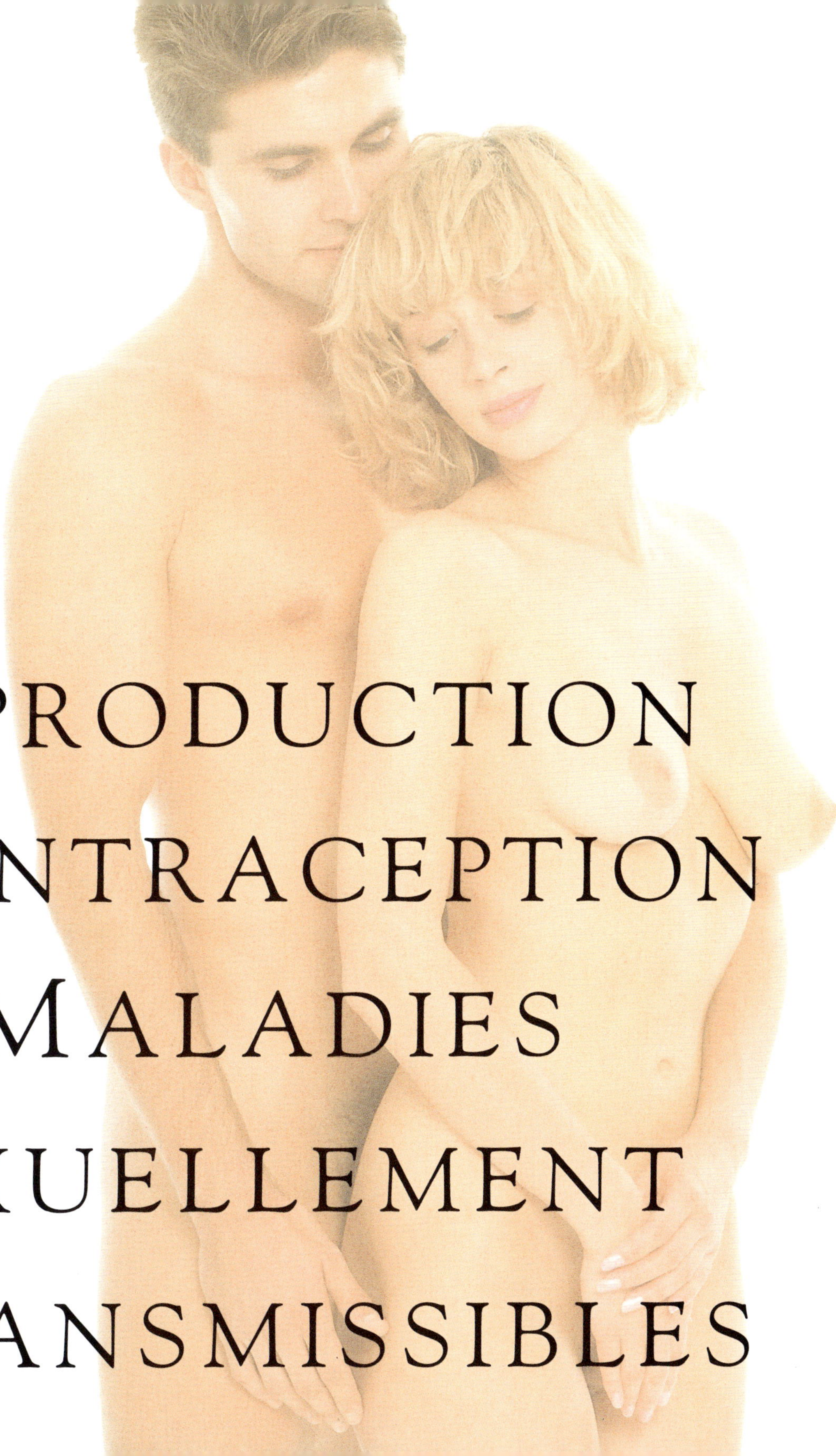

Reproduction Contraception et Maladies Sexuellement Transmissibles

CE QUE VOUS DEVEZ SAVOIR

La raison biologique de la sexualité humaine est la reproduction qui assure la continuité et l'évolution de l'espèce. Les êtres humains ont ceci de particulier qu'ils ne se contentent pas du coït, mais ont de multiples pratiques sexuelles et peuvent séparer le plaisir de la fonction de reproduction.

La reproduction est un processus complexe, fascinant, qui débute par la fécondation d'un ovule femelle par un spermatozoïde mâle. L'œuf microscopique qui en résulte se développe pour devenir un bébé humain. La contraception permet à la sexualité de ne plus être liée à la reproduction, le coït n'aboutissant pas forcément à une grossesse.

Les formes de contraception varient selon leur efficacité, leur facilité d'emploi et leurs effets secondaires. Chaque couple doit pouvoir trouver la méthode qui lui convient le mieux. L'une des méthodes les plus simples et les plus efficaces — le condom ou préservatif — est appliquée depuis des siècles, mais elle fut délaissée dans les années soixante et soixante-dix au profit de méthodes moins voyantes qui furent alors commercialisées : la pilule et le stérilet. Le préservatif connaît cependant un regain de faveur ces dernières années, d'une part, parce qu'il ne présente pas d'effets secondaires, d'autre part, parce qu'il protège les deux partenaires de nombreuses maladies sexuellement transmissibles (MST), notamment le SIDA.

Le SIDA, abréviation de Syndrome immuno-déficitaire acquis, est dû au virus HIV (Human Immunodeficiency Virus) et fut découvert en 1981. Ses origines sont inconnues et comme il n'existe pas encore de traitement, il convient pour s'en protéger d'éviter les pratiques qui favorisent la transmission du virus.

Comparées au SIDA, incurable pour le moment, les autres maladies sexuellement transmissibles semblent nettement moins graves. Toutes pourtant sont peu agréables et nombreuses sont celles qui peuvent entraîner des complications sérieuses, allant jusqu'à la mort si on néglige de les traiter. Toute douleur, tout malaise dans la région génitale, l'apparition de pertes, boutons, grosseurs ou irritations doivent vous amener à consulter rapidement un médecin ou un spécialiste des maladies vénériennes.

Consultation et traitement sont protégés par le secret médical. Il est essentiel cependant que tout porteur d'une maladie vénérienne en informe son (sa) ou ses partenaires afin qu'eux aussi se soignent et ne transmettent pas davantage la maladie.

Cette attitude est importante pour les femmes, chez qui certaines maladies passent inaperçues. La maladie chez une femme qui ignore que son partenaire l'a infectée peut faire son chemin et causer des troubles graves avant d'être visible extérieurement et soignée.

REPRODUCTION

Sur 10 couples qui ont des rapports sexuels sans contraception, 8 femmes seront enceintes dans l'année : 25 % concevront dès le premier mois, 60 % en six mois et 75 % en neuf mois. Sur un délai de 18 mois, 90 % des femmes qui ont des rapports sans protection seront enceintes. Le nombre des conceptions se réduit peu à peu et environ 10 % des couples restent sans enfants.

La fertilité féminine est assez basse immédiatement après la puberté et culmine vers 24 ans. Elle commence à décliner après 30 ans. Les effets de l'âge de la femme sur sa fertilité sont complexes : plus elle vieillit, plus l'ovulation se fait rare, le taux de progestérone dans le sang devient irrégulier et la muqueuse utérine peu propice à la nidation, diminuant les chances de survie de l'œuf. Sur l'homme, les effets de l'âge sont moins critiques, et l'on a constaté un record chez un homme de 94 ans ; mais la fertilité diminue cependant après 24 ans.

Il est impossible de savoir si un individu est fertile sans un examen médical : une femme peut savoir si elle ovule en prenant chaque jour sa température et en notant l'élévation de cette température au 14e jour du cycle, mais cela n'en dit pas plus sur le trajet de l'œuf et de sa nidation. Même si l'éjaculat semble normal, il est impossible de savoir s'il contient des spermatozoïdes en nombre et qualité suffisants.

Ce que la Reproduction Met en Jeu

Au moment du coït, près de 500 millions de spermatozoïdes sont éjaculés dans le vagin. Mais à peine 2 000 survivent au voyage à travers le col et l'utérus jusqu'aux trompes de Fallope. Quand les spermatozoïdes rencontrent l'ovule — absolument énorme en comparaison — ils s'agglutinent à sa surface et cherchent à le pénétrer. Un seul spermatozoïde cependant réussira à percer la surface de l'ovule. Celui-ci perd aussitôt son attrait, sa surface durcit et tous les spermatozoïdes restés à l'extérieur s'en détachent. Le processus de la fécondation ne dure pas en général plus d'une heure.

Quand l'ovule est fécondé, il subit diverses transformations (stades de division et de multiplication) tout en poursuivant son voyage dans les trompes de Fallope. Il finit par s'incruster dans la muqueuse utérine où se développera le fœtus.

Mais avant l'insémination et la fécondation, les spermatozoïdes doivent pouvoir accéder à l'ovule. Un grand nombre de « voies » de transport sont donc nécessaires dans les organes génitaux masculins et féminins : des tubes séminifères dans les testicules aux trompes de Fallope (ce voyage est décrit dans les pages suivantes).

LA CONTRIBUTION DE L'HOMME

Le transport, la maturation et le stockage des spermatozoïdes sont les fonctions principales du tractus génital masculin.

Les spermatozoïdes qui viennent de se former passent des tubes séminifères de chaque testicule à un système de tubes enroulés, l'épididyme, où ils vont mûrir. Lorsqu'ils quittent les testicules, les spermatozoïdes ne sont pas mobiles, et ni en état de féconder un ovule. Ils doivent évoluer. Parvenus à la fin de cette évolution, les spermatozoïdes passent dans le canal déférent qui les propulsera, grâce aux contractions de sa muqueuse, dans le système éjaculatoire ; les spermatozoïdes vont se rassembler dans des ampoules où ils seront stockés.

STRUCTURE DU SPERMATOZOÏDE

Chaque spermatozoïde a la forme d'un têtard et mesure environ 60 microns (60 millièmes de mm) de longueur. Sa tête est aplatie, en forme de poire aplatie au bout.

La tête du spermatozoïde est presque tout entière composée d'un noyau dense d'ADN (Acide désoxyribonucléique) ; chaque spermatozoïde contient donc un assortiment unique de matériel génétique. La tête est couverte par l'acrosome, une sorte de bonnet protecteur qui contient les enzymes nécessaires au spermatozoïde pour pénétrer l'ovule et le féconder. Après avoir atteint l'ovule, le spermatozoïde perd son bonnet, sans doute en raison des substances produites par l'ovule.

Le spermatozoïde représente la contribution génétique du père au bébé, et son noyau contient 23 chromosomes. Quand il rencontre l'ovule, la nouvelle cellule qui se forme a alors ses 46 chromosomes : 23 du père et 23 de la mère.

La queue d'un spermatozoïde — ou flagelle — est attachée à la tête par un cou court. Elle bouge comme un fouet de sorte que le spermatozoïde est propulsé à grande vitesse jusqu'à l'ovule dans les trompes de Fallope. Un spermatozoïde met environ 64 jours à se former et requiert une température inférieure de 1,5 à 2,5 degrés à celle de la cavité abdominale. Une légère élévation de température des testicules peut gêner transitoirement la production de spermatozoïdes.

L'INSÉMINATION

La façon dont le sperme est déposé naturellement dans le vagin implique trois réflexes — érection, émission et éjaculation. Ils sont, ainsi que leurs mécanismes, commandés par le cerveau mais sans qu'il les contrôle ; c'est la moelle épinière qui est responsable de ce contrôle.

Le pénis doit être en érection pour pénétrer le vagin, et le facteur essentiel de l'érection est la dilatation des artères qui irriguent le pénis. Lorqu'elles sont complètement gonflées, elles bouchent les veines et empêchent que le sang reflue du pénis, qui reste ainsi en érection.

Quand un homme est excité sexuellement, les spermatozoïdes stockés dans les ampoules ainsi que le liquide des vésicules séminales sont éjectés dans l'urètre : c'est l'émission. Les terminaisons nerveuses contenues dans le gland déclenchent ce processus.

L'éjaculation, c'est-à-dire la propulsion du sperme hors de l'urètre, obéit au même stimulus que l'émission. Les terminaisons sensitives du gland donnent l'ordre à la prostate — glande située à l'entrée de l'urètre — et à l'urètre de se contracter rythmiquement. La prostate sécrète un liquide riche qui compose en partie le sperme, et sous l'effet des contractions musculaires, l'éjaculat est expulsé. Le sphincter interne de la vessie, un muscle circulaire qui entoure l'entrée de celle-ci, se ferme pour empêcher l'éjaculat de pénétrer dans la vessie et l'urine d'en sortir. Le volume de l'éjaculat varie de 1 à 5 ml (entre 1/4 et 1 cuillerée à café) dont seulement 10 % sont des spermatozoïdes, les

90 % restants étant du liquide séminal. Les hommes jeunes peuvent éjaculer plusieurs fois par jour ; vers la quarantaine, ils le peuvent encore deux à trois fois par jour. Avec l'âge le volume du sperme diminue.

Le Trajet du Sperme

Au moment du coït, les spermatozoïdes sont éjaculés dans le vagin de la femme. Ce trajet de 15 à 18 cm, qui sépare le vagin des trompes de Fallope, prend en général plusieurs heures.

Pendant l'ascension des voies génitales féminines, il se produit une énorme déperdition de spermatozoïdes. 500 millions de spermatozoïdes sont éjaculés, mais leur nombre diminue dès le col de l'utérus ; celui-ci est empli d'un mucus qui peut être difficilement franchissable et dans lequel un bon nombre de spermatozoïdes disparaissent.

Les nombreux globules blancs contenus dans le corps féminin tuent aussi les spermatozoïdes, surtout si la femme a une infection. Une autre élimination se produit à l'entrée des trompes, si bien qu'à peine 2 000 spermatozoïdes pénètrent dans les trompes. Seuls 100 à 200 iront plus loin.

Au cours du voyage, les spermatozoïdes eux-mêmes ont subi diverses modifications sous l'influence des substances présentes dans le col de l'utérus et les trompes de Fallope. Ceux qui arrivent jusqu'à l'œuf sont ainsi capables de le féconder.

Fécondation ou Non

Ce n'est pas l'ovule qui attire les spermatozoïdes ; ceux-ci nagent à proximité et, dès qu'ils le rencontrent, commencent à donner de la tête contre la paroi de l'ovule en agitant leur flagelle. La capsule du spermatozoïde produit des enzymes qui dissolvent la couche supérieure de la membrane. Quand l'ovule est à nu, l'un des spermatozoïdes le pénètre jusqu'au noyau. Aussitôt, la composition chimique de la membrane se modifie et l'œuf rejette tous les autres spermatozoïdes, même ceux qui avaient commencé à le pénétrer. Ceux-ci continuent de s'agiter autour de l'œuf. S'ils ne rencontrent pas d'ovule, ils nagent librement dans la trompe.

Les spermatozoïdes restent vivants et mobiles dans les voies génitales de la femme un ou deux jours ; mais l'ovule mûr ne survit que 12 à 24 heures. La fécondation est donc improbable si le coït n'a pas lieu dans les deux jours qui précèdent ou qui suivent l'ovulation.

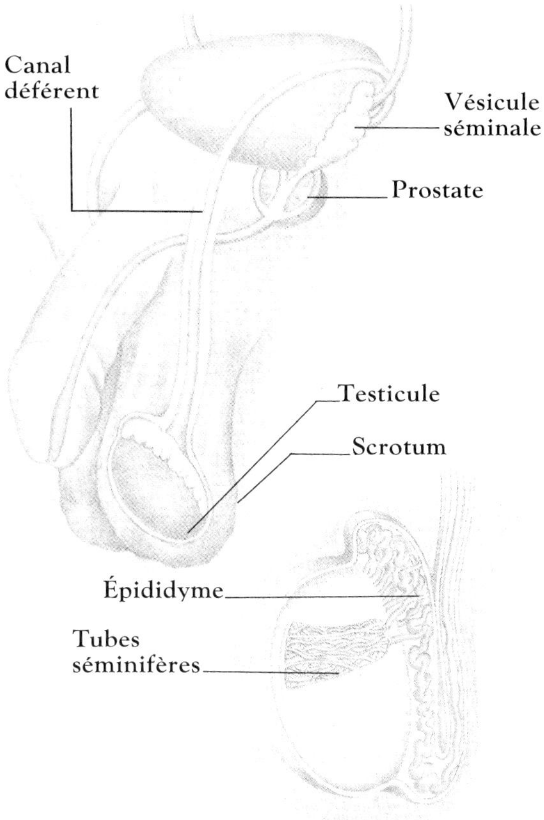

La production des spermatozoïdes
Plusieurs millions de spermatozoïdes sont fabriqués chaque jour en période de repos sexuel dans les tubes séminifères ; ceux-ci représentent des millions de minuscules structures tubulaires.

La Fécondation

Après le coït et l'éjaculation, les spermatozoïdes pénètrent par le col de l'utérus et nagent jusqu'aux trompes de Fallope. Là, ils s'agglu-Tinent autour de l'ovule, cherchant à y pénétrer jusqu'à ce que l'un d'entre eux y parvienne. L'union d'un spermatozoïde et d'un ovule crée un zygote, c'est-à-dire un œuf fécondé. Dès la fécondation, la cellule commence à se diviser, devient blastocyte, et poursuit sa progression le long de la trompe jusqu'à l'utérus : elle se fixe alors dans la muqueuse.

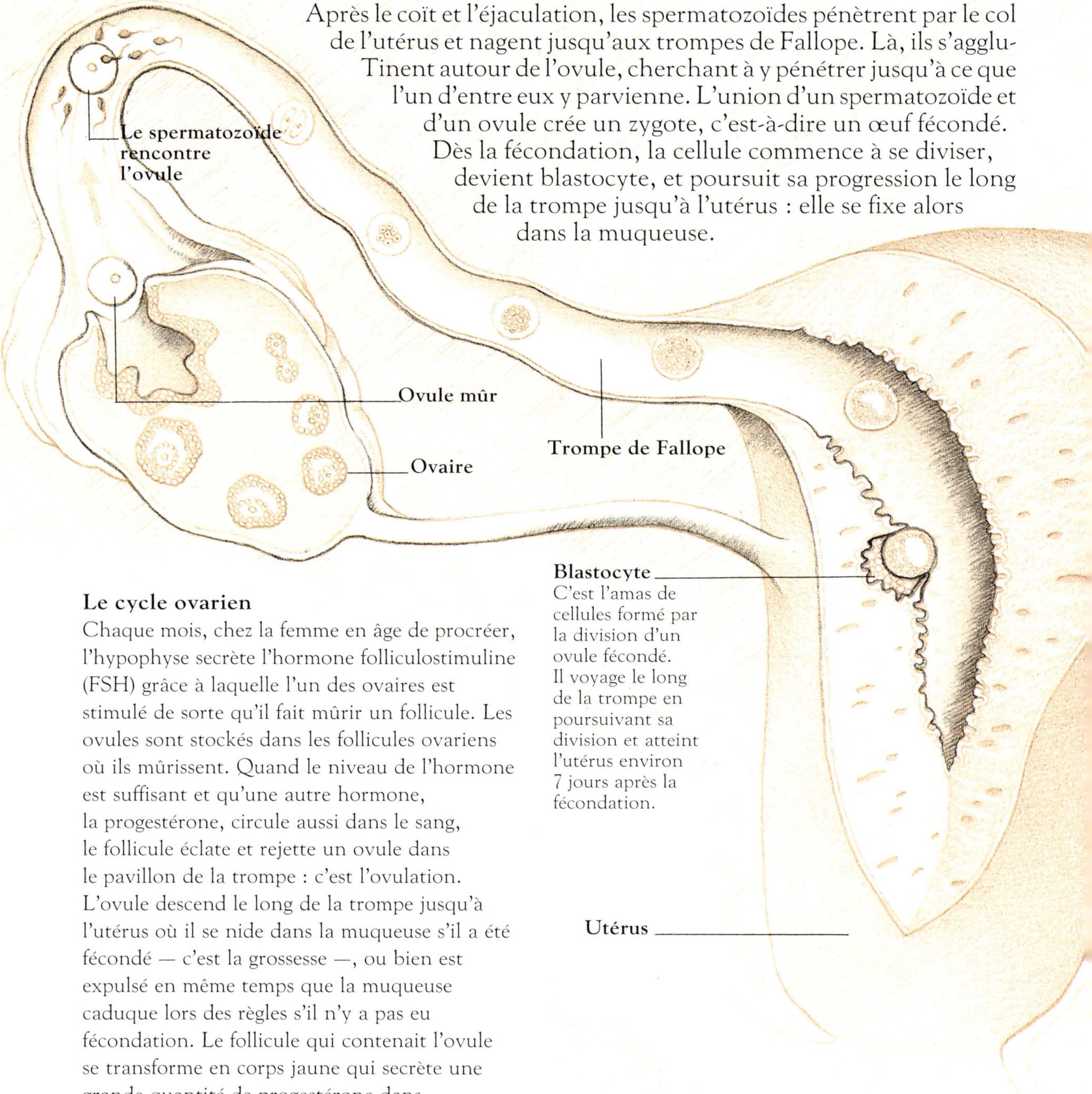

Blastocyte
C'est l'amas de cellules formé par la division d'un ovule fécondé. Il voyage le long de la trompe en poursuivant sa division et atteint l'utérus environ 7 jours après la fécondation.

Le cycle ovarien

Chaque mois, chez la femme en âge de procréer, l'hypophyse secrète l'hormone folliculostimuline (FSH) grâce à laquelle l'un des ovaires est stimulé de sorte qu'il fait mûrir un follicule. Les ovules sont stockés dans les follicules ovariens où ils mûrissent. Quand le niveau de l'hormone est suffisant et qu'une autre hormone, la progestérone, circule aussi dans le sang, le follicule éclate et rejette un ovule dans le pavillon de la trompe : c'est l'ovulation. L'ovule descend le long de la trompe jusqu'à l'utérus où il se nide dans la muqueuse s'il a été fécondé — c'est la grossesse —, ou bien est expulsé en même temps que la muqueuse caduque lors des règles s'il n'y a pas eu fécondation. Le follicule qui contenait l'ovule se transforme en corps jaune qui secrète une grande quantité de progestérone dans la seconde moitié du cycle, puis vieillit et meurt.

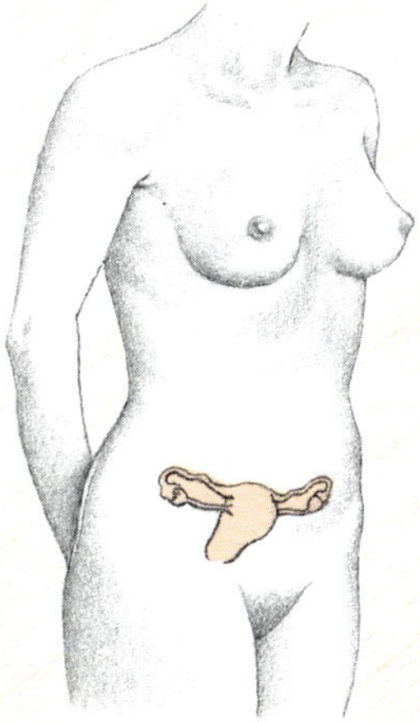

Emplacement des organes reproducteurs de la femme

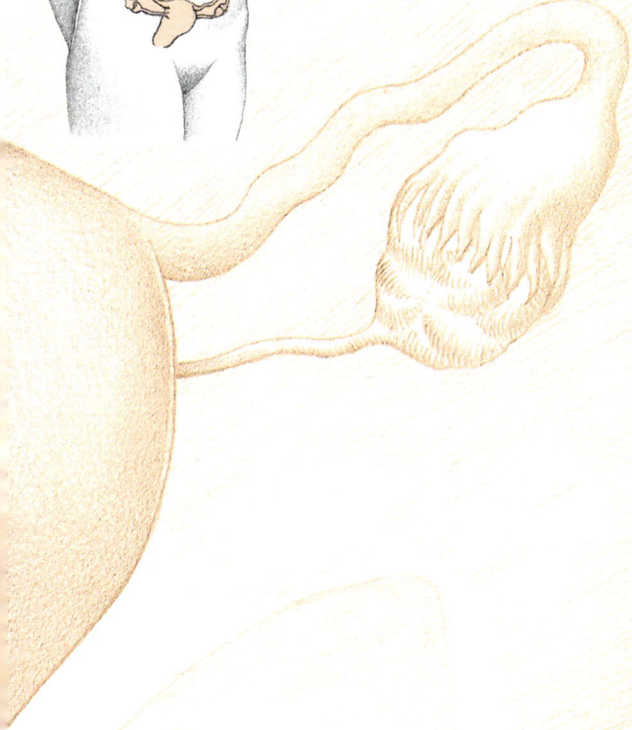

Garçon ou fille ?

Le sexe du bébé est déterminé par le chromosome sexuel du spermatozoïde. L'ovule est toujours femelle et ne contient que des chromosomes X. Le spermatozoïde peut être mâle ou femelle, c'est-à-dire contenir un chromosome Y ou un chromosome X.. L'enfant sera de sexe masculin, si un spermatozoïde contenant un chromosome Y pénètre l'ovule ; il sera de sexe féminin si le spermatozoïde contient un chromosome X.

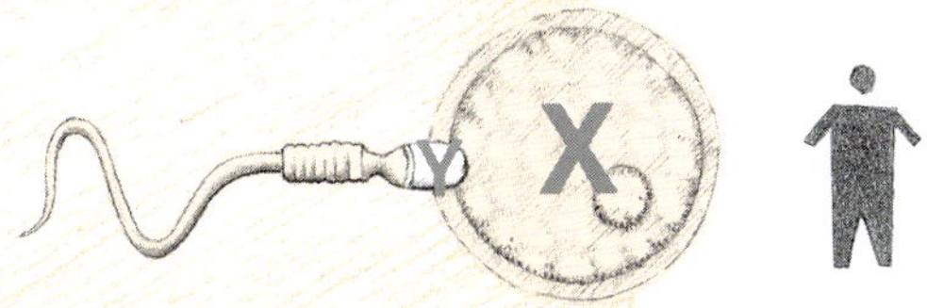

Spermatozoïde Y + ovule X = paire de chromosomes XY, un garçon

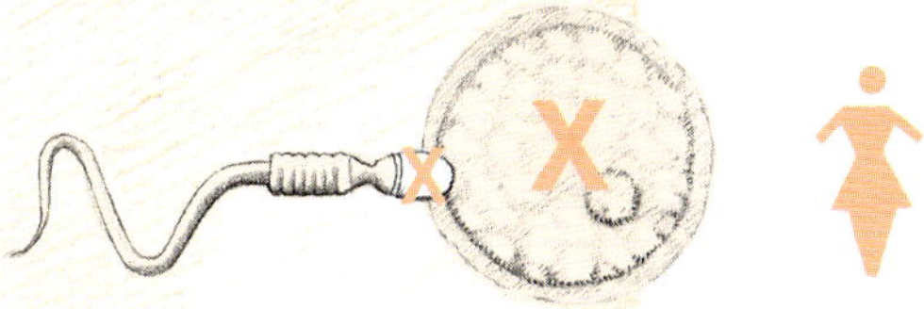

Spermatozoïde X + ovule X = paire de chromosomes XX, une fille

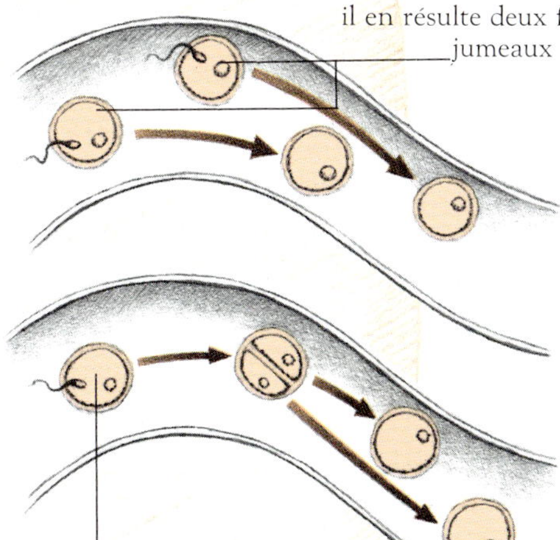

Deux spermatozoïdes fécondent deux œufs : il en résulte deux faux jumeaux

Un spermatozoïde féconde un seul œuf, qui se scinde, produisant des vrais jumeaux.

Les jumeaux

Au moment de l'ovulation, le cerveau et l'hypophyse peuvent envoyer à l'ovaire un message qui lui fera produire plus d'un ovule, ce qui peut entraîner la conception de jumeaux hétérozygotes (faux jumeaux) ou de triplets, ayant chacun son propre placenta.
Ce phénomène est souvent héréditaire.
En revanche, les vrais jumeaux sont issus de la division d'un seul œuf fécondé et n'ont qu'un seul et même placenta.

La Contribution de la Femme

Les organes qui permettent à la femme de produire et de faire mûrir les ovules, de les transporter pour qu'ils soient fécondés, puis de nourrir les œufs se situent tous dans la cavité abdominale.

Les Ovaires

Les deux ovaires, organes qui produisent les ovules, sont des glandes aplaties en forme de haricot qui mesurent environ 3 à 4 × 2 × 1 cm. Leur surface est blanc nacré et toute ridée.

Leur position dans la cavité pelvienne est variable ; chez la femme qui n'a pas encore enfanté, ils se trouvent placés verticalement de chaque côté du bassin. Leur partie interne est dirigée vers la cavité abdominale et surmontée par les trompes de Fallope. Les ovaires sont soutenus de trois côtés par des ligaments.

Un ovaire est fait de deux couches. Les follicules ovariens dans lesquels naissent et mûrissent les ovules, se rapprochent peu à peu de la périphérie au cours de leur maturation.

Les ovaires jouent un rôle central dans la reproduction féminine et remplissent deux fonctions sexuelles : la production d'ovules et celle d'hormones sexuelles. Ces fonctions sont régulées dans le cerveau au niveau de l'hypothalamus et de la posthypophyse. Si l'ovule est fécondé, les hormones ovariennes vont exercer leur action sur l'utérus afin de permettre la nidation de l'œuf.

Le Cycle Ovarien

L'ovulation et la production d'hormones par l'ovaire suivent un déroulement régulier : le cycle ovarien. Il est basé sur les modifications de la cellule germinale féminine qui produit l'ovule (contenue dans les follicules). Tout le stock d'ovules d'une femme est déjà présent à sa naissance. Chaque ovaire contient 3 à 4 millions de cellules germinales mais ce nombre est variable suivant les femmes.

Moins de 1 % de ces cellules sont destinées à mûrir et à produire des ovules au cours des 35 ans pendant lesquels une femme peut enfanter. Le reste disparaît tout simplement ; ce processus est en marche avant la naissance et se poursuit jusqu'à la ménopause, période qui correspond à l'épuisement du stock de cellules germinales.

Chaque mois, l'une de ces cellules germinales s'entoure de couches d'autres cellules pour former un follicule primordial. On ne sait pas par quel processus un ovule seulement est amené chaque mois à maturité ; mais l'efficacité de ce phénomène diminue avec l'âge.

Au début du cycle, il se peut que plusieurs follicules commencent à mûrir sous l'influence de l'hormone folliculostimuline secrétée par l'hypophyse ; mais un seul (deux au maximum) arrivera à maturité tandis que les autres régresseront.

La maturation du follicule se poursuit pendant les deux premières semaines du cycle. Arrivé à maturité, il est appelé follicule de « de Graaf » et a un diamètre de 10 à 30 mm, mille fois plus gros qu'au début de son évolution.

Quand le follicule est mûr, l'hormone lutéinisante (LH) secrétée par l'hypophyse provoque sa rupture. Il apparaît à la surface de l'ovaire en éjectant l'ovule. Les pavillons de la trompe, formés de franges minuscules qui couvrent la surface de l'ovaire, attirent l'ovule, lequel grâce aux contractions de la trompe descend jusqu'au premier tiers où il peut rencontrer un spermatozoïde.

Après l'ovulation, le follicule se rétracte et forme le corps jaune qui va produire de la progestérone pendant 8 à 10 jours. Puis, s'il n'y a pas eu fécondation, il dégénère, donnant en quelques mois une masse informe et blanchâtre, le Corpus albicans.

L'Ovule

L'ovulation se produit au milieu de chaque cycle ovarien (c'est-à-dire au 14e jour pour un cycle de 28 jours). Chaque ovule représente la contribution génétique de la mère à son enfant. Mais celui-ci n'est pas la somme d'une moitié maternelle et d'une moitié paternelle. Les chromosomes dont il hérite à la fécondation sont semblables à ceux des parents, mais pas identiques.

Au moment de la production de l'ovule, la structure génétique des chromosomes maternels est modifiée. Les chromosomes de l'ovule sont donc sensiblement différents de ceux des cellules des autres tissus de son organisme. Le même phénomène existe pour le spermatozoïde. L'œuf fécondé (et donc l'enfant conçu) hérite d'une moitié des chromosomes maternels et d'une moitié des chromosomes paternels, mais ces chromosomes ayant été modifiés, le matériel génétique de l'enfant sera différent de celui de ses parents, tout en leur ressemblant fortement.

La fécondation implique la fusion d'un ovule avec un spermatozoïde. Pour que le nombre de chromosomes soit constant dans l'espèce humaine, le nombre des chromosomes est réduit de moitié dans les cellules sexuelles. Deux divisions cellulaires successives aboutissent à cette réduction de moitié du nombre des chromosomes (c'est ce que l'on nomme la « méiose »). La cellule sexuelle finale (ovule, spermatozoïde) ne comporte plus que 23 chromosomes au lieu de 46.

L'Utérus

C'est un organe en forme de poire dont le bout le plus mince s'ouvre sur le vagin. Les deux tiers supérieurs en constituent le corps, et la portion qui se trouve à la jonction avec les trompes de Fallope, le fond. Le tiers inférieur constitue le col de l'utérus.

Un utérus non gravide est aplati, dirigé d'arrière en avant, pèse de 50 à 100 g et mesure environ 8 × 5 × 3 cm. Il contient une couche musculaire, le myomètre.

L'utérus est légèrement incliné vers la droite et un peu vers l'avant ; il est rétroversé (dirigé vers l'arrière) chez environ 10 % des femmes. Le col débouche dans le vagin avec un angle de 90 °C.

La position de l'utérus dépend également de la façon dont sont soutenus la vessie et le rectum. Quand une femme est debout, le col est normalement au niveau des os du bassin. Mais si les muscles du bassin sont affaiblis, l'utérus risque de descendre (prolapsus) en-dessous de ce niveau.

Le myomètre est formé de fibres musculaires souples séparées par un tissu conjonctif. Elles s'assemblent en couches mal définies mais qui s'organisent en un réseau musculaire.

L'endomètre, la couche muqueuse de l'utérus, est directement au contact du myomètre. Il est renouvelé à chaque cycle tant que la femme est en âge de reproduire.

Les Trompes de Fallope

Chacune mesure environ 10 cm. L'une des extrémités est reliée à la cavité utérine tandis que l'autre s'ouvre dans la cavité abdominale. Chaque trompe se divise en quatre parties : la partie interstitielle traverse à l'oblique le muscle utérin et débouche dans l'isthme, une étroite bande musculaire. Suit un segment riche en circonvolutions, l'ampulla. La partie extérieure de la trompe s'élargit pour donner le pavillon, bordé de franges en forme de tentacules nommées les fimbriae.

Certaines cellules dans la trompe sont couvertes de cils mobiles qui s'agitent comme un champ de blé au vent. Ces mouvements font progresser l'ovule de l'ovaire dans la trompe.

Les Hormones Sexuelles

Les hormones sexuelles produites par l'homme et la femme, sont responsables du développement des caractères sexuels secondaires chez les deux sexes ainsi que des modifications cycliques dans le corps de la femme qui débutent avec les premières règles et cessent à la ménopause. Elles préparent aussi le corps à la grossesse. Chez l'homme, les hormones contrôlent le développement sexuel, la production de spermatozoïdes et le maintien de la pulsion sexuelle.

Les Effets Chez l'Homme

À la puberté, les testicules produisent une grande quantité de testostérone qui provoque des modifications — croissance du pénis, du scrotum et des testicules, poils pubiens, muscles, os. La testostérone, comme tous les androgènes, a un effet anabolisant : en accélérant la synthèse des protéines, elle augmente la masse musculaire, principalement au niveau de la poitrine et des épaules, et accentue la croissance. La testostérone rend également agressif.

Si la production de testostérone est réduite, la pulsion sexuelle de l'homme et ses performances diminuent. Cela peut se produire si une maladie ou l'âge entraîne l'atrophie des testicules (à l'inverse de la ménopause chez la femme, l'andropause, qui modifie l'équilibre hormonal, est considérée comme une maladie). À partir de 40 ans, le nombre des cellules qui produisent des hormones dans les testicules a tendance à diminuer progressivement. Il s'ensuit que la production de la testostérone chez des hommes très âgés est environ le tiers ou la moitié de celle des sujets plus jeunes.

Une activité sexuelle régulière est le meilleur moyen de maintenir le niveau de testostérone qui risque de baisser par manque d'activité. Si vous n'avez pas de partenaire, la masturbation régulière est aussi efficace. Si la pulsion sexuelle a connu une diminution, elle peut prendre plusieurs mois avant de retrouver son niveau initial.

Les Effets sur la Femme

La production d'hormones ovariennes et hypophysaires affecte tous les organes du corps féminin. Toutes les modifications ne sont pas visibles, mais celles qui le sont sont très apparentes. Elles affectent autant l'esprit que le corps et peuvent être la source d'émotions variées. Les modifications dues aux hormones sont visibles aux différents moments du cycle, pendant la grossesse et après l'accouchement, et lors de la ménopause.

Le Cycle Menstruel

Il commence le premier jour des règles : l'ovaire produit de petites quantités d'œstrogènes, qui augmentent jusqu'à l'ovulation, 14 jours après le premier jour des règles. Quand l'ovule est éjecté, le corps jaune, qui se forme au niveau du follicule, secrète de la progestérone. Celle-ci atteint son seuil maximal quelques jours avant les règles.

Le cycle moyen dure environ 28 jours, mais il peut varier entre 26 et 33 jours. La première partie, avant l'ovulation, est dominée par les œstrogènes, la seconde, par la progestérone. Durant cette seconde phase, il y a encore une petite sécrétion d'œstrogènes qui diminue avec le niveau de la progestérone quelques jours avant les règles. La réduction progressive des hormones et leur disparition finale a pour résultat le décollement de la muqueuse utérine et l'écoulement menstruel.

Le saignement se produit parce que l'endomètre se rétracte et se décolle. Dans la seconde moitié du cycle, cette muqueuse s'est épaissie sous l'action de la progestérone et le système glandulaire s'est enrichi pour recevoir l'œuf fécondé ; elle disparaît si la fécondation n'a pas eu lieu.

Les règles ont donc deux fonctions : se débarrasser de la muqueuse caduque puisqu'il n'y a pas de grossesse ; préparer l'utérus à une éventuelle nouvelle grossesse au cours du cycle suivant.

Modifications Hormonales dans le Corps

Au cours de la première moitié du cycle, la production d'œstrogènes a un effet rajeunissant sur le corps. Les cheveux sont brillants, la peau en bonne santé, l'humeur positive. Les pertes vaginales sont fluides et claires et très peu odorantes.

Dans la seconde moitié, la progestérone fait gonfler les seins qui deviennent lourds, tendus et souvent riches en nodules. Des taches peuvent apparaître, les sécrétions vaginales deviennent plus épaisses, glaireuses, avec une odeur forte.

D'autres modifications attribuables à la progestérone sont la rétention d'eau (la femme peut se sentir bouffie au niveau du visage, des mains et des pieds) ; constater un épaississement de la taille, souffrir de maux de tête et douleurs abdominales ; vivre des changements d'humeur, irritabilité, crises de larmes, dépression pouvant même aller jusqu'à des idées de suicide et des violences.

La Ménopause

On appelle ainsi la période où la fonction ovarienne disparaît peu à peu tandis que le niveau des œstrogènes et de la progestérone diminue. Au moment des premières règles, la mise en place d'une activité ovarienne régulière et de la production d'hormones peut prendre plusieurs mois. La ménopause demande un laps de temps équivalent, et la disparition des règles n'est qu'une partie de ce phénomène.

Les Symptômes de la Ménopause

Beaucoup de femmes n'éprouvent absolument aucun symptôme et prennent à peine conscience de leur ménopause ; d'autres ont des troubles très importants, bouffées de chaleur, sueurs nocturnes, modifications de l'humeur, perte du désir sexuel et dépression. Le traitement hormonal de la ménopause est efficace à 90 ou 95 %.

On a longtemps cru que la ménopause était l'entrée dans la vieillesse, ce qui n'est vrai que pour celles qui le croient. Un nombre toujours plus grand de femmes la vivent au contraire comme un moment d'évolution personnelle, qui leur permet d'acquérir de nouveaux savoir-faire et de retrouver leur assurance.

Vous ne pouvez pas prévoir le moment de votre ménopause. L'âge où elle intervient est cependant héréditaire, et les femmes ont une ménopause précoce ou tardive, comme leur mère.

Si vos premières règles étaient précoces, votre ménopause sera probablement tardive, et vice-versa. Elle peut se produire entre 40 et 56 ans ; 1 % des femmes n'ont plus leur règles avant 40 ans, mais vers 56 ans, 99 % des femmes ont eu leur ménopause.

La Contraception

Il existe de nombreuses méthodes qui permettent aux couples d'avoir des rapports sans risquer une grossesse, mais leur efficacité et leur facilité d'usage sont très variables. Du point de vue de l'efficacité, la stérilisation est pour les deux sexes le meilleur moyen d'éviter une grossesse. À l'autre bout de l'échelle, la méthode la plus simple (et la plus risquée) est celle du retrait (Coïtus interruptus) : l'homme se retire du vagin de sa partenaire avant d'éjaculer.

Il existe trois autres méthodes contraceptives : la méthode naturelle des rythmes, la méthode mécanique et la méthode hormonale (pilule).

Naturelle, Mécanique ou Hormonale

Les méthodes naturelles comprennent le calendrier (méthode Ogino), la température, l'étude de la glaire cervicale : il s'agit de restreindre les rapports aux jours où la femme ne risque pas d'être fécondée. Ces jours sont déterminés par le calcul ou par l'observation de divers phénomènes. Les méthodes mécaniques (préservatif, stérilet ou diaphragme) créent une barrière qui empêche les spermatozoïdes d'atteindre l'ovule de sorte qu'il n'y a pas fécondation. La contraception hormonale consiste à absorber des hormones qui affectent le métabolisme et la physiologie des corps de telle sorte que la conception n'a pas lieu.

Il existe des méthodes mécaniques pour les hommes et les femmes. Parmi les méthodes hormonales que les deux sexes peuvent théoriquement utilisées, celles qui inhibent l'ovulation féminine sont les plus au point et les plus suivies.

Avec la mise au point de la contraception hormonale féminine — la pilule, simple et efficace à presque 100 % — la contraception est devenue l'affaire des femmes qui, initialement, étaient satisfaites d'assumer cette responsabilité et leur liberté sexuelle.

Ces derniers temps, pourtant, la contraception mécanique, principalement le préservatif, connaît un regain de faveur. Ceci est dû en partie à la crainte des effets secondaires de la pilule, mais surtout à l'augmentation de l'herpès génital et du SIDA, qui sont transmis sexuellement ; l'usage du préservatif est associé à l'idée d'une « sexualité sans danger ». Le préservatif est ainsi très utilisé aujourd'hui. Le fait que les hommes commencent à se sentir responsables n'y est pas non plus étranger.

La Contraception Masculine

La forme la plus ancienne de contraception masculine est le coït interrompu : le retrait du pénis juste avant l'éjaculation. C'est une méthode contraceptive à hauts risques et peu efficace. Il peut y avoir, avant l'éjaculation, une petite émission de liquide séminal qui contient quelques spermatozoïdes. Plus d'une grossesse est due au coït interrompu, que l'on ne devrait pas compter au nombre des méthodes anticonceptionnelles.

La vasectomie est une méthode définitive de contrôle des naissances pour l'homme et peut être pratiquée en 15 à 20 minutes, sans hospitalisation et sous anesthésie locale. Le préservatif, ou condom, est la forme la plus populaire de contraception masculine. C'est une méthode très efficace si elle est correctement utilisée.

Le Préservatif ou Condom

En caoutchouc fin, il est placé sur le pénis en érection avant la pénétration de façon à retenir l'éjaculat évitant que les spermatozoïdes pénètrent dans le corps de la femme. Pour une meilleure protection, et pour augmenter la lubrification, il est conseillé d'utiliser un gel spermicide. On trouve des préservatifs de toutes formes, couleurs, épaisseurs et textures, certains déjà lubrifiés ou enduits de spermicide. Un préservatif n'est utilisable qu'une seule fois, il en faut un neuf à chaque rapport.

Après l'éjaculation, le pénis avec son préservatif doit être aussitôt retiré avant la détumescence. Maintenez le préservatif pendant le retrait afin que le sperme ne se répande pas à l'entrée du vagin.

Le préservatif a des avantages : il est efficace si on l'emploie correctement et avec un gel spermicide ; il est toujours prêt à l'usage, facile à utiliser par tous les hommes. Il protège en outre des maladies sexuellement transmissibles et garantie sans doute la femme d'un cancer du col de l'utérus.

Pourtant le préservatif n'est pas très populaire. Certains hommes se plaignent d'une perte de sensibilité — dont l'effet peut au contraire être bénéfique pour ceux qui ont tendance à éjaculer prématurément. Le caoutchouc et les produits chimiques qui entrent dans sa composition peuvent — très rarement — causer des allergies. Mais le plus grand reproche qui lui est fait est d'être laid et de détruire la spontanéité de l'union sexuelle.

Bien se Servir d'un Préservatif

- Prenez-en un neuf à chaque rapport et vérifiez avant emploi qu'il n'est ni percé ni déchiré.
- Assurez-vous qu'il est mis en place avant que le pénis approche du vagin.
- Retirez le pénis avant complète détumescence en maintenant le bord du préservatif.
- Vérifiez soigneusement que rien ne goutte.
- Pas de gel au pétrole pour lubrifier l'extérieur du préservatif : c'est irritant pour le vagin. Utilisez des gels hydrosolubles (voir page 244).

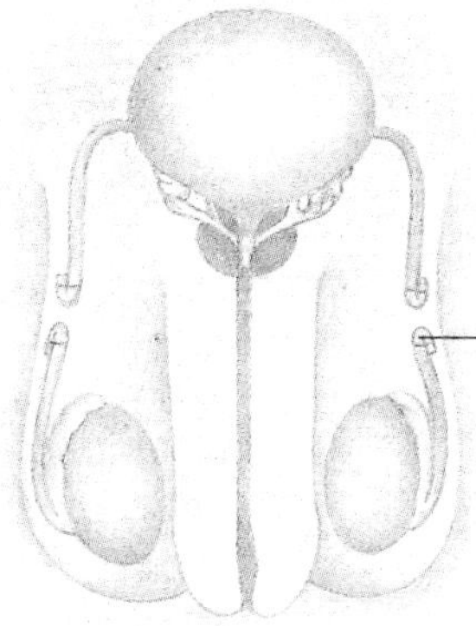

La vasectomie
Les bouts sectionnés du canal déférent sont remis en place dans la cavité abdominale. Le procédé est efficace à 100 %, la convalescence est rapide et il n'y a ni modification du taux d'hormones sexuelles, ni de l'aspect ou du volume du sperme.

Les Méthodes Contraceptives

Elles vont de la méthode très simple, mais risquée, du retrait, à celle, beaucoup plus complexe, de la stérilisation chirurgicale. Mais il existe de nombreux autres moyens sans danger, réversibles et facilement utilisables pour contrôler les naissances. Vous pouvez acheter des préservatifs, des éponges, des ovules, des crèmes et des gels spermicides chez le pharmacien. Le diaphragme ou capuchon du col de l'utérus nécessite qu'un gynécologue prenne vos mesures ; celles-ci peuvent se modifier si vous prenez ou perdez du poids, ou encore après une naissance. Le stérilet, ou DIU (Dispositif intra-utérin), doit être placé et enlevé par un spécialiste et soumis à un contrôle régulier. Les différentes sortes de pilules s'obtiennent uniquement sur prescription médicale.

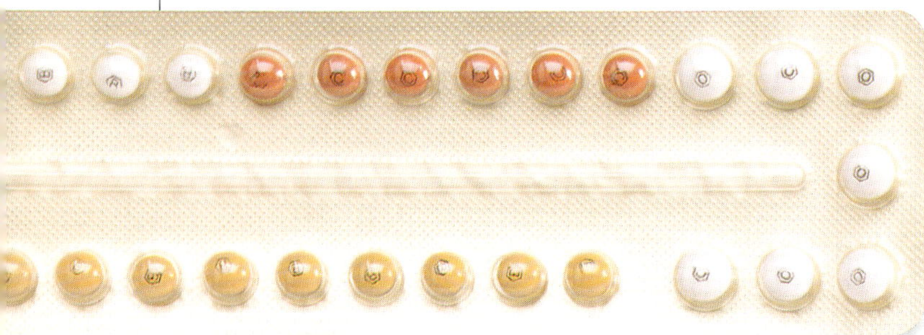

La pilule contraceptive
Il en existe différentes sortes ; certaines ne contiennent que des œstrogènes, d'autres que de la progestérone, d'autres associent les deux.

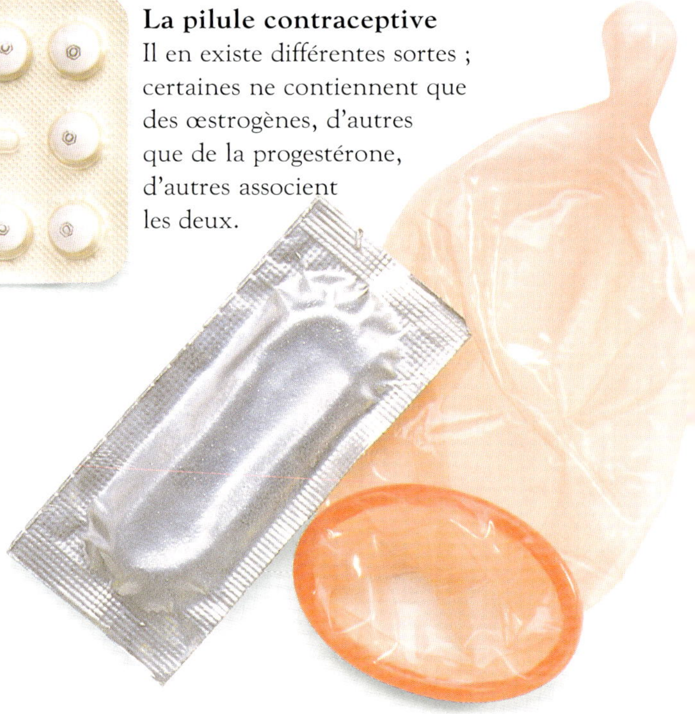

Le condom ou préservatif
Première méthode contraceptive chez les hommes, cette protection de caoutchouc existe en une grande variété de couleurs, épaisseurs et textures.

Stérilet (DIU)
Mis en place dans l'utérus par un gynécologue, il y reste trois ans et nécessite une surveillance médicale régulière. Certains modèles contiennent du cuivre ou de la progestérone.

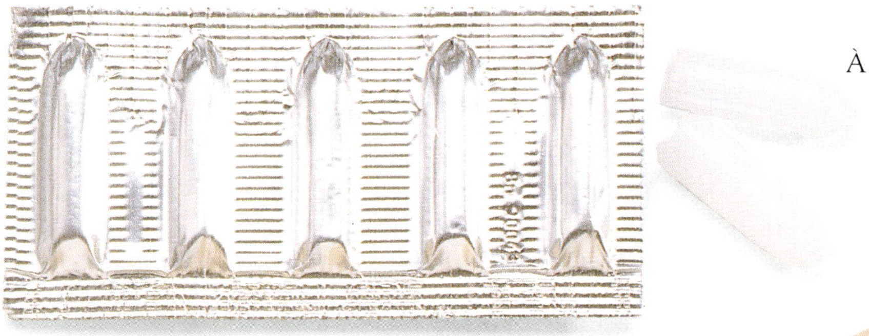

Ovules spermicides
À n'utiliser qu'avec préservatif ou diaphragme. Il en faut un neuf à chaque rapport.

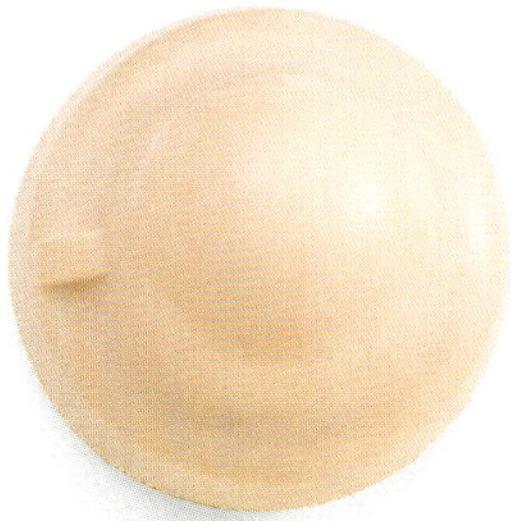

Cape cervicale
Semblable à un diaphragme, mais plus petite, elle s'adapte sur l'ouverture du col de l'utérus.

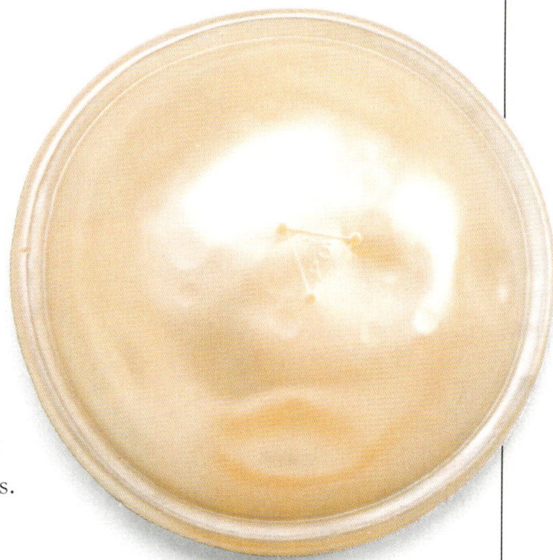

Diaphragme
Il empêche les spermatozoïdes de pénétrer dans l'utérus. À utiliser avec un gel ou une crème spermicides.

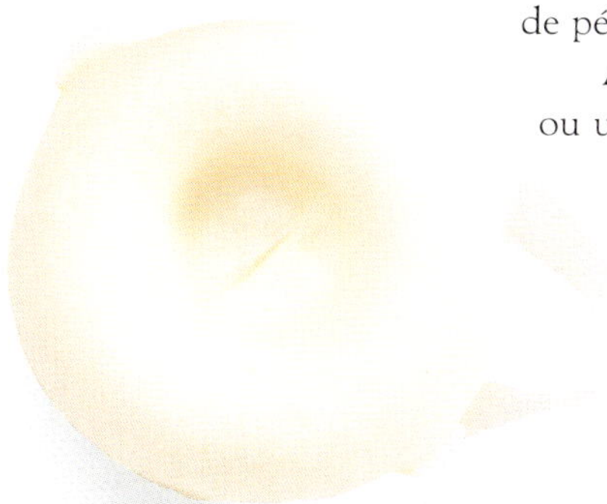

Éponge spermicide
En vente libre, facile à placer, il faut la laisser au fond du vagin 6 heures encore après le rapport.

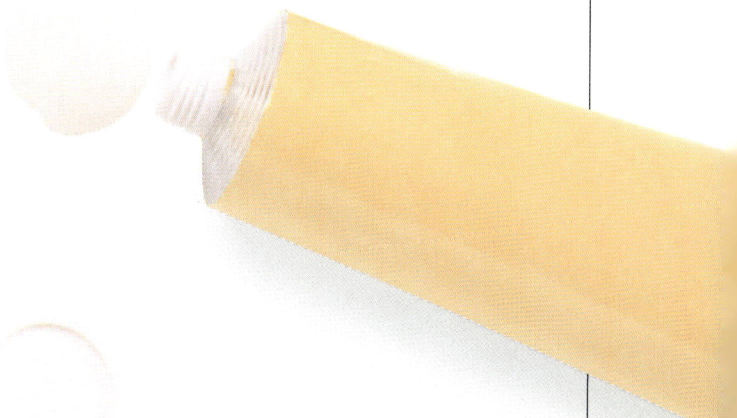

Gels et crèmes spermicides
Utilisés en association avec le diaphragme ou un préservatif, ils protègent aussi des maladies sexuellement transmissibles.

La Contraception Féminine

Les moyens de contraception accessibles aux femmes sont des dispositifs mécaniques (diaphragme, cape, stérilet et préservatif féminin) ou hormonaux (pilule combinée, mini-pilule), la ligature des trompes et les méthodes naturelles.

Diaphragme et Cape

Le diaphragme est un dôme de caoutchouc monté sur un anneau de métal flexible. Vous l'insérez au fond du vagin avant le rapport de sorte qu'il se fixe entre les os du bassin bloquant ainsi l'entrée du col et empêchant les spermatozoïdes de pénétrer dans l'utérus. Associé à un spermicide (gel, mousse ou ovule) dont vous enduisez le diaphragme avant de l'insérer, et dont vous renouvelez l'application trois heures après sans l'avoir ôté, cette méthode est très fiable et protège bien contre les maladies vénériennes.

Vous pouvez vous procurer un diaphragme chez votre médecin. Vérifiez sa taille tous les six mois car le vagin se modifie lorsque vous prenez ou perdez plus de 9 kg, et après une naissance ou une fausse couche.

Après avoir ôté le diaphramme, lavez-le soigneusement à l'eau chaude, rincez-le, séchez-le et conservez-le dans un endroit frais. Vérifiez qu'il n'a ni trou ni déchirure et ne l'ôtez pas avant 6 à 8 heures après la fin du dernier rapport. Ne le laissez pas indéfiniment à l'intérieur du vagin.

La cape cervicale est semblable au diaphragme et s'utilise de la même façon, mais elle est plus petite et ne couvre que le col de l'utérus.

Le Stérilet (DIU)

En forme de spirale ou d'anneau, c'est un petit objet (2,5 cm) plat, flexible, en plastique, que le médecin place dans l'utérus de la femme. Un fil de plastique y est accroché qui permet de l'enlever et qu'on peut sentir à la sortie du col. Les stérilets viennent après la pilule sur le plan de l'efficacité, ils rendent la nidation de l'embryon impossible. Une fois en place, ils peuvent y rester indéfiniment. Les derniers modèles peuvent être utilisés par toutes les femmes, même par celles qui n'ont pas encore eu d'enfants.

L'un des avantages du stérilet est qu'il offre une protection immédiate et constante dès qu'il a été mis en place et qu'il n'interfère pas avec le rapport. À la différence de la pilule, il n'a aucun effet sur la lactation, sur l'équilibre hormonal ou sur la fécondité naturelle de la femme (l'ovulation a toujours lieu, c'est la nidation de l'œuf qui est empêchée).

En revanche, il peut causer des inflammations ou favoriser les infections, ce qui nécessite une surveillance médicale régulière. Son efficacité est bonne mais pas totale. Toutes ces raisons expliquent une certaine désaffection à son égard.

Le Préservatif Féminin

Il n'est pas une nouveauté (son existence remonte à 1920 mais n'est pas en usage). Le préservatif féminin est considéré comme la plus récente méthode de contraception féminine. C'est un tube de latex fin mais solide, ouvert à une extrémité, fermé à l'autre, avec un anneau flexible à chacune afin de le mettre en place et de l'y maintenir facilement.

On le place dans le vagin avant le rapport (le bout fermé au fond) pour former une fine couche flexible qui, comme le préservatif masculin, retient l'éjaculat et empêche les spermatozoïdes de pénétrer dans le corps féminin. C'est une bonne protection contre les maladies sexuellement transmissibles.

La Pilule Combinée

La méthode réversible la plus efficace est une pilule qui contient des œstrogènes et des progestatifs de synthèse, semblables aux hormones naturelles produites par les ovaires. L'équilibre hormonal du corps en est modifié et les ovaires cessent de fonctionner, empêchant la grossesse. Une plaquette contient de 21 à 28 pilules à prendre chaque jour et les règles surviennent tous les 28 jours, quand on cesse de la prendre. La pilule doit être prescrite par un médecin ou un centre de planning familial après un examen gynécologique approfondi des seins et un frottis.

Elle est déconseillée aux femmes qui fument, qui souffrent d'obésité, de maladies cardiaques ou de désordres hormonaux, ou qui ont des antécédents de maladies cardiaques dans leur famille. Si vous prenez la pilule, faites-vous examiner régulièrement, prenez une pilule, la moins dosée possible en œstrogènes, et consultez votre médecin traitant dès que vous constatez le moindre effet secondaire — baisse d'acuité visuelle, maux de tête, douleurs dans les seins, les jambes, palpitations, difficultés respiratoires ou saignements irréguliers.

Mini-Pilules

Elles utilisent les effets contraceptifs de la progestérone et non des œstrogènes. Leurs effets secondaires sont moindres que ceux des pilules combinées, mais ne suppriment pas totalement l'ovulation : les règles restent donc dépendantes de votre propre cycle menstruel, ce qui pour certaines femmes, implique une menstruation très irrégulière.

La Stérilisation

Elle ne concerne que les femmes qui ne veulent plus d'enfants car elle est définitive. Il existe quatre opérations différentes : les trompes peuvent être ligaturées, pincées, suturées ou cautérisées de sorte que l'ovule et les spermatozoïdes ne puissent plus jamais se rencontrer. D'une manière ou d'une autre, la stérilisation nécessite de ligaturer ou de boucher les trompes, ce qui concrètement signifie enlever un bout de la trompe. De ce fait, l'opération est irréversible. Elle réussit dans presque tous les cas — environ 4 échecs pour mille interventions — et n'est que suivie rarement de complications graves.

Les Méthodes Naturelles ou des Rythmes

Trois méthodes de contrôle des naissances sont basées sur les rythmes naturels du cycle — il s'agit pour les couples d'éviter les rapports au moment où la femme est fécondable. Elles se révèlent inefficaces même si elles sont utilisées dans des conditions idéales. Même bien utilisées, le risque de grossesse n'est pas nul, c'est pourquoi ces méthodes sont plutôt réservées aux couples informés de ce risque et prêts à en assumer les conséquences.

La première, celle du calendrier (méthode Ogino), compte 14 jours à partir du premier jour des règles : les quatre jours avant et après ce quatorzième jour sont considérés comme une période fertile pendant laquelle il faut éviter tous rapports pour ne pas tomber enceinte.

La deuxième méthode des températures, consiste à prendre chaque matin sa température et à la noter sur un diagramme. Lorsque la température reste élevée pendant trois jours, c'est le moment de l'ovulation. Ces trois jours, et juste avant, correspondent à la période fertile durant laquelle il faut éviter les rapports.

L'étude de la glaire cervicale consiste à observer les modifications des pertes vaginales de façon à prévoir l'ovulation, et par conséquent les jours où les rapports doivent être évités. Ces jours-là, la glaire devient plus abondante, fluide et claire. Il faut s'abstenir jusqu'à ce que la glaire redevienne épaisse et collante.

Ces méthodes ne comportent bien sûr aucun risque médical ni aucune contre-indication — le seul effet « secondaire » pouvant être la grossesse ! — et sont gratuites. Mais elles ont des conséquences non négligeables sur la fréquence des rapports.

POUR L'HOMME : AVEZ-VOUS UN PROBLÈME DE SANTÉ ?

DOULEUR SOUDAINE À L'UN DES TESTICULES – OU AUX DEUX

Avez-vous reçu un coup aux organes génitaux dans les dernières 48 h ?

oui → **Une contusion interne des testicules** par suite d'un coup, surtout s'ils sont enflés. Faites venir le médecin. Peut-être vous faudra-t-il une petite hospitalisation et un traitement chirurgical.

non ↓

Avez-vous eu les oreillons récemment ?

oui → **L'orchite,** inflammation courante de l'un ou des deux testicules. Elle peut — rarement — entraîner une stérilité secondaire. Consultez votre médecin afin d'éliminer les risques d'une infection plus grave des glandes lymphatiques. Il vous prescrira des antalgiques et vous recommandera de rester couché.

non → **Une torsion des testicules** à l'intérieur du scrotum. Elle peut se produire n'importe quand, même pendant le sommeil. Elle est parfois accompagnée de nausées et de vomissements. Consultez immédiatement votre médecin traitant.

L'UN DES TESTICULES (OU LES DEUX) EST (SONT) ENFLÉ(S)

L'un de vos testicules a-t-il grossi ?

oui → **Un kyste** (grosseur emplie de liquide) s'est peut-être formé dans le scrotum. C'est bénin ! Le kyste ne commence à être gênant que lorsqu'il a beaucoup grossi. Mais consultez votre médecin afin d'éliminer les risques de tumeur. Les kystes sont courants après 40 ans mais peuvent se former à n'importe quel âge.

non ↓

Éprouvez-vous un gonflement généralisé mais non douloureux au niveau du scrotum ?

oui → L'hydrocèle est une accumulation de liquide clair dans la tunique vaginale, c'est-à-dire l'enveloppe la plus interne des fibreuses qui couvrent les testicules. Il faut peut-être draîner le liquide sous anesthésie locale. Si le problème se manifeste à nouveau, votre médecin vous prescrira peut-être une petite opération pour renforcer ou ôter l'une des couches fibreuses afin d'empêcher que le liquide s'accumule.

VOTRE PÉNIS EST IRRITÉ

Avez-vous des boutons ou inflammations sur le pénis ?

oui → **Une maladie sexuellement transmissible** ou une autre infection est à l'origine de ces symptômes. Consultez immédiatement votre médecin. Évitez tout rapport tant qu'un diagnostic n'est pas établi.

non ↓

Constatez-vous plusieurs grosseurs sur votre pénis ?

oui → **Des verrues anogénitales** causées par un virus (voir page 244). Pas d'automédication, la peau du pénis est très fragile. Consultez votre médecin.

non ↓

Voyez-vous une rougeur ou un gonflement sur le gland ?

oui → **La balanite,** inflammation de la muqueuse du gland. Elle résulte ordinairement d'une infection, de vêtements trop serrés ou des sécrétions de la peau (smegma) qui ne sont plus évacuées. L'irritation et le gonflement permettent parfois difficilement de découvrir le prépuce pour nettoyer le gland. Consultez votre médecin.

non ↓

Avez-vous mal pendant le coït ?

oui → **Le frottement du coït** peut faire mal, surtout si le vagin de votre partenaire est sec et si elle-même se plaint de douleurs. Utilisez un gel lubrifiant.

non ↓

Avez-vous mal uniquement après le coït ?

oui → **Une réaction allergique,** par exemple, à un gel contraceptif ou aux produits de toilette intime de votre partenaire, ou encore au caoutchouc si vous utilisez un préservatif. Consultez votre médecin.

non ↓

Votre pénis reste-t-il en érection alors que vous n'êtes pas excité ?

oui → **Un priapisme** causé par l'obstruction brutale des vaisseaux de sorte que le sang ne peut plus refluer du pénis en érection. Consultez immédiatement votre médecin.

DU SANG DANS LE SPERME

L'hémospermie, des traces rosées, rougeâtres ou brunâtres dans votre sperme, peut être due à la présence de sang. De petits vaisseaux de la partie supérieure de l'urètre peuvent s'être rompus au moment de l'érection. Ce phénomène est rare, et guérit en quelques minutes, même si le sperme reste coloré les jours qui suivent. Cela n'est pas grave, mais si vous avez des inquiétudes, consultez votre médecin.

Pour la femme : avez-vous un problème de santé ?

Avez-vous des pertes vaginales de couleur et de consistance anormales ?

Les pertes sont-elles anormalement épaisses et blanches ?

oui → **Des mycoses,** ou champignons, surtout si vous éprouvez des irritations autour du vagin. Les mycoses se développent souvent après une prise d'antibiotiques, pendant la grossesse ou quand vous prenez la pilule. Consultez votre médecin.

non ↓

Sont-elles jaune verdâtre ?

oui ↓

Avez-vous oublié d'ôter un tampon ?

oui → **Une infection** peut se produire si vous laissez un tampon ou votre diaphragme trop longtemps dans le vagin. Si les pertes continuent 24 h après que vous l'ayez enlevé, consultez votre médecin.

non ↓

Éprouvez-vous une douleur ET/OU un sentiment de malaise généralisé ?

oui → **La salpingite,** infection des trompes et des tissus environnants. Consultez immédiatement votre médecin.

non → **La trichomonase** ou une autre infection vaginale transmise sexuellement. Consultez votre médecin.

Du sang dans les urines

Une envie fréquente d'uriner, en petites quantités, une urine trouble, avec des traînées de sang et une odeur forte, peut être le signe d'une cystite (inflammation de la vessie) ou d'une urétrite (inflammation de l'urètre). Consultez votre médecin qui vous prescrira des antibiotiques en cas d'infection.

DES SAIGNEMENTS ENTRE LES RÈGLES, OU APRÈS LA MÉNOPAUSE

Prenez-vous la pilule, ou portez-vous un stérilet ?

oui → **Ces deux méthodes contraceptives** sont susceptibles de provoquer des saignements entre les règles. Ne vous en inquiétez pas mais parlez-en à votre médecin qui vous proposera peut-être une autre contraception.

non ↓

Les saignements se produisent-ils après un rapport ?

oui → **Les saignements** après un rapport peuvent signaler une petite anomalie des cellules du col de l'utérus ou un cancer du col. Consultez sans tarder votre médecin.

non ↓

Avez-vous eu un rapport sexuel dans les trois derniers mois ET une absence de règles ?

oui → **Une complication grave en début de grossesse** (grossesse extra-utérine) surtout si vous attendez vos règles et éprouvez des douleurs abdominales. Appelez votre médecin sans retard. S'il soupçonne une grossesse extra-utérine, il vous fera hospitaliser en demandant une intervention immédiatement pour l'interrompre.

non ↓

Avez-vous plus de 40 ans ET plus vos règles ?

oui → **Des saignements après la ménopause** peuvent être bénins, ou être le signe d'un cancer de l'utérus ou du col. Consultez votre médecin sans tarder.

AVEZ-VOUS CONSTATÉ DES ANOMALIES DERMATOLOGIQUES DANS LA RÉGION GÉNITALE, GROSSEURS, INFLAMMATIONS, BOUTONS ?

Utilisez-vous du savon, des déodorants dans la région génitale, ou pratiquez-vous des injections vaginales ?

oui → **L'irritation due aux parfums et produits chimiques** peut provoquer une inflammation des muqueuses délicates de la vulve et du vagin. Évitez le savon à cet endroit-là, l'eau claire est meilleure.

non → **Un problème dermatologique au niveau de la vulve** doit vous faire consulter votre médecin qui vous prescrira le traitement adéquat.

Avez-Vous Mal Pendant Les Rapports ?

Est-ce votre première relation sexuelle ou le début d'une nouvelle ?

oui → **Une meurtrissure et une irritation momentanées** de la région génitale peuvent faire suite à un rapport nouveau ou particulièrement ardent. L'abstinence un jour ou deux est recommandée. Choisissez une posture moins fatigante (de côté) ou contrôlez l'enthousiasme de votre partenaire en adoptant une posture où vous êtes sur lui.

non ↓

Votre vagin est-il sec, ce qui rend la pénétration douloureuse ?

oui ↓

Avez-vous plus de 45 ans ?

oui → **Des modifications hormonales** aux abords de la ménopause peuvent occasionner un amincissement de la muqueuse vaginale et une perte de lubrification, rendant le rapport douloureux. Consultez votre médecin.

non → **La tension** pendant le rapport gêne la lubrification normale et la détente des muscles qui entourent le vagin. L'anxiété peut être le résultat d'une difficulté sexuelle spécifique ou d'un stress. Consultez votre médecin.

non (Votre vagin est-il sec…) ↓

Avez-vous mal pendant les rapports ou dans certaines postures ?

oui → **La pression** sur un ovaire ou un autre point sensible si la pénétration est profonde peut engendrer cette douleur. Si elle se reproduit chaque fois que vous avez un rapport dans une certaine posture, ne vous inquiétez pas. Il suffit d'en choisir une autre. Consultez votre médecin pour plus de sécurité.

non ↓

Les rapports sont-ils devenus douloureux récemment ?

oui → **Un kyste** (grosseur emplie de liquide) au niveau d'un ovaire peut causer une douleur s'il est touché pendant le rapport. Il peut aussi provoquer un gonflement de l'abdomen. La douleur peut également résulter d'une inflammation du col. Consultez votre médecin.

non ↓

Vos règles sont-elles devenues plus douloureuses ces derniers mois ?

oui → **L'endométriose,** inflammation de la muqueuse de l'utérus, est possible bien que rare. Elle provoque des douleurs lors des règles et des rapports. Consultez votre médecin.

Les Maladies Sexuellement Transmissibles

Par définition, ce sont celles que l'on contracte par contact sexuel, qu'il soit oral, génital ou anal. On pourrait diviser les maladies sexuellement transmissibles (MST) en anciennes et modernes. Parmi les plus anciennes, la blennorragie, la syphilis, l'urétrite, la trichomonase, les mycoses et les poux pubiens. Les plus graves, et les plus modernes sont le SIDA, l'herpès génital et les chlamydiae.

Il y a deux ou trois siècles, la syphilis était un fléau universel qui tuait des centaines de milliers de personnes. De nos jours, la blennorragie et la syphilis sont faciles à traiter et à guérir grâce à des antibiotiques comme la pénicilline. Les poux pubiens (« morpions ») sont éradiqués avec un shampooing spécial, comme pour les poux du crâne. De même, des traitements spécifiques soignent rapidement la trichomonase et les mycoses.

— Comment et pourquoi traiter ? —

Malheureusement, certaines maladies sexuellement transmissibles, telles que les chlamydiae, sont difficiles à traiter car elles entraînent peu de symptômes. Chez la femme, le seul examen de la région génitale ne permet pas de diagnostiquer les chlamydiae. Il faut faire un frottis cervical. L'infection peut être présente sans donner de symptômes : celui ou celle qui en est porteur à son insu peut la transmettre à son (ses) partenaires(s).

Vous pouvez consulter et être soigné par un médecin généraliste, un gynécologue ou un spécialiste des maladies sexuellement transmissibles qui vous indiquera le traitement à suivre, les changements nécessaires à faire dans votre vie, et vous aidera à assumer le fait que vous soyez porteur d'une MST. Il est indispensable de contacter tous vos éventuels partenaires sexuels : soyez coopérant et demandez-leur de consulter sans retard.

L'arrivée du SIDA a sans doute conduit à une prise de responsabilité au niveau de la sexualité en général. Les statistiques indiquent que le nombre de partenaires sexuels pour un sujet donné a diminué, avec une baisse corrélative des MST d'environ 70 %. De plus en plus de gens pratiquent une sexualité sans risques grâce au préservatif et aux gels spermicides (voir page 244). Plus grand sera le nombre des adeptes de ces pratiques, plus petit sera celui des porteurs de MST.

Chlamydiae, Mycoses et Trichomonase

Ces infections vaginales peuvent atteindre aussi bien l'homme que la femme. Les chlamydiae sont de loin la plus dangereuse des trois car leur présence est rarement évidente et ces microbes peuvent provoquer des infections beaucoup plus graves.

Les Chlamydiae

Elles sont en passe de devenir la MST la plus répandue. Le problème est sérieux car la plupart des femmes qui en sont atteintes ne présentent aucun symptôme. Les effets secondaires de la maladie sont très graves aussi est-il important qu'un diagnostic sûr soit établi rapidement si vous craignez d'avoir contracté cette infection.

Les chlamydiae peuvent s'attaquer aux muqueuses du vagin, de la bouche, des yeux, des voies urinaires et du rectum. Elles se concentrent cependant le plus souvent au niveau du col de l'utérus provoquant des pertes peu importantes. L'aspect le plus inquiétant de cette maladie tient à ce que 30 % des personnes concernées risquent une infection généralisée de la cavité abdominale dont les séquelles sont l'obstruction des trompes et la stérilité. Une femme atteinte peut transmettre l'infection à son bébé au moment de la naissance. Le symptôme le plus courant chez le nouveau-né est la conjonctivite, mais il peut aussi avoir une pneumonie.

Les symptômes d'une chlamydiae sont rares, mais toute perte anormale devrait vous amener à consulter un médecin. De la fièvre et quelques douleurs abdominales, au moment du coït, peuvent se manifester et surtout les partenaires masculins présentent une inflammation de l'urètre (urétrite), du gland ou des trompes urinaires.

Les chlamydiae se traitent facilement une fois qu'elles ont été révélées par des tests modernes. Un prélèvement cervico-vaginal et/ou un prélèvement urétral, effectué(s) au laboratoire, permette(nt) un diagnostic sûr et la mise en route d'un traitement qui doit être prolongé 21 jours chez tous les partenaires.

Les chlamydiae se soignent parfaitement avec des antibiotiques mais il est indispensable de respecter la prescription et suivre tout le traitement. Ne cessez pas de prendre vos comprimés sous prétexte que vous n'avez plus de symptômes : vous pourriez avoir une rechute et les médicaments seraient alors moins efficaces.

Toute personne qui a une vie sexuelle active surtout si elle a de multiples partenaires peut attraper des chlamydiae. Si vous êtes de ceux-là, et si vous êtes touché par la maladie, tous vos partenaires doivent être informés, examinés et traités. On peut éviter une réinfection en utilisant préservatifs, diaphragmes et gels spermicides.

Les Mycoses Vaginales

Elles sont causées par les levures monilia et candida. Le monilia est normalement présent dans le vagin. L'infection ne survient que lorsqu'il prolifère, ce qui se produit si vous pratiquez des injections vaginales ou mettez des antiseptiques dans votre bain ; ceux-ci en effet tuent la flore vaginale qui régule la présence du monilia. Les mycoses sont fréquentes chez certaines femmes :

- Celles qui prennent des antibiotiques : la quantité de champignons dans le vagin est régulée par les bactéries qui y vivent. Si un antibiotique tue les bactéries, les champignons vont proliférer.
- Les diabétiques. Si le diabète n'est pas stabilisé, la présence de sucre dans les urines offre un milieu favorable à la prolifération de tous les organismes, dont le monilia.
- Celles qui prennent des progestatifs de synthèse, tels que la pilule. Celle qui est fortement dosée en progestérone favorise la prolifération du monilia.
- Toutes les femmes au moment où leur propre taux de progestérone est élevé, c'est-à-dire juste avant les règles ou pendant la grossesse.

Les symptômes de la mycose sont des pertes épaisses, aigres et blanchâtres accompagnées d'irritations, d'inflammations et de démangeaisons au niveau du vagin et du périnée. On observe rougeurs et desquamations qui peuvent s'étendre sur la face interne des cuisses. L'homme qui attrape les mycoses de sa partenaire constate ces rougeurs, desquamations et démangeaisons au niveau du pénis, du scrotum, sur toute la peau de la région génitale et à l'intérieur des cuisses. Chez la femme, si l'infection se propage dans le rectum, elle y provoque inflammation et démangeaison, voire la diarrhée.

Si vous attrapez des mycoses, abstenez-vous de rapports jusqu'à complète guérison. Consultez votre médecin et suivez bien tout le traitement, qui peut durer plusieurs semaines. Il s'agit souvent d'ovules et de pommade à base de fongicide. Dans les cas graves, on vous prescrira un traitement sous trois formes : une pommade à passer sur la peau ; des ovules pour le vagin ; et des gélules à avaler pour diminuer la prolifération des levures dans tout l'organisme.

Ne grattez pas les zones infectées car le champignon se mettant sous vos ongles, vous risqueriez de le propager ailleurs. N'utilisez pas de médicaments non prescrits. Les traitements efficaces s'achètent sur ordonnance. N'employez pas d'anesthésique local qui peut provoquer une rémission momentanée de l'irritation mais de très courte durée, et auquel vous risquez d'être allergique.

La Trichomonase

Cette maladie, qui atteint hommes et femmes, est due à un parasite microscopique qui peut être présent au niveau du vagin, du col, de l'urètre et de la vessie chez la femme, et dans l'urètre et la prostate chez l'homme. Il est fréquent chez les femmes qui ont une vie sexuelle active et chez 90 % de leurs partenaires.

Les hommes ont peu de symptômes, sinon quelques pertes au niveau du pénis et une sensation de brûlure en urinant. Les femmes ont des pertes jaunâtres importantes, une inflammation et des démangeaisons au niveau du vagin et du périnée, et ressentent des brûlures en urinant. Si l'infection atteint la vessie, il peut y avoir des symptômes de cystite, fréquente envie pressante d'uriner, brûlure et douleur en fin de miction.

Les deux partenaires et tous leurs partenaires sexuels doivent être traités. On utilise le Flagyl en prise orale en une seule dose de 8 comprimés ou à raison de 3 comprimés par jour pendant 7 jours. Prenez le Flagyl au milieu du repas pour éviter les aigreurs d'estomac. Vous pouvez avoir un mauvais goût dans la bouche et la langue chargée. Évitez la consommation d'alcool quand vous prenez du Flagyl, vous auriez des douleurs abdominales. Ne prolongez pas le traitement au-delà d'une semaine, et évitez-le si vous êtes enceinte. S'il faut un second traitement, demandez que l'on vous fasse une numération globulaire : le Flagyl peut affecter la production de cellules sanguines. N'utilisez jamais d'injections, de crèmes ou d'ovules pour traiter la trichomonase.

Pour Éviter les Infections Vaginales

Toutes les infections vaginales sont activées en période de stress ou quand la femme est en mauvaise condition physique. L'obésité vous y rend également plus sensible car les plis de graisse retiennent les sécrétions vaginales et la sueur. Si vous avez un nouveau partenaire sexuel, ou si vous en avez plusieurs, vous risquez plus d'attraper une infection vaginale.

- Le préservatif est la meilleure protection contre les infections vaginales.
- Ayez une bonne hygiène. Veillez à ce que votre vagin reste sec et propre.
- Lavez-vous soigneusement, essuyez-vous d'avant en arrière, évitez les injections vaginales, les sprays, les bains moussants ou à l'huile.
- Si vous avez besoin d'un lubrifiant pendant le rapport, utilisez un gel ou une mousse contraceptifs, qui vous protègent contre les infections. Ne mettez jamais de vaseline.
- Portez des sous-vêtements de coton, évitez le nylon, les gaines et pantalons serrés qui retiennent l'humidité au niveau du vagin.

URÉTRITE, BLENNORRAGIE ET SYPHILIS

L'urétrite est l'une des maladies sexuellement transmissibles les plus répandues ; 1 personne sur 500 en est atteinte. Blennoragie et syphilis sont des maladies beaucoup moins fréquentes qu'autrefois.

L'URÉTRITE

Ses causes sont mal connues mais il semblerait que le principal facteur soit sans doute les chlamydiae (voir page 236). Les symptômes se développent en 8 à 10 jours après le rapport infectant, mais l'urétrite peut aussi apparaître sans qu'il y ait eu rapport sexuel. Elle se traite aux antibiotiques, sur une longue durée.

80 % des personnes atteintes sont des hommes. Les premiers symptômes se limitent à une légère démangeaison au bout du pénis, souvent ressentie au moment de la première miction matinale. Il peut y avoir une petite perte claire, qui va aller en s'épaississant si aucun traitement n'est appliqué. Même si le symptôme disparaît, l'infection peut rester latente et se transmettre. Chez la femme, l'urétrite transforme une brûlure en une simple gêne à la miction, voire une légère augmentation des pertes vaginales. Les symptômes sont souvent si peu alarmants que la femme n'y prend pas garde. C'est pourquoi, il est très important que l'homme avertisse sa ou ses partenaires pour qu'elles se fassent traiter.

LA BLENNORAGIE

La blennorragie (ou « chaude-pisse ») est causée par une bactérie, Neisseria gonorrhea. Les symptômes se manifestent essentiellement chez l'homme, même si la maladie affecte les deux sexes. L'absence de symptômes chez la femme la rend plus dangereuse pour elle qui, ne s'en apercevant pas, ne se fait pas traiter. Or la femme risque une inflammation chronique de la cavité abdominale avec, si les ovaires et les trompes sont touchés, une stérilité peut être définitive. Une mère qui est atteinte de blennorragie au cours de sa grossesse risque de transmettre l'infection à son nouveau-né au moment de l'accouchement, et le bébé peut naître avec une conjonctivite grave.

LA BLENNORAGIE CHEZ L'HOMME

Le symptôme le plus courant est une perte jaune et abondante au bout du pénis ainsi qu'une inflammation de la région génitale. Si la blennorragie n'est pas traitée, elle peut atteindre le canal déférent et provoquer la stérilité. Elle peut aussi engendrer de l'arthrite. Tout homme qui constate de tels symptômes et toute femme qui a eu un rapport avec un homme présentant des pertes péniennes devraient consulter un spécialiste des maladies vénériennes dès que possible.

LA BLENNORAGIE CHEZ LA FEMME

Quand une femme est infectée, elle peut parfois avoir des pertes au niveau de l'urètre, mais elle aura surtout des pertes vaginales douloureuses avec une sensation de brûlure en urinant. Si l'infection se propage jusqu'à la vessie, les conséquences peuvent être une cystite, avec présence de sang dans les urines. Tout le périnée risque d'être irrité et enflammé ; si le rectum est atteint, l'émission de selles sera douloureuse. Pour un couple pratiquant les caresses bucco-génitales, les bactéries risquent d'irriter et d'enflammer la gorge.

Le diagnostic de blennorragie chez la femme n'est pas facile à établir et repose sur un frottis de l'urètre, du col et du rectum. L'examen de laboratoire donnera des résultats en 24 h. Faites-vous faire cet examen dans un dispensaire spécialisé si vous soupçonnez votre partenaire d'avoir une maladie vénérienne, et évitez tout contact sexuel avec qui que ce soit avant d'en connaître les conclusions. N'en ayez pas non plus avant d'avoir terminé le traitement et d'être déclaré guéri. Soyez méfiante si l'un de vos partenaires a des pertes au bout du pénis, si ses organes génitaux sont irrités ou si vous éprouvez vous-même une irritation au niveau des organes génitaux.

LE TRAITEMENT Les risques de la blennorragie ont été considérablement réduits depuis la découverte des nouvelles pénicillines, qui restent la base du traitement pour les deux sexes. Il suffit d'une seule injection-retard, le traitement est rapide et immédiat. Si une partie des bactéries résiste à la pénicilline, le traitement peut être complété par des comprimés de tétracycline pris sur une durée supérieure à 4 jours.

À la fin du traitement, la femme doit consulter son gynécologue pour s'assurer qu'il n'y a plus d'inflammation, et refaire un frottis pour être sûre que toutes les bactéries ont été éliminées.

La blennorragie est très répandue chez les sujets de moins de 25 ans qui ont de nombreux partenaires sexuels. Si vous appartenez à cette catégorie, faites-vous examiner tous les six mois et utilisez des préservatifs pour diminuer les risques d'infection ou de réinfection. Si l'un des symptômes persiste, il se peut que vous ayez été réinfecté. Assurez-vous que votre partenaire consulte son médecin et suit son traitement si il ou elle est porteur de la maladie.

La Syphilis

La syphilis (« vérole ») est due à un vibrion (bactérie en forme de spirale) appelé tréponème. Elle s'est propagée en Europe, il y a deux ou trois siècles à la vitesse de l'éclair, a tué des centaines de milliers de personnes, déclenchant des épidémies qui ont fait de nombreux ravages ; aujourd'hui, elle est bien moins répandue.

Elle affecte la peau, les organes internes, le cerveau et le système nerveux, causant paralysie générale, folie et mort. Au cours de son évolution, elle imite de nombreuses autres maladies, articulations gonflées, douleurs dans le dos, déformations et maladies cardiaques. Lorsqu'elle était endémique, on la désignait sous le terme « la grande imitatrice ». D'une certaine manière, le SIDA a pris sa succession. Mais le tréponème de la syphilis succombe très vite à la pénicilline, et cette maladie appartient désormais au passé.

Elle se transmet par contact sexuel avec des lésions suintantes appelées « chancres ». Celles-ci se trouvent sur les organes génitaux, la bouche et la peau de la région génitale où les bactéries ont pénétré, c'est-à-dire au bord du vagin, sur la vulve et le col de l'utérus. Les boutons qui apparaissent sont durs, bordés de rouge, et non douloureux.

La syphilis se développe en trois stades, et les deux premiers sont très contagieux. La syphilis primaire se déclare environ trois semaines après le rapport infectant ; les symptômes — apparition d'un ou plusieurs chancres — se manifestent en 9 à 90 jours. Le chancre disparaît en deux à six semaines, même sans traitement. Seul un très faible pourcentage de femmes ayant un chancre s'en apercevront, car il est profondément caché au fond du vagin.

Le second stade, la syphilis secondaire, apparaît une semaine à six mois après la guérison du premier chancre. Les symptômes comportent éruption cutanée, fièvre, gorge irritée, maux de tête, perte d'appétit, nausées, yeux enflammés et perte des cheveux. Ce stade peut durer de trois à six mois à plusieurs années.

La syphilis tertiaire, le stade final, apparaît en 10 à 20 ans et comporte troubles cardiaques, troubles du cerveau et de la moelle épinière, cécité. Une personne sur quatre, qui n'aurait pas été traitée au stade secondaire, risque de mourir ou d'être handicapée par la syphilis.

LE TRAITEMENT On utilise pénicilline et tétracycline et les deux partenaires doivent être traités en même temps pour éviter la réinfection. Des examens de sang réguliers au cours des deux années qui suivent la guérison doivent être pratiqués pour s'assurer qu'il n'y a pas de rechute. Soignée aux stades primaire ou secondaire, la syphilis ne laisse pas de séquelles. Elle est hautement contagieuse pour le fœtus et ses conséquences sont dramatiques. Aussi fait-on subir un test à toutes les femmes enceintes dans les premiers mois de la grossesse pour les traiter en cas de besoin, ainsi qu'aux hommes et aux femmes lors des examens prénuptiaux obligatoires.

L'Herpès Génital

L'herpès génital est une maladie infectieuse récurrente due au virus Herpès simplex II, assez proche de l'Herpès simplex I qui provoque des lésions autour de la bouche et sur le visage (le classique « bouton de fièvre ». Herpès simplex II est responsable de 90 % des infections herpétiques de la région génitale, Herpès simplex I des 10 % restants.

La Transmission Le virus se transmet, quand il est en activité, au cours du rapport sexuel et provoque des boutons et des lésions dans les couches supérieures de la peau de la région génitale. Dans les périodes où le virus n'est pas en activité, il reste présent dans le corps de la personne infectée mais n'est pas contagieux.

Il se transmet par le contact avec les parties irritées ; il est plus fréquent chez la femme que chez l'homme puisque les parties génitales de celle-ci sont plus chaudes et plus humides. La maladie peut aussi se transmettre par contact avec d'autres parties du corps, les doigts, les yeux et la bouche.

L'herpès est une infection très contagieuse. Si l'un des deux partenaires a un bouton en activité, il y a 90 % de chance que l'autre attrape la maladie. Elle est incurable ; quand le virus est dans le corps, il y reste, même si les traitements courants permettent de faire disparaître les symptômes ou d'empêcher les rechutes.

Les Symptômes L'affection suit un cours naturellement fluctuant. Elle provoque des douleurs physiques importantes au début, quand les boutons se développent, et un sentiment de misère morale. La personne atteinte est déprimée, craignant de perdre le contrôle de son propre corps et d'avoir peut-être transmis la maladie à son ou sa partenaire. Elle peut aussi être furieuse contre la personne qui lui a transmis la maladie.

Après un rapport sexuel avec une personne atteinte d'herpès actif, les symptômes apparaissent en 3 à 20 jours. L'affection commence par des picotements et une hypersensibilité de la région, là où le virus s'active. Les hommes ont des démangeaisons au niveau de la verge ; les femmes, à l'intérieur du vagin. Au bout de quelques heures, de petits boutons apparaissent sur la peau, grossissent puis deviennent des pustules pleines de liquide. En un jour ou deux, elles crèvent et forment des croûtes. La formation des pustules ainsi que leur ulcération sont très douloureuses et peuvent le rester une dizaine de jours. À moins que l'infection ne soit arrêtée dans les 24 h, elle peut se prolonger 15 jours avant de guérir complètement ; la peau retrouve alors son état normal.

Le Traitement Jusqu'à l'apparition du Zovirax (acyclovir) en 1979, un agent antiviral très efficace, très peu de médicaments pouvaient traiter avec succès les virus. Le Zovirax est prescrit sur ordonnance sous forme de pommades, crèmes, comprimés. Il réduit les vésicules et ralentit l'attaque s'il est appliqué à temps ou si les comprimés sont pris dès le début des symptômes. Le médicament antiviral, tel Acyclovir inhibe la duplication de l'ADN du virus Herpès simplex, qui arrête la propagation de la maladie. Mais il n'élimine pas pour autant le virus ; il permet d'en contrôler les accès sans guérir la maladie. Le Zovirax est très cher et ne peut être prescrit pour de longues durées (des traitements au long cours sont à l'essai pour permettre de traiter les récidives trop fréquentes). Ses effets secondaires peuvent être nausées, vomissements, diarrhées, nervosité, dépression, douleurs articulaires et musculaires.

Parmi les médicaments utilisés depuis longtemps contre l'herpès, on trouve l'Idoxuridine (en pommade, liquide ou crème) qui est encore efficace chez certains sujets, pour autant qu'ils l'appliquent dès les premiers picotements. Mais aucun des anciens médicaments ne garantit un nouvel accès. Les traitements les plus archaïques comme les injections d'une solution de povidone et d'iodine, le badigeonnage des vésicules avec de la teinture de gentiane ne sont plus en usage. Les lésions herpétiques pouvant être surinfectées par des bactéries, il faut prendre des antibiotiques locaux et oraux pour traiter les accès.

Outre le traitement médical, les bains tièdes ou l'application d'enveloppements froids peuvent adoucir la douleur quand les vésicules se sont rompues.

VIVRE AVEC L'HERPÈS L'herpès génital a surpris le monde entier quand il a commencé à se répandre il y a une vingtaine d'années. Il fut d'abord considéré comme un fléau. Maintenant que nous en savons plus et que nous connaissons les moyens de le traiter et de le contrôler, l'herpès n'est plus la catastrophe que certaines personnes imaginaient. Par exemple :

- Tout le monde ne souffre pas d'accès récurrents. Certains sujets n'ont qu'une seule éruption cutanée après la première attaque.
- Le premier accès est souvent le plus grave ; les accès d'éruptions récurrents sont plus bénins.
- La récurrence de l'accès ne dépend pas des rapports avec une personne infectée ; avoir des rapports ne déclenche pas de nouvelles éruptions.
- Tant que le virus est inactivé, entre deux accès, les rapports sexuels — avec une lubrification suffisante pour éviter une trop grande friction — sont parfaitement agréables et sans danger. Vous pouvez aussi utiliser un préservatif pour éviter une trop grande friction.
- Si vous savez reconnaître les premiers symptômes et appliquer aussitôt le traitement qui vous convient, vous pouvez couper l'accès à la racine.
- Si vous souffrez d'herpès génital, et si vous avez des vésicules, ayez un comportement responsable en vous abstenant de tout rapport sexuel. Après la disparition des pustules, il est prudent d'avoir, dans les quatre semaines qui suivent, des rapports uniquement avec préservatif.
- Il est connu que la tension nerveuse peut déclencher un accès, ainsi que trop de travail, les soucis et l'insomnie. Tâchez d'organiser votre vie pour limiter au maximum la tension nerveuse et apprenez à la contrôler par des exercices de relaxation ou de yoga.
- Beaucoup de repos, un régime équilibré riche en fruits frais et en légumes, une grande consommation de liquide vous aideront à tenir en échec les accès.
- Habituez-vous à l'idée que vous avez cette maladie et tâchez de surmonter vos premiers sentiments qui vous portent à croire que vous êtes malpropre, non désirable ou marqué. Cette attitude est compréhensible mais injustifiée et injuste envers vous-même. Adhérez à un groupe d'aide mutuelle ou consultez votre médecin : vous pourrez de nouveau avoir le sentiment d'exercer un contrôle sur votre corps ; et vous vous apercevrez aussi que les accès sont moins fréquents dès que vous acceptez votre maladie et êtes moins tendu.
- Rappelez-vous que le virus peut rester latent plusieurs années et refaire surface n'importe quand. Lorsque cela se produit, essayez de ne pas vous laisser dominer par le ressentiment ou la colère qui risquent de mettre en danger votre relation amoureuse.

LE SIDA

Le virus de l'immunodéficience humain (HIV) provoque la perte de l'immunité physique contre les maladies. Une fois dans le corps, le virus pénètre les lymphocytes T4 et s'y multiplie. Or ces globules blancs sont les agents qui protègent l'organisme contre certaines infections et certains cancers. Les globules peuvent éclater, libérant dans le sang des parcelles de virus qui vont aller infecter d'autres lymphocytes T4. Le corps est alors vulnérable à toutes les infections « opportunistes » telles que certaines sortes de pneumonies dues à des microbes qui, généralement, n'entraînent pas d'infection dans un organisme en bonne santé, mais aussi à certains cancers qui profitent de l'affaiblissement des défenses et dont l'issue est toujours fatale. L'infection par le virus HIV ne provoque pas immédiatement le SIDA. Cela peut prendre jusqu'à dix ans, et les personnes porteuses peuvent ne pas le savoir et le transmettre à leur insu.

Le test usuel comprend l'analyse de sang pour trouver les anticorps anti-HIV. Les anticorps sont des substances que produit le corps pour répondre à l'infection créée par un virus particulier. La présence d'anticorps anti-HIV dans le sang indique que le sujet a été infecté par ce virus. Une personne dont le sang contient des anticorps anti-HIV est dite « séropositive ». Si vous craignez d'avoir été exposé à l'infection par le virus HIV, consultez votre médecin ou un dispensaire spécialisé pour faire une analyse de sang. Mais n'oubliez pas qu'il y a une période d'incubation de plusieurs mois, entre le moment de la contagion et l'apparition de la séropositivité, ce qui fait qu'un test peut être négatif alors que la personne a bien été infectée. C'est pourquoi la transfusion sanguine n'était pas sûre à 100 % jusqu'à la généralisation des techniques de chauffage qui éliminent le virus des produits de transfusion.

LA TRANSMISSION Elle se fait principalement par contact sexuel : le virus est présent en grande quantité dans le sperme des hommes infectés. Il peut donc être transmis lors du coït, soit vaginal, soit anal. Le virus est également présent dans le sang des personnes porteuses et peut être transmis entre drogués qui se passent les seringues hypodermiques. Il a aussi été transmis à des hémophiles par des transfusions sanguines ou des produits sanguins contaminés. Une mère séropositive va transmettre le virus à son enfant soit dans l'utérus, soit au moment de la naissance.

Théoriquement, la transmission du virus d'une personne à l'autre lors du coït pourrait être évitée par n'importe quelle barrière physique qui s'oppose au mélange des sangs, du sperme et des sécrétions vaginales. Il est reconnu que le préservatif permet d'avoir des « rapports sans danger » : les recherches effectuées en ce domaine montrent que le virus est incapable de franchir les produits actuellement sur le marché. Les spermicides sont également utiles. L'usage de préservatifs et de spermicides est d'une importance capitale pour contrôler la propagation du SIDA.

Le SIDA affecte aussi bien les hétérosexuels que les homosexuels, même si la plupart des malades actuels sont des hommes : la maladie était à l'origine restreinte à la communauté homosexuelle. Mais les homosexuels ont rapidement réagi en ayant recours à une « sexualité sans risque ». Ce qui fait que les personnes actuellement les plus menacées par le SIDA sont les drogués et les hétérosexuels.

De nombreux cas tragiques de SIDA chez les femmes ont montré qu'un seul contact avec une personne infectée suffisait pour contracter le virus. Il existe de nombreux exemples de femmes infectées à la suite d'un seul rapport avec un homme dont elles ignoraient qu'il était drogué et partageait ses seringues avec d'autres. Une femme mariée peut aussi être infectée par son mari, qui peut avoir attrapé le virus lors de rapports extra-conjugaux, homosexuels ou non.

LA PROTECTION CONTRE LE SIDA On pense que toutes les personnes devraient se protéger contre le virus. Un médecin américain, le Dr Helen Kaplan, propose aux couples d'effectuer un test anti-SIDA avant de pratiquer toute forme de sexualité « humide » — rapport vaginal sans préservatif et toute pratique qui implique le mélange des sécrétions corporelles.

Comme il faut parfois attendre plusieurs mois (jusqu'à 3-4 mois) après avoir été en contact avec le virus pour que le taux d'anticorps soit détectable avec les méthodes usuelles, elle suggère aux couples de s'abstenir de tout rapport « humide » durant cette période puis de faire un second test.

Au cours des six mois, le Dr Kaplan recommande un large éventail de pratiques sexuelles qui excluent le coït, telles que massage sensuel, vibromasseur, films érotiques, frottement rythmé contre le corps du partenaire sans ôter les vêtements, masturbation mutuelle.

Beaucoup de gens appréciaient les préliminaires prolongés mais avaient oublié les plaisirs du flirt poussé de leur adolescence. C'est l'occasion de s'apercevoir que cette forme de sexualité peut être aussi satisfaisante que le rapport complet. Si l'homme tient à la pénétration, il faut qu'il porte un préservatif et suive les autres indications pour une sexualité sans risque.

Hommes et femmes sont aussi inquiets les uns que les autres du SIDA, et l'homme sera reconnaissant à sa compagne d'aborder ce sujet avec tact et sans l'accuser.

LES SYMPTÔMES Certaines personnes qui ont contracté le SIDA n'ont pas de symptômes apparents bien qu'ils puissent contaminer les autres. Certains ont un accès de fièvre avec ganglions aussitôt après la contamination, mais l'accès se calme sans traitement, et la plupart des gens se sentent parfaitement bien.

Les personnes qui sont contaminées depuis plusieurs mois ou quelques années ont tendance à avoir des ganglions enflés en permanence et des infections dermatologiques. Puis une série de symptômes apparaît : fièvre, perte de poids, diarrhées et mycoses buccales. C'est le syndrome associé du SIDA.

LE TRAITEMENT La possibilité de guérir les personnes atteintes du SIDA ou de découvrir un vaccin pour empêcher sa propagation est à l'heure actuelle purement hypothétique. Les autorités compétentes en la matière pensent qu'il y a peu de chance d'y parvenir avant les cinq années à venir. Le vaccin contre une infection virale agit en stimulant le système immunitaire. Trouver un vaccin efficace contre le virus HIV est beaucoup plus difficile que pour les autres car le virus agit en détruisant le système immunitaire qui produisait les anticorps. Il subit aussi de nombreuses mutations génétiques, modifications subtiles qui empêchent les anticorps d'avoir un effet puissant sur lui.

Pour le moment, il n'existe aucun traitement contre les maladies virales, bien que l'AZT puisse avoir un effet limitatif contre le virus HIV et prolonger ainsi la vie des personnes atteintes du SIDA.

PERSPECTIVES Les infections graves sont la conséquence la plus répandue de tous les déficits du système immunitaire. Ces complications du SIDA entraînent diarrhée, perte de poids et infections récidivantes telles que les mycoses. Les symptômes se traitent aux antibiotiques, médicaments antibactériens, antiviraux tels que l'AZT et antifongiques. Le cancer de la peau consécutif au SIDA ne peut pas être traité comme les autres cancers puisque le traitement habituel consiste à diminuer les défenses immunitaires.

Les personnes atteintes de la maladie du SIDA succombent dans les deux ans. Mais aucune ne meurt directement du SIDA ; la mort est presque toujours consécutive à une forme inhabituelle de pneumonie qui affecte rarement le reste de la population ou à un cancer de la peau appelé sarcome de Kaposi. On a découvert récemment que le SIDA s'attaquait aussi au cerveau en détruisant les fonctions vitales.

MORPIONS (POUX PUBIENS) ET VERRUES GÉNITALES

Les poux pubiens (« morpions ») sont spécifiques à l'homme et se transmettent par contact sexuel. Ils peuvent aussi s'attraper par contact avec la literie, les serviettes ou la lingerie d'une personne contaminée.

Ils provoquent d'intenses démangeaisons de la peau sous les poils pubiens, parfois la nuit seulement, et sont faciles à repérer à l'œil nu : on aperçoit les petits poux adultes (pediculosis pubis) qui vivent à la racine ou les minuscules lentes accrochées aux poils, et difficiles à déloger.

LE TRAITEMENT Se laver soigneusement à l'eau et au savon ne tuera pas les poux et n'éliminera pas les lentes qui vont rapidement engendrer une nouvelle génération de petits morpions. Utilisez l'un des nombreux shampooings ou lotions que vous trouvez en pharmacie contre les poux de la tête. Vous trouverez le mode d'emploi détaillé sur le paquet, mais voici le traitement usuel :

- Suivez à la lettre le mode d'emploi du produit.

- Changez vos vêtements après avoir mis le shampooing ou la lotion et lavez-les à fond, ainsi que la literie, les serviettes et les sous-vêtements, avant de les remettre.

- Quand vous avez fini le traitement, ôtez les lentes mortes des poils avec un peigne fin spécial en métal ou en plastique.

- Si les démangeaisons ne cessent pas immédiatement, renouvelez le traitement et peigner à nouveau les poils au bout d'une semaine.

- Prévenez tous vos partenaires sexuels et toutes les personnes dont vous partagez l'intimité afin qu'ils fassent un traitement préventif.

LES VERRUES GÉNITALES

Les verrues génitales encore appelées « crêtes de coq » ou condylomes acuminés, comme celles qui apparaissent sur les mains ou ailleurs, sont sans doute dues au virus papilloma. Elles se transmettent souvent (mais pas toujours) par contact sexuel avec quelqu'un qui en a déjà et apparaissent après une période d'incubation de quatre à vingt semaines, sur le pénis, les lèvres et le vagin, dans et autour de l'anus. Elles peuvent disparaître spontanément mais récidivent souvent.

Le papilloma virus est soupçonné de favoriser le cancer du col. Une femme qui a des verrues génitales, ou dont le partenaire en a, devrait faire des frottis fréquents.

LE TRAITEMENT Les verrues génitales sont assez faciles à traiter par l'application de substances caustiques, par cautérisation à froid ou électrique ; il ne faut cependant pas les prendre à la légère car le virus responsable est soupçonné de jouer un rôle dans le cancer du col de l'utérus.

- Si vous découvrez une ou plusieurs verrues dans la région génitale ou anale, consultez un médecin ou un dispensaire spécialisé et évitez les rapports tant que le traitement n'est pas terminé.
- N'ayez pas recours à l'automédication, la peau et les muqueuses génitales sont trop sensibles.
- Veillez à la propreté et à la sécheresse des zones infectées, utilisez un savon doux, rincez, séchez par tapotements.

La Sexualité Sans Danger

L'idée de « sexualité sans risques », née dans les années quatre-vingts, est une réponse à la propagation du SIDA. Mais les pratiques suivies vous protégeront de la plupart des MST et non pas seulement du SIDA. Il s'agit surtout de bon sens et d'une meilleure connaissance des risques encourus par certaines pratiques sexuelles.

Les Pratiques Sexuelles à Haut Risque

- Toute pratique qui provoque une petite hémorragie, volontaire ou non.
- Le coït anal sans préservatif
- Le coït vaginal sans préservatif
- L'insertion des doigts ou de la main dans l'anus
- L'emploi des mêmes accessoires sexuels pénétrants

Pratiques Sexuelles à Moyen Risque

- Le coït anal avec un préservatif
- Le coït vaginal avec un préservatif
- Le cunnilinctus
- La fellation, surtout avec éjaculation
- Les caresses bucco-anales
- Les pratiques sexuelles avec miction
- Le baiser profond

Pratiques Sexuelles Comportant Peu de Risque

- La masturbation mutuelle (sauf cunnilinctus et fellation)
- Le frottement de ses organes génitaux contre le corps du partenaire
- Le baiser superficiel (sans la langue)

Les Pratiques Sexuelles Sans Risque

- Le massage non génital
- La masturbation

Mettre un Préservatif

C'est le moyen le plus efficace pour limiter la propagation des maladies sexuellement transmissibles. La protection n'est pas absolue, mais le risque est considérablement réduit.

Le préservatif doit être en place avant toute pénétration anale ou vaginale et toute caresse bucco-génitale, et le pénis doit être en érection.

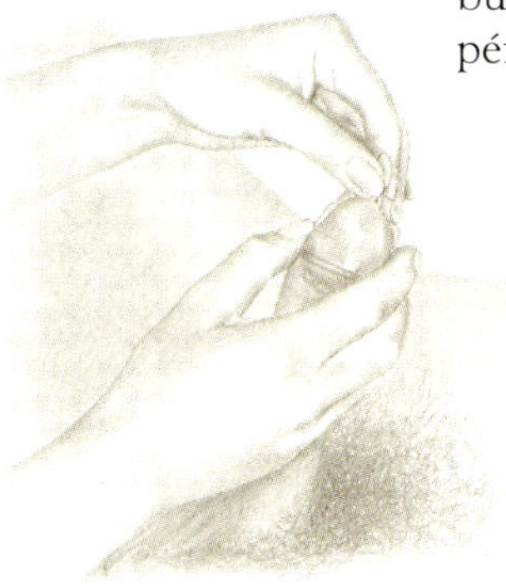

Pincez l'extrémité du préservatif pour en faire sortir l'air et déroulez-le sur toute la longueur du pénis. Pour empêcher qu'il éclate, ne le tendez pas trop.

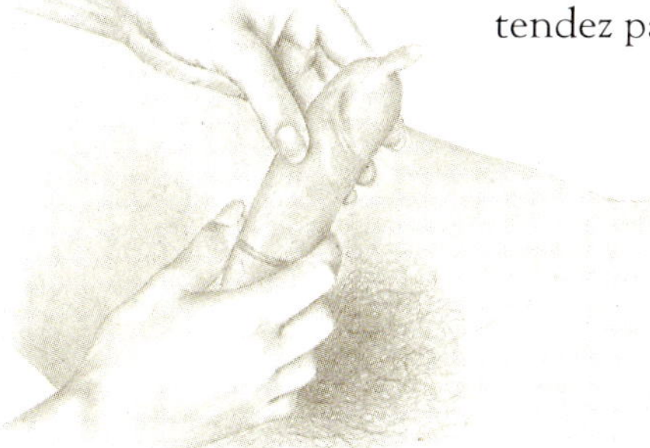

Lors du retrait, maintenez la base du préservatif pour empêcher l'écoulement du sperme. Utilisez un préservatif neuf à chaque rapport.

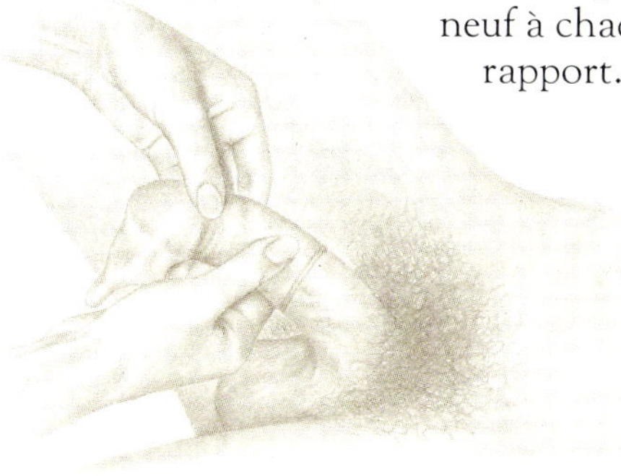

ADRESSES PRATIQUES

Centres d'informations sur la contraception et l'avortement

Planning familial
10, rue Vivienne
75002 PARIS
42.60.93.20

Mouvement français pour le planning familial
4, Square Saint-Irénée
75011 PARIS
48.07.29.10

Conseil supérieur de l'information sexuelle
8, avenue de Ségur
75007 PARIS
40.56.57.25

Centres d'informations sur les problèmes sexuels

Société française de sexologie
85, avenue Charles de Gaulle
92200 NEUILLY
46.40.74.73

Association française des centres de consultation conjugale
44, rue Danton
94270 LE KREMLIN-BICÊTRE
46.70.88.44

Institut de sexologie
30, rue Saint-Dominique
75007 PARIS
45.51.82.19

Centres d'informations sur le SIDA

Agence française de lutte contre le SIDA
2, rue Auguste-Comte
92170 VANVES
46.62.44.46

Centre régional d'information et de prévention du Sida
3-5, rue de Ridder
75014 PARIS
40.44.40.50

Association pour la prévention du SIDA
14, rue de l'Atlas
75019 PARIS
42.41.10.10

Association des Jeunes contre le Sida
6, rue Dante
75005 PARIS
43.54.11.38

Centres de dépistage

Hôpital Lariboisière
2, rue Ambroise
75010 PARIS
49.95.81.24
49.95.81.21

Hôpital de la Salpétrière
47, bd de l'Hôpital
75013 PARIS
45.70.21.72
45.70.21.73

Centre médico-social
3-5, rue de Ridder
75014 PARIS
45.43.83.78

Centre médico-social
218, rue de Belleville
75020 PARIS
47.97.40.49

Les personnes résidant en province, peuvent se procurer auprès des organismes ci-dessus les adresses des centres les plus proches.

GLOSSAIRE

A

Abstinence : le fait de s'abstenir de rapports sexuels.

Acmé : le moment du rapport sexuel où se produit l'orgasme.

Adolescence : dans l'évolution humaine, le moment entre la puberté et l'âge adulte, où l'individu n'est plus un enfant mais pas encore un adulte.

Adultère : rapport sexuel entre un homme ou une femme marié et une personne autre que son conjoint ; on dit aussi rapports extraconjugaux.

Anal (coït) : coït (homo ou hétérosexuel) au cours duquel un homme pénètre dans l'anus de son (sa) partenaire.

Androgènes : hormones qui provoquent le développement des organes sexuels et des caractères sexuels secondaires masculins. Elles sont produites en grande quantité dans les testicules de l'homme, et en petite quantité dans la glande surrénale de l'homme et de la femme. Elles régulent le désir sexuel chez les deux sexes. Voir aussi Testostérone.

Androgyne : personne présentant des caractères secondaires et des organes sexuels incomplets à la fois masculins et féminins. On dit aussi hermaphrodite. Qui présente des caractères à la fois masculins et féminins.

Anus : ouverture du rectum, destinée à l'excrétion.

Aphrodisiaque : toute substance, nourriture, boisson ou drogue, supposée stimuler ou augmenter le désir sexuel. L'ingrédient le plus efficace d'un aphrodisiaque est sans doute sa réputation.

Aréole : zone pigmentée qui entoure le bout du sein et enfle légèrement quand le sujet est excité.

Asexué : qui semble ne pas avoir de sexe ou d'organes génitaux.

B

Baiser profond : baiser avec la langue dans la bouche du partenaire.

Bestialité : rapport sexuel entre une personne et un animal. Zoophilie.

Bigamie : mariage illégal avec un(e) second(e) époux (se) alors que l'on est encore marié au premier. Voir Polyandrie, Polygamie.

Bisexuel : personne sexuellement attirée par l'un et l'autre sexe et/ou ayant des relations sexuelles avec les deux sexes.

Blennoragie : maladie sexuellement transmissible due à une bactérie.

Bouffées de chaleur : l'un des symptômes désagréables de la ménopause – impression de chaleur et transpiration soudaine – dû aux modifications des vaisseaux sanguins de la peau sous l'effet de la diminution du taux d'œstrogènes.

Bout du sein : zone érogène très sensible qui entre en érection sous l'effet de l'excitation. Mamelon.

Bucco-génitales (caresses) : utilisation de la bouche pour stimuler les organes sexuels du partenaire. Voir Cunnilinctus et Fellation.

C

Canal déférent : canal par lequel les spermatozoïdes quittent les testicules.

Candida : levure infectant le vagin.

Cape cervicale : diaphragme.

Caractères sexuels secondaires : traits physiques, autres que les organes reproducteurs, qui se développent pendant la puberté et différencient l'homme de la femme.

Castration : ablation chirurgicale des testicules chez l'homme, des ovaires chez la femme.

Célibat : état d'une personne qui n'est pas mariée, ou abstinence sexuelle volontaire.

Cervical (cancer) : cancer du col de l'utérus.

Chancre : symptôme visible d'une syphilis primaire.

Chasteté : abstinence volontaire de tout rapport sexuel.

Chlamydiae : maladie sexuellement transmissible due à une bactérie.

Circoncision : ablation bénigne du prépuce, souvent pour des raisons de religion ou d'hygiène, ou pour guérir un phimosis (resserrement du prépuce).

Clitoris : petit organe en forme de bouton en haut des petites lèvres de la vulve. Il entre en érection quand la femme est excitée sexuellement. Riche en terminaisons nerveuses, il est très sensible et joue un rôle de premier plan dans le processus de l'orgasme féminin.

Coït : rapport sexuel.

Coïtus interruptus (coït interrompu) : retrait du pénis hors du vagin juste avant l'éjaculation. Méthode de contraception peu fiable. On dit aussi méthode du retrait.

Col de l'utérus : joint l'utérus et le vagin.

Conception : fécondation d'un ovule par un spermatozoïde.

Condom : préservatif de caoutchouc fin que l'on place sur le pénis en érection avant le rapport pour empêcher les spermatozoïdes de pénétrer dans le vagin. Le condom féminin est un tube de fin caoutchouc, fermé à une extrémité, que l'on insère dans le vagin avant le rapport, et toujours dans le même but.

Connaissance charnelle : rapport sexuel.

Contraceptif : tout dispositif ou médicament qui permet un rapport sexuel sans risque de fécondation.

Contraceptif oral : voir Pilule.

Contrôle naturel des naissances : méthode qui consiste à éviter une grossesse en s'abstenant de rapports sexuels aux périodes fertiles du cycle féminin, ou en pratiquant le retrait du pénis hors du vagin avant l'éjaculation. Les méthodes du calendrier (Ogino), des températures et l'examen de la glaire cervicale permettent de repérer les jours où les rapports sexuels sont sans risque. Voir aussi Ogino, Température, Glaire cervicale.

Copulation : rapport sexuel.

Cowper (glandes de) : paire de glandes situées près de la prostate chez l'homme, qui produira une substance destinée à neutraliser l'acidité de l'urètre (fatale aux spermatozoïdes) et qui entre dans la composition du liquide séminal. Elle permet de lubrifier le bout du pénis.

Critique (âge) : modifications physiques et psychiques chez la femme au moment de la ménopause.

Cunnilinctus : caresse de la langue ou de la bouche sur la vulve de la femme. On dit aussi cunnilingus.

Cystite : inflammation de la vessie, due à une infection bactérienne.

D

Déviation : toute forme de comportement sexuel considérée comme anormale.

Diaphragme : dispositif contraceptif en fin caoutchouc que l'on place sur le col avant le rapport pour empêcher les spermatozoïdes d'y pénétrer. On dit aussi cape cervicale.

Dysfonctionnement : tout problème tel que vaginisme ou impuissance qui gêne le rapport sexuel.

Dysménorrhée : règles anormalement douloureuses, avec crampes, nausées, maux de tête et autres malaises.

Dyspareunie : douleur éprouvée par la femme pendant le coït, souvent par contraction, réflexe des muscles du vagin.

E

Éjaculation : émission de sperme par le pénis.

Éjaculation précoce (traitement autonome de l') : l'homme peut apprendre lui-même à éviter l'éjaculation précoce en cessant immédiatement toute stimulation sexuelle dès qu'il sent qu'il approche le point de non-retour. Voir aussi Pincement.

Endocrines (glandes) : glandes qui produisent des hormones et les rejettent dans le sang. Parmi elles, les testicules et ovaires.

Endomètre : muqueuse de l'utérus. Si un œuf est fécondé, il se niche dans l'endomètre où il commence à se développer. Une fois par mois, s'il n'y a pas eu nidation, l'endomètre se décolle au moment des règles.

Épididyme : ensemble des canaux où les spermatozoïdes fabriqués par les testicules vont être stockés pour mûrir avant d'aller dans le canal déférent d'où ils seront expulsés.

Érection : gonflement et durcissement du pénis, du clitoris ou du bout des seins quand le sujet est excité.

Érogènes (zones) : parties du corps (seins et organes génitaux, par exemple) particulièrement sensibles à la stimulation sexuelle.

Érotique : tout ce qui concerne l'excitation et le plaisir sexuel. Voir aussi Pornographie.

Eunuque : homme qui a subi l'ablation des testicules.

Excitation : modifications corporelles sous l'effet de stimuli mentaux et physiques qui rendent le coït possible.

Exhibitionniste : homme dont le plaisir sexuel consiste à exposer son pénis en public.

Extraconjugale (sexualité) : voir adultère.

F

Fallope (trompes de) : canaux qui joignent les ovaires et l'utérus et où se produit la fécondation de l'ovule par le spermatozoïde.

Fantasme : représentation imaginaire de situations ou de scènes sexuelles mettant en jeu des personnes réelles ou imaginaires.

Fécondation : pénétration d'un spermatozoïde au travers de la paroi externe de l'ovule. Une fois fécondé, l'œuf va se développer et donner un embryon, puis un bébé.

Fellation : caresse de la bouche ou de la langue sur le pénis.

Fertile (période) : les jours du cycle menstruel féminin où la conception est possible.

Fétichisme : comportement sexuel où la manipulation d'un objet ou d'une partie du corps autre que les organes sexuels est nécessaire à la satisfaction sexuelle. Les objets fétiches les plus répandus sont les vêtements de caoutchouc, les souliers, les pieds.

Flirt poussé : caresses sexuelles sur les seins ou les organes génitaux en préliminaires ou à la place du coït.

Fornication : rapport sexuel entre des personnes non mariées.

Frigidité : terme maintenant inusité pour désigner l'incapacité à jouir lors des rapports sexuels.

Frottis : test qui permet de détecter les maladies du vagin ou de l'utérus, particulièrement le cancer du col. On prélève un échantillon de muqueuse à l'entrée du col et on l'examine au microscope.

G

Génitaux (organes) : le pénis et les testicules chez l'homme ; les lèvres, le vagin et le clitoris chez la femme.

Glaire cervicale (étude de la) : pour un contrôle naturel des naissances, les modifications de la glaire cervicale permettent de déterminer le moment de l'ovulation.

Gland : le bout arrondi du pénis.

Gonades : glandes sexuelles.

Groupe (sexualité de) : rapports sexuels variés entre plusieurs personnes à la fois. Voir aussi Orgie.

H

Hermaphrodite : voir Androgyne.

Herpès génital : maladie sexuellement transmissible due au virus Herpès simplex.

Hétérosexuel : personne attirée par les personnes de l'autre sexe.

HIV : virus du SIDA, abréviation du terme anglais *Human Immunodeficiency Virus.*

Homosexuel : personne attirée par les personnes de son sexe.

Hormone : substance chimique produite par une glande endocrine. Certaines hormones sexuelles jouent un rôle important dans la sexualité et la reproduction humaines. Les hormones sexuelles sont les androgènes, les œstrogènes, la progestérone et la testostérone.

Hymen : fine membrane à l'entrée du vagin chez la femme qui n'a pas eu encore de rapport sexuel, ni utilisé de tampons.

Hypophyse : glande endocrine très importante. Située à la base du cerveau, elle sécrète des hormones et régule l'action des ovaires et des testicules, autres glandes endocrines.

I

Impuissance : trouble sexuel de l'homme où il lui est impossible d'entrer en érection ou d'y rester suffisamment pour avoir un rapport et une éjaculation.

Inceste : rapport sexuel (homo ou hétérosexuel) entre des parents proches (père et fille ou frère et sœur).

Infertilité : impossibilité pour une femme d'être enceinte, pour un homme de féconder une femme. Voir Stérilité.

Injection vaginale : dispositif qui permet de projeter de l'eau ou un autre liquide dans le vagin pour le nettoyer. Inefficace comme méthode contraceptive et inutile comme mesure d'hygiène tant que le vagin est sain.

L

Lendemain (pilule du) : pilule contraceptive très fortement dosée en œstrogènes qui peut empêcher une grossesse si elle est prise dans les 12 heures qui suivent le rapport.

Lesbienne : femme homosexuelle.

Lèvres : les petites lèvres, intérieures, et les grandes lèvres, extérieures, forment la vulve de la femme.

Levure (infection à) : infection vaginale, tels le candida ou les mycoses, due à un champignon de l'espèce des levures.

Libido : pulsion sexuelle.

Ligature des trompes : méthode de stérilisation féminine qui consiste à couper les trompes de Fallope pour empêcher l'ovule et le spermatozoïde de se rencontrer.

M

Maladie sexuellement transmissible (MST) : maladie qui se transmet par contact sexuel, telle que blennoragie, syphilis, SIDA et chlamydiae. Voir Vénérienne (maladie).

Masochisme : comportement sexuel où la personne tire son plaisir de la douleur qu'on lui inflige. Voir aussi Sadisme, Sadomasochisme.

Mastectomie : ablation du sein, notamment à la suite d'un cancer.

Masturbation : stimulation manuelle de ses propres organes génitaux dans le but d'avoir un orgasme. On parle de masturbation mutuelle quand deux partenaires se stimulent mutuellement les organes génitaux pour atteindre l'orgasme ou en guise de préliminaire.

Matrice : voir Utérus.

Ménopause : période de la vie d'une femme où elle n'a plus de règles.

Menstruation : élimination chaque mois de l'endomètre s'il n'y a pas eu nidation d'un œuf fécondé. Voir Règles.

Monilia : infection à levures dans le vagin.
Morpions : poux pubiens.
Mycose : infection à levures dans le vagin.

N

Nidation : implantation d'un œuf fécondé dans l'endomètre de l'utérus.

O

Œstrogènes : hormones stéroïdes sécrétées par les ovaires de la femme. Elles stimulent les modifications des organes sexuels féminins pendant le cycle menstruel et sont responsables des caractères sexuels secondaires de la femme. Les œstrogènes de synthèse entrent dans la fabrication de la pilule anticonceptionnelle. Ils bloquent l'ovulation.
Ogino (méthode) : pour un contrôle naturel des naissances, la date de l'ovulation est calculée à partir du début des règles.
Onanisme : ancien nom de la masturbation.
Orgasme : le sommet de l'excitation sexuelle, avec sensations de plaisir intense chez les deux partenaires, et éjaculation chez l'homme. Voir Acmé.
Orgie : réunion avec abus de boissons alcoolisées, sexualité de groupe et souvent consommation de drogues illégales. Voir Groupe (sexualité de).
Ovaire : l'une des deux glandes sexuelles féminines produisant les ovules et les hormones sexuelles, œstrogènes et progestérone.
Ovulation : ponte chaque mois d'un ovule par l'ovaire. L'ovule est happé dans la trompe de Fallope où il peut être fécondé par un spermatozoïde.
Ovule : l'œuf humain avant la fécondation.

P

Pédérastie : rapports homosexuels d'hommes avec de jeunes garçons.
Pédophilie : rapports sexuels entre des adultes et des enfants des deux sexes.
Pénien : qui concerne le pénis.
Pénis : organe sexuel masculin, érectile.
Périnée : chez la femme, la zone entre le vagin et l'anus ; chez l'homme, la zone entre le scrotum et l'anus.
Perversion : tout moyen inhabituel de satisfaction sexuelle.
Phallique : qui concerne le phallus.
Phallus : le pénis en érection.
Phéromones : substances corporelles odorantes qui excitent le désir sexuel chez les personnes de l'autre sexe.
Phimosis : rétrécissement anormal du prépuce, qui empêche de découvrir le gland. Il suffit souvent de forcer un peu, mais la circoncision peut être nécessaire.
Pilule : médication contraceptive orale qui contient des hormones destinées à empêcher une grossesse.
Pincement : technique pour soigner l'éjaculation précoce : la partenaire de l'homme pince le bout du gland juste avant qu'il atteigne le point de non retour de l'éjaculation.
Planning familial : usage de la contraception pour limiter la taille de la famille.
Platonique (relation) : relation intime sans rapports sexuels.
Point « G » : petite zone à l'intérieur du vagin particulièrement sensible à la stimulation.
Pollution : émission involontaire de sperme pendant le sommeil.
Polyandrie : le fait pour une femme d'avoir deux maris, ou plus.
Polygamie : le fait pour un homme d'avoir deux épouses, ou plus.
Pornographie : matériel destiné à stimuler l'excitation sexuelle. Le matériel « hard » décrit ou dépeint des rapports sexuels tandis que le matériel « soft » décrit ou dépeint des hommes ou des femmes dans des poses suggestives. Voir aussi Érotique.
Précoce (éjaculation) : trouble sexuel où l'homme éjacule avant ou au moment de la pénétration.
Préconjugale (sexualité) : rapports sexuels entre deux personnes qui ont l'intention de se marier, ou entre deux personnes non mariées. Voir Adultère.
Préliminaires : pratiques sexuelles, y compris baisers et caresses poussées, qui font monter l'excitation avant le rapport sexuel. Voir aussi flirt poussé.
Prépuce : pli de peau rétractable qui recouvre le bout du gland.
Préservatif : voir Condom.
Progestérone : hormone sexuelle féminine qui prépare l'utérus à recevoir et à nourrir l'œuf.
Promiscuité : le fait d'avoir couramment de nombreux partenaires sexuels.
Prostate : glande qui entoure l'urètre de l'homme. Elle ferme la sortie de la vessie pour empêcher toute émission d'urine tant que le pénis est en érection, et produit l'un des constituants du sperme. Ce sont les contractions de ses muscles et de ceux qui l'entourent qui envoient le sperme dans l'urètre et provoquent l'éjaculation.
Prostitué(e) : personne qui fournit des services sexuels en échange d'argent.
Puberté : début de l'adolescence, quand les garçons ont leurs premières pollutions, et les filles, leurs règles.

Pubiens (poils) : poils qui entourent les organes génitaux.

Pubiens (poux) : poux qui vivent dans les poils pubiens. S'attrapent par contact sexuel avec une personne porteuse. Voir Morpions.

R

Rectum : partie inférieure du gros intestin qui se termine par l'anus.

Réfractaire (période) : période après l'orgasme pendant laquelle, chez la plupart des hommes et des femmes, l'excitation sexuelle est inhibée.

Règles : voir Menstruation.

Reproducteur (système) : parties du corps humain directement impliquées dans la reproduction.

Retrait : voir Coïtus interruptus.

S

Sadisme : comportement sexuel où la satisfaction est atteinte en infligeant des souffrances à une autre personne. Voir Sadomasochisme, Masochisme.

Sadomasochisme : comportement sexuel où la satisfaction est atteinte au moyen d'actes sadiques et masochistes. Voir Masochisme, Sadisme.

Salpingite : inflammation grave de la cavité abdominale chez la femme par suite de MST non traitées telles que blennorragie ou chlamydiae.

Scrotum : sac de peau lâche et ridé qui contient les testicules de l'homme.

Séduction : pratique qui consiste à persuader quelqu'un d'avoir des rapports sexuels.

Séminal (liquide) : produit par la prostate, constituant principal du sperme.

Séminales (vésicules) : sacs à l'arrière de la prostate qui rejettent le liquide séminal dans l'urètre.

Sexualité sans risques : pratiques sexuelles qui font courir peu de risques de contracter des maladies sexuellement transmissibles, en particulier le SIDA.

Sexuel (rapport) : pratique sexuelle où l'homme insère son pénis dans le vagin de sa partenaire. Voir aussi Coït, Coït anal.

Sexuelles (glandes) : ovaires chez la femme, testicules chez l'homme. Voir Gonades.

SIDA (Syndrôme immunodéficitaire acquis) : affection due au virus HIV et qui rend le corps incapable de se défendre contre les maladies.

Smegma : sécrétion aigre et odorante qui s'accumule sous la peau du prépuce ou du capuchon du clitoris par manque d'hygiène.

Sodomie : coït anal.

Soixante-neuf : terme argotique qui désigne les caresses bucco-génitales pratiquées en même temps par les deux partenaires. La posture adoptée évoque le nombre 69.

Spermatozoïde : cellule reproductive masculine. Des millions sont produits dans les testicules et sont éjectés par le pénis au moment de l'éjaculation, mélangés au liquide séminal.

Sperme : mélange de liquide séminal et de spermatozoïdes éjaculé par l'homme au moment de l'orgasme.

Spermicide : substance destinée à être placée dans le vagin avant le coït, ou utilisée en association avec préservatif ou diaphragme, pour tuer les spermatozoïdes. Méthode contraceptive.

Stérilet : dispositif intra-utérin (DIU) qui empêche la nidation d'un œuf fécondé dans l'endomètre.

Stérilisation : tout événement qui supprime chez un sujet la possibilité d'enfanter. Elle peut être volontaire – ligature des trompes ou vasectomie – ou séquelle de maladie sexuellement transmissible traitée tardivement ou mal traitée.

Substitution hormonale : utilisation d'hormones de synthèse ou naturelles pour contrebalancer les effets de la ménopause.

Syphilis : maladie sexuellement transmissible due à une bactérie.

T

Température basale : température normale du corps humain. La température de base de la femme s'élève juste après l'ovulation, ce qui permet à la femme, si elle note chaque jour sa température, de savoir quand elle a ovulé. C'est une méthode naturelle de contrôle des naissances.

Températures (méthode des) : pour le contrôle naturel des naissances, la période de l'ovulation est repérée à partir des modifications de la température basale.

Testicules : les deux glandes sexuelles masculines, situées dans le scrotum, qui fabriquent les spermatozoïdes et sécrètent les hormones sexuelles.

Testostérone : principale hormone sexuelle masculine (androgène) produite par les testicules. Elle est responsable de la pulsion sexuelle et des caractères sexuels secondaires masculins. La testostérone est aussi sécrétée par la glande surrénale de l'homme et de la femme, et responsable de la pulsion sexuelle de la femme. Voir aussi Androgènes.

Transsexuel : se dit d'un homme ou d'une femme qui se sent du sexe opposé à celui de son corps. Les transsexuels peuvent se faire opérer et recevoir un traitement hormonal afin de changer de sexe.

Transvestisme : le fait de s'habiller avec les vêtements de l'autre sexe.

Travesti : se dit d'un homme – parfois d'une femme – qui s'habille dans les vêtements du sexe opposé. Pour beaucoup, le transvestisme est indispensable à leur satisfaction sexuelle.

Trichomonase : infection vaginale, transmise par contact sexuel.

U

Urètre : canal excréteur de l'urine. Chez l'homme, il est aussi le canal par lequel le sperme est éjaculé.

Urétrite : inflammation de l'urètre due à une infection.

Urétrite non spécifique : maladie sexuellement transmissible très répandue due à une bactérie.

Utérus : matrice. Organe de la femme où l'œuf fécondé va se nicher pour que se développe l'embryon humain. Voir aussi Endomètre.

V

Vagin : court passage souple qui joint la vulve et le col de l'utérus et dans lequel pénètre le pénis au moment du coït.

Vaginisme : contraction anormale des muscles du vagin, qui rend le coït très difficile, voire impossible.

Vaginite : inflammation du vagin.

Vasectomie : méthode de stérilisation masculine qui consiste à couper les canaux déférents de sorte que les spermatozoïdes ne puissent plus passer dans le sperme.

Vénériennes (maladies) : ancien nom des maladies sexuellement transmissibles.

Verrues génitales : petites verrues au niveau des organes génitaux ; sans doute signe d'une maladie sexuellement transmissible.

Vibromasseur : dispositif (qui fonctionne à pile), en général en forme de pénis, dont les vibrations servent à stimuler le clitoris ou le vagin pendant la masturbation ou en prélude au coït.

Vierge : se dit d'une personne qui n'a pas encore eu de relations sexuelles.

Viol : acte qui consiste à contraindre une personne à des rapports sexuels contre sa volonté.

Voyeurisme : comportement sexuel qui consiste pour un homme à se satisfaire sexuellement en regardant d'autres personnes avoir un rapport sexuel, ou seulement même se déshabiller.

Vulve : organe sexuel externe de la femme.

Z

Zoophilie : voir Bestialité.

INDEX

A

Absence d'éjaculation 202
Abstinence
et éjaculation précoce 205
Accouchement (sexualité après l') 154
Acmé *voir* Orgasme
Adolescence 12
Amant
être un bon – 92
homme, femme 96
Anale
pénétration 145
stimulation 83
Anatomie
de l'homme 12
de la femme 12
sexuelle 17
Anxiété
chez l'homme 180
chez la femme 182
et impuissance 202
et vaginisme 197
Aphrodisiaques 86
Apparence 40
Après l'amour 146
Arthrite et sexualité 158
Autostimulation 77
Avances 44
(communication verbale) 45
(envoyer des messages) 45
(où et comment se rencontrer) 44
(repères sexuels) 53

B

Baiser 60
Balanite 231
Blennoragie 238
Bucco-génitale (sexualité) 80

C

Chlamydiae 236
Choix d'une posture 100
Choix du partenaire
introduction 42
pour l'homme 43
pour la femme 43
Circoncision 20
Clitoris 29
réponse à la stimulation du – 28
stimulation du – 79
Coït 26
douloureux 196
Coïtus interruptus *voir* Retrait
Col de l'utérus 25
inflammation du – 234
Communication 92
Comportement
après la mastectomie 160
envers le pénis 20
envers les seins 17
face à l'impuissance 17
face à la masturbation 74
Concentration sensuelle 198
Conception 218
Condom *voir* Préservatif
Contraception 224
hormonale 228
naturelle 224
Contraceptives (méthodes) 226
Corps
de l'homme 12
de la femme 12
langage du – 46
poils du – 13
Cowper (glandes de) 21
Culpabilité *voir* Anxiétés
Cunnilinctus 81
Cystite 232

D

Déshabillage 59
Désir *voir* Excitation et Froideur
Deuil et perte de libido 212
Diabète et sexualité 159
Diaphragme 224
et contraception féminine 228
Dire « non » 168

E

Éjaculation 31
absence d'– 202
précoce 204
retarder l'– *voir* Pincement
Émotionnels (facteurs) 212
Endométriose 234
Éponge contraceptive 227
Érection 20
non sexuelle 209
problèmes d'– 209
réaction sexuelle 30
Érogènes
zones 64
chez les deux sexes 62
dans tout le corps 63
Érotique (matériel) 86
Excitant 51
Excitation 50
manque d'– *voir* Froideur
Expression et gestes 48
Exprimer ses besoins 184

F

Fantasmes 89
communiquer ses – 88
et masturbation 88
Fécondation 218
Feindre l'orgasme 171
Fellation 82
Femme
après l'amour 147
auto-appréciation 41
changements physiques pendant l'orgasme 29
choix d'une posture 101
corps 12
et point « G » 36
et préliminaires 58
fantasmes de 89
graisse et muscles 15
organes génitaux 15
postures où elle est dessus 112
réaction sexuelle 32
répertoire sexuel 53
Fesses
zones érogènes 65
stimulation visuelle 43
Flirt poussé 66
Frigidité 171
Froideur
chez l'homme 194
chez la femme 195

Gel spermicide
voir Contraceptives (méthodes)
Grossesse et sexualité 151

H

Handicap et sexualité 160
Hémospermie 231
Herpès génital 240
Homme
après l'amour 147
choix d'une posture 101
corps 12
fantasmes 87
muscles 13
organes génitaux 13
orgasme 31
point « G » 36
postures où il est dessus 108
préliminaires 58
répertoire sexuel 53
Homosexualité et pénétration anale 145
Hormones sexuelles 222
Hymen 24

I

Implant pénien 210
Impuissance 211
Inhibitions 155

J

Jumeaux 219

L

« Levrette » 140
Lubrifiants 85
Lubrification 24
chez la femme âgée 166
et stimulation anale 83

M

Maladie et sexualité 155
Maladies sexuellement transmissibles
introduction 235
symptômes 231
Massage 69
sensuel 68
Mastectomie 160
Masturbation
comportement envers la – 74
et jeu 76
et pulsion sexuelle 166
fréquence 76
masculine 75
Médicaments et pulsion sexuelle 155
Ménopause 162
troubles de la – 222
Menstruel (cycle) 218
Missionnaire (posture du) 106
Morpions *voir* Poux pubiens
MST *voir* Maladies sexuellement transmissibles
Mycoses 236

O

Odeur génitale 81
Œstrogènes
à la puberté 12
et contraception 228
et cycle menstruel 222
Orchite 230
Organes génitaux érogènes 65
Orgasme
absence d'– 196
chez l'homme 31
chez la femme 29
multiple 105
prolongé 104
simultané 104
synchrone 94
Ovaires 220
douleurs au moment du coït 234
Ovulation 220

P

Pénétration par derrière 138
Pénis 20
érogène 65
et érection difficile 209
pendant le rapport sexuel 30
Pilule
combinée 228
mini– 229
Pincement 208
Point « G » 36
chez l'homme, chez la femme 37
Posture
à genoux 122
assises 118
avec l'homme dessus 108
avec la femme dessus 112
choix d'une – 100
de côté 136
de pénétration arrière 138
debout 128
plus sophistiquée 142
pour stimuler le point « G » 38
si vous manquez de temps 180
Poux pubiens 235
Préliminaires 58
Première expérience sexuelle 148
Premières règles 222
Préservatif
comme contraceptif 225
féminin 228
mettre un – 245
pour une sexualité sans risques 245
Priapisme 231
Problèmes de santé
chez l'homme 230
chez la femme 232
Problèmes sexuels 192
Prostate 21
Puberté 12

R

Relation durable et sexualité 163
Répondre aux avances 49
Reproduction 215
la part de l'homme 216
la part de la femme 220
Retrait 224

S

Sang
dans le sperme 231
dans les urines 232
Sclérose en plaques et sexualité 159
Scrotum 21
Séduction personnelle 43
Séduire un partenaire 42
Seins 15
zones érogènes 65
dans l'imaginaire sexuel 43
Sexualité
anxiété 180
après l'accouchement 154

après une mastectomie 160
bucco-génitale 80
et arthrite 158
et diabète 159
et handicap 160
et initiative 52
et sclérose en plaques 159
et situations particulières 150
et troubles cardiaques 158
et vieillesse 167
pendant la grossesse 151
sans risques 245

Sexuel
accessoires 84
anatomie 17
critique 185
diversifier les pratiques 161
expérience 104
problèmes 192
profil de l'homme 55
profil de la femme 54
réaction 34
répertoire 56

SIDA
et homosexualité 242
et pénétration anale 145
protection contre le – 245
maladie sexuellement transmissible 242

Spermatozoïde
et fécondation 218
introduction 216
trajet à travers les organes sexuels 217

Stérilet (dispositif intra-utérin) 228

Stérilisation
chez l'homme 225
chez la femme 229

Stimulation
anale 83
clitoridienne 79

Syphilis 239

T

Tension nerveuse 234
Testicules 21
Testostérone
et puberté 12
fabrication 21
Trichomonase 237
Troubles cardiaques et sexualité 158

U

Urétrite 238
Utérus 22
et conception 221

V

Vagin 24
dimension 25
et réaction sexuelle 28
Vaginale
éviter l'infection 237
lubrification 85
lubrification
chez la femme
âgée 166
sécrétions 12
Vaginisme 97
Vasectomie 225
Vénériennes (maladies)
voir Maladies sexuellement transmissibles
Verrues génitales 244
Vibromasseur 84
Vieillesse 162
et impuissance 204
Virginité 148
Visuel (contact) 45
Voix
caractère sexuel secondaire 12
et puberté 14
et séduction 50
Vulve 24
structure et aspect 22

Traduction :
Marie Duval

Photographies :
Paul Robinson

Illustrations :
Sue Linney (pages 14-15, 78-79, 80, 82, 152, 165, 167, 208, 211, 225, 245)
Howard Pemberton (pages 18-19, 22-23, 26-27, 218-219)
Kuo Kang Chen (pages 34-35, 98-99, 100-101, 102-103, 194-195, 202-203, 204-205, 206-207)

ISBN : 2-0101-9259-1
62-66-0520-07-7
Dépôt légal : 09003

Achevé d'imprimer à Hong-Kong.